循证研究方法与实践丛书

总主编　杨克虎

循证中医药研究方法与实践

主　编　樊景春　汪永锋

副主编　葛　龙　李秀霞

牛军强　乔成栋

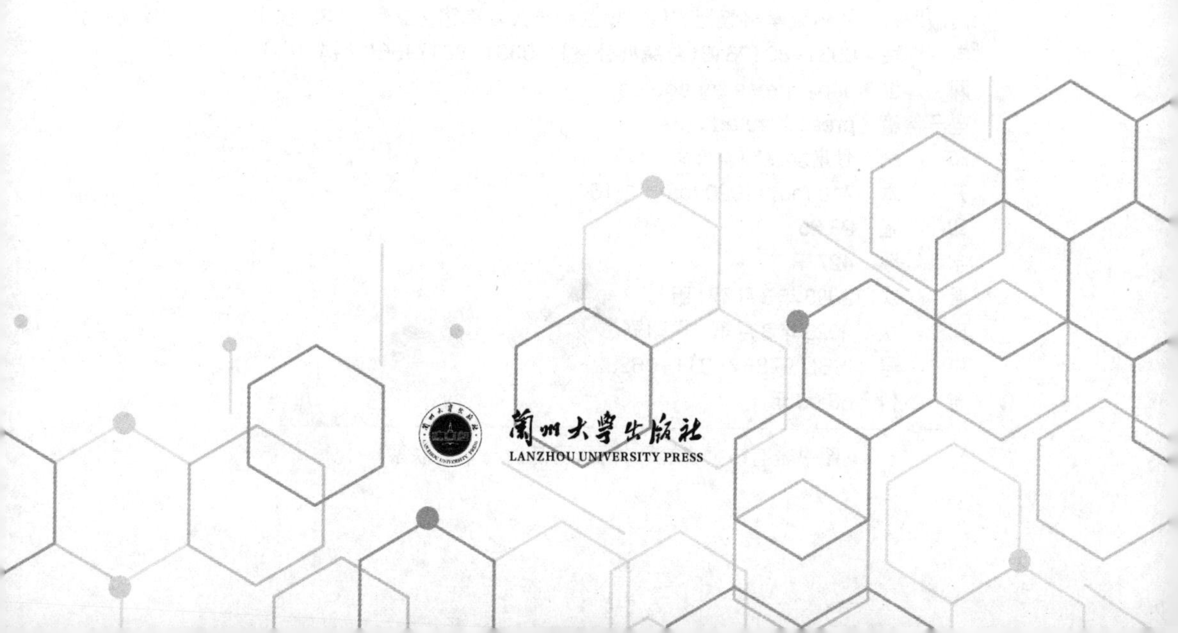

图书在版编目（CIP）数据

循证中医药研究方法与实践 / 樊景春，汪永锋主编. -- 兰州 : 兰州大学出版社，2023.8
（循证研究方法与实践丛书 / 杨克虎总主编）
ISBN 978-7-311-06532-4

Ⅰ. ①循… Ⅱ. ①樊… ②汪… Ⅲ. ①中医临床 Ⅳ. ①R24

中国国家版本馆CIP数据核字(2023)第156142号

责任编辑　郝可伟　宋　婷
封面设计　陈　欣

丛 书 名　循证研究方法与实践丛书　杨克虎　总主编
本册书名　循证中医药研究方法与实践
作　　者　樊景春　汪永锋　主编
出版发行　兰州大学出版社　（地址:兰州市天水南路222号　730000）
电　　话　0931-8912613(总编办公室)　0931-8617156(营销中心)
网　　址　http://press.lzu.edu.cn
电子信箱　press@lzu.edu.cn
印　　刷　甘肃发展印刷公司
开　　本　710 mm×1020 mm　1/16
印　　张　23.25
字　　数　427千
版　　次　2023年8月第1版
印　　次　2023年8月第1次印刷
书　　号　ISBN 978-7-311-06532-4
定　　价　83.00元

（图书若有破损、缺页、掉页,可随时与本社联系）

序

中医药学是中华民族的伟大创造。传承创新发展中医药是新时代中国特色社会主义事业的重要内容，是中华民族伟大复兴的大事，标明了中医药在中华民族复兴中的坐标方位。习近平总书记对中医药工作多次做出重要指示，并指出中医药包含着中华民族几千年的健康养生理念及其实践经验，是中华文明的瑰宝，凝聚着中国人民和中华民族的博大智慧。

中华人民共和国成立以来，我国的中医药事业取得了显著成就，为增进人民健康做出了重要贡献。近年来，国家非常重视中医药发展，密集制定了《关于促进中医药传承创新发展的意见》《关于加快中医药特色发展的若干政策措施》等一系列重要政策，中医药研究也取得了一系列重大进展或成果，比如屠呦呦获得诺贝尔生理学或医学奖、中医药在全球抗击新冠疫情中发挥重要作用、中医药病证分类纳入国际疾病分类体系ICD-11、国际中医教育标准及核心教材推广应用、针灸国际标准建立等。这些成果扩大了中医药的学术影响，促进了中医药的国际化进程，提升了海外对中医药的认可和接受程度。然而，作为我国传统文化之一、具有悠久历史和独特理论体系的中医药进一步走出国门、走向世界，依然任重道远。其中，利用国际公认的循证医学方法和高质量的证据讲清楚、说明白中医药的有效性和安全性，用现代科学的语言诠释中医药的作用机制和特色优势，则是推动中医药这一具有中国特色的生命科学事业高质量发展的重要途径。

兰州大学循证医学中心创建于2005年，是全国较早开展循证医学教学与研究的机构之一，目前拥有两个省级重点实验室（甘肃省循证医学与临床转化重点实验室、甘肃省智慧医疗工程实验室）和两个国际中心（世界卫生组织指南实施与知识转化合作中心、GRADE中国中心）。在近20年的发展过程中，先后获国家教学成果二等奖、国家首届优秀教材二等奖、甘肃省医学科技特等奖和甘肃省科技进步一等奖等奖项，科研成果陆续发表在*The Lancet*、*JAMA*、*The BMJ*、*Annals of Internal Medicine*等国际顶级期刊。在开展循证医学教学和研究的同时，我们也一直特别重视循证医学相关教材和专著的编写与翻译，这不仅是我们“向一流学习，做一流研究，出一流成果”的奠基之举，也是推动循证医学知识传播、普及和交流的重要途径和手段。目前，已经出版有国家“十一五”“十二五”和“十三五”规划本科生教材《循证医学》，以及国家“十二五”和“十三五”规划研究生教材《循证医学》《生物医学信息检索与利用》《卫生信息检索与利用》，以及《中西医结合诊疗指南制定手册》《循证医学证据检索与评估》《世界卫生组织指南制定手册》和《治疗的真相》等和译著。自2008年起，开始策划编写“循证研究方法与实践丛书”，第一本《系统评价指导手册》于2009年成稿、2010年正式出版。此后，陆续出版了《诊断试验准确性系统评价/Meta分析指导手册》《网状Meta分析方法与实践》《GRADE在系统评价和实践指南中的应用》和《系统评价/Meta分析在基础医学领域的应用》等，受到读者及学界的广泛好评。《循证中医药研究方法与实践》就是系列丛书的其中之一。

《循证中医药研究方法与实践》力图全面介绍循证中医药研究的理论、方法及其实践应用。全书分为上、下编。其中，上编主要介绍了循证中医药学的产生与发展，循证中医药研究的常用设计类型，中医药证据来源及检索方法，证据合成方法、证据分级及研究报告规范等。下编选取中医药研究的随机对照试验、非随机对照试验、队列研究、病例对照研究、横断面研究、病例系列报告与病例报告、真实世界研究、中药安全性评价、不同类型的系统评价和Meta分析、系统评价再评价、临床实践指南等研究类型的典型案例进行解析，主要目的是便于学习者了解、掌握和灵活运用循证中医药研究方法，将中医药的原创优势与现代科学研究方法结合，为推动中医药事业高质量发展做出贡献。

《循证中医药研究方法与实践》的作者均为来自循证医学教学、科研、临床一线骨干，他们有的具有丰富的循证医学教学经验，有的师从国际循证医学权威专家研修学习且成果丰硕，有的承担科技部中医药循证研究重大项目、国家自然科学基金面上项目和青年项目，有的在循证中医药临床实践中独树一帜，均在循证中医药研究领域辛勤耕耘、不断探索，积累了丰富的经验，取得了高显示度成果。《循证中医药研究方法与实践》就是他们学习、研究和临床的经验结晶及重要成果。尽管在编写中作者们付出了最大的努力，力图做到此前最好，但不足之处在所难免，希望读者在阅读时指正。

《循证中医药研究方法与实践》的出版得到甘肃省老教授协会、甘肃省中医药管理局、甘肃省循证中医药协同创新基地，以及甘肃省委组织部2023年度省级重点人才项目“循证中医药青年拔尖人才培育项目”的支持，在此表示衷心感谢。期待本书的出版能够为推动新时代中医药事业高质量发展贡献一份力量。

杨克虎

2023年6月

目 录

‖ 上编　理论基础 ‖

上　编

理论基础

第一章　循证中医药概述

第一节　循证医学

一、概述

循证医学（Evidence-Based Medicine，EBM）是在传统医学临床决策模式基础上，创新形成的现代临床医学诊治决策的科学方法学。循证医学的出现与发展，不仅改变了传统经验医学的认识和实践模式，也已成为临床疾病诊断、药物治疗的重要思想指南和实践工具。

（一）循证医学的起源

循证医学创始人David Sackett在《循证医学》（第二版）中认为“循证”思维起源于中国——清·乾隆年间《考证》被认为是循证思维最早的记载。随着医药科学的发展，循证思维和方法逐渐成为临床实践的重要指南，这得益于近几十年来诸多临床医务人员的研究和实践，尤其是Archie Cochrane、Alvan Feint、David Sackett等专家学者的开创性工作，他们对循证医学内涵的界定得到广大医务工作者的认可。

20世纪后半期，心脑血管疾病、肿瘤和自身免疫性疾病等逐渐成为人类最严重的疾病。与此同时，现代医学技术的发展带来了大量新药和新诊疗技术，使得诊断和治疗变得更加困难，也对诊断和治疗提出了更高的要求。随着人们对自身健康关注程度的增加，以及对社会医疗资源的合理分配和有效利用的渴望，医疗服务的目标已经超越了仅仅解除病痛、维持生命等短期治疗效果的考虑。如今，医疗服务的目标还包括考虑治疗的预后情况、对患者生命质量的影响以及药物的使用合理性。所以，循证医学的出现既是时代的要求，也是科技进步的要求。

（二）循证医学的定义

循证医学是审慎、准确和科学地应用目前全球可及的最佳研究证据，结合临床医师的专业技能和丰富的临床经验，考虑患者的价值观和偏好，将三者完美整合以解决所遇到的临床问题的一种临床实践方法。其核心思想是基于目前可及最佳临床研究证据做出医疗决策，例如诊疗方案、指南或医疗政策的制定。其目的是解决临床面临的实际问题，包括：（1）寻找疾病的病因与危险因素，正确认识与预防疾病；（2）早期诊断与筛查疾病并提高诊断的准确性；（3）制定合理的疾病治疗方案，提高疾病治疗的质量；（4）判断和改善疾病预后，提高患者的生存质量等。

传统医学主要依据临床经验、临床资料和对疾病基础知识的理解来进行诊治，其基础是经验主义。而循证医学并非旨在取代传统医学，而是强调任何医疗决策应基于最佳科学证据。相比传统医学，循证医学在证据来源、证据收集、证据评价、医疗模式和判断疗效等方面存在一些差异。

（三）系统评价与Meta分析

系统评价和/或Meta分析作为循证实践过程中高级别证据的来源，能为医务工作者提供重要信息。

系统评价（Systematic Review，SR）是指针对某个特定主题进行的二次研究方法，是应用明确、标准化的方法，在系统、全面地查找、整理、分析和综合该主题全部原始文献基础上进行凝练总结的过程。对于一个具体的问题，系统评价被认为是一种最有效的评估方法，也是一种基于实证的政策制定方法。

该方法的主要作用是：

（1）量化合成：通过对多个研究的结果进行合并，提供一个综合性结论，以便更准确地评估特定干预措施的效果。

（2）提供一种可重复的、客观的综合方法：遵循事先制定的详细方法和严格的指南/报告规范，以确保其可重复性和客观性，使得其他研究人员能够重复进行类似的评价，以验证和更新研究结果。

（3）综合多个研究结果：通过综合同一主题的多个研究结果，达到增大样本量、提高原始结果统计效能并解决研究结果的不一致性和改善效应估计值的目的。

（4）回答原始研究未解决的问题：不仅关注原始研究提出问题的答案，还可以探索原始研究未解决的问题，填补知识空白，为进一步研究和政策制定提供方向和建议。

Meta分析（Meta-Analysis）是英国统计学家卡尔·皮尔森在1904年提出的。他在一项关于“免疫对伤寒（肠热）的保护作用”的实验中，利用该技术建立了一个关于免疫效果和生存时间的关系模型。1907年，Goldberger制定了一套专门的标准，对与伤寒杆菌尿毒症相关的文献展开了筛选和数据提取，并进行了统计分析，这套标准已经满足了现在Meta分析的基本要求，被视为是对Meta分析的首次应用。

“合并P值”理论由英国著名统计学家及遗传学家Ronald Aylmer Fisher在1920年提出，被认为是Meta分析的前身。自1930年以来，Meta分析在社会学研究中得到了越来越多的运用。Beecher1955年在医学界首次发布了用于评估安慰剂效果的Meta分析论文，并首次提出了Meta分析的概念。此后，Meta分析又在社会学研究中获得了进一步的发展，这个词是英国的一位教育心理学者格拉斯在1976年提出的，他把这个词界定为：“The statistical analysis of large collection of analysis results from individual studies for the purpose of integrating the findings.”自那以后，对Meta分析的定义就有了很大的争论，很多方法学家也都给它下过定义，但是他们都认为“Meta分析是一种对既往研究结果进行系统量化综合的统计学方法”。Meta分析是目前医疗行业中使用最多的一种方法，主要用于随机对照试验（Randomized Controlled Trial, RCT），并被建议用于观察和交叉对比实验。20世纪70年代，英国循证医学创始人兼临床流行病学家阿奇·柯克兰博士，通过十多年的研究，总结出226种妇产科常用诊断和治疗的临床常用手段，开创了循证医学的先河。自从循证理念被提出，Meta分析成为一种非常有价值的循证医学研究手段。

二、发展与展望

（一）循证医学的发展

传统诊断和治疗主要依赖个体经验和未经过严格评估的数据，然而，这种方式已经无法适应新的临床需求。与此同时，以临床流行病学为代表的方法论的不断发展，推动了以人体为试验对象、面向临床诊断与治疗问题的临床试验数据不断出现，但由于缺乏有效的数据获取手段，以及缺乏对临床试验数据的理解，使得相关试验数据无法得到有效应用。

英国流行病学家Archie Cochrane在他的专题论文《有效性与效率：对医疗保健的反思》（“Effectiveness and Efficiency: Random Reflections on Health Services”）中写道：“因为资源终究是有限的，所以应当采用那些已经被证实有效的卫生保健手段。”从1976年开始，Meta-Analysis和Systematic Review的相继引入，推动了循证医学理论的发展。

在此背景下，Gordon Gayatt博士在《美国医学会杂志》（JAMA）期刊上率先提出了“循证医学”的理念，引起了国内外学者的高度重视。在1997年，David Sackett教授发表了《如何实践和讲授循证医学》（“Evidence - Based Medicine:How to Practice and Teach EBM”），并将其定义为“最佳证据”“临床经验”和“病人价值观念”三个基本元素的最佳组合，为临床应用奠定了坚实的基础。

循证医学自20世纪末期以来，以其科学内涵、系统理论与方法论的高度发展，催生了一系列新的学科，如循证外科学、循证妇产科学、循证儿科学、循证公共卫生学等。

为了更好地满足医疗卫生工作者对医疗卫生循证决策的需求，1992年由来自各个国家的临床医务人员联合在英国建立了Cochrane中心（Cochrane Center），并于次年正式成立了Cochrane协作网（Cochrane Collaboration）。Cochrane协作网旨在通过制作、保存、传播和不断更新医疗卫生各领域防治措施的系统评价，提高医疗保健干预措施效率，帮助遵循证据进行医疗决策的国际性医疗保健学术团体，给他们提供高质量的系统评价，因此是实践循证医学证据的重要来源之一，也成为医疗实践、卫生决策、医疗保险、医学教育、临床科研和新药研发的重要参考依据。

（二）循证医学的未来

循证实践（Evidence-Based Practice，EBP）的优势在于将最佳证据与实际的科学研究与实践相结合，有助于改善专业实践，提高科研水平。由于科学、明智的决策对决策过程的透明性和可说明性要求越来越高，受这一社会发展趋势的影响，EBP逐步在广泛的人文社会科学领域拓展开来，包括教育、政策研究、社会学、管理学、图书情报学、经济学等，出现了循证教育（Evidence-Based Education）、循证政策与实践（Evidence-Based Policy and Practice，EBPP）、循证图书馆学（Evidence-Based Librarianship，EBL）、循证信息实践（Evidence-Based Information Practice，EBIP）、循证图书馆信息实践（Evidence-Based Library and Information Practice，EBLIP）等具有学科特色的循证研究，发展成为循证科学。

循证科学来源于循证医学，但又有所区别。中国循证医学中心李幼平教授提出“循证理念在诸多非医学领域内传播和应用，可以概括为循证科学

（Evidence-Based Science，EBS）”，该定义与国外的循证科学研究保持一致。自此“循证科学”一词在国内多个社会科学领域的研究中得到应用。循证科学继承循证医学理念，即以知识性证据为核心，通过全面查找、严格评价及合成获得最佳证据，以服务于决策与实践；但是在学科覆盖方面，循证科学又超越循证医学，是将循证理念运用于各领域科学实践的统称。

第二节　循证中医药学

一、概述

1999年3月，国际Cochrane协作网正式批准在原华西医科大学（现四川大学华西医学中心）成立中国Cochrane中心，中国Cochrane中心成为全球第15个Cochrane中心。国际Cochrane协作网中国中心旨在进行循证医学的研究和宣传，培养循证医学方面的教师和专家，建立中文和英文的临床资料数据库，进行国际交流，并在此基础上，组织科研人员参加国际Cochrane协作网上有关主题的系统评价，向广大读者提供循证医学的医学资讯，编辑、发行循证医学方面的书籍、专著和科普书籍，大力提倡循证中医和循证中西医结合，高效利用有限的医疗卫生资源，并立足中国实际，进行循证医学的方法论研究。

循证医学是从现代医学兴起的，但并非完全否定各国的传统医学，反而给予了其广阔的发展空间。中医具有5000多年的悠久发展历史，其深厚的文化底蕴应该对人类社会的发展起到积极的推动作用。中医药在现代医学崛起之前对保证中华民族的繁衍昌盛起了举足轻重的作用，如今在医疗保健中仍发挥着不可或缺的重要作用。中医的整体观，认为人体是在内外环境等多种因素相互作用下形成的相对平衡，通过多部位、多环节调节下维持的动态平衡。中医药注重以患者为中心，从整体的角度出发来考虑疾病的发生和治疗。它强调综合治疗的概念，通过对多部位和多环节进行综合干预，以达到整体治疗效果。相较于过分强调药物的作用机理等中间环节，中医药更加注重综合治疗的整体效果。在中医药的治疗中，除了药物治疗外，还会关注患者的情绪状态、睡眠质量、饮食习惯和工作效率等方面。这是因为现代医学已经从传统的生物医学模式逐渐演变为生物-心理-社会医学模式，认识到患者的身体状况不仅受到生物因素的影响，还受到心理因素和社会因素的影响。因此，在中医药治疗中，调整患者的情绪状态、改善睡眠、调节饮食和提高工作效率等因素被视为重要的治疗手段。这种综合治疗的理念体现了中医药学与现代医学的融合，强调了以患者为中心的医疗模式。通过综合考虑患者的身体因素、心理因素和社会因素，中医药在治疗过程中能够更全面地关注患者的整体健康状况，并提供个体化的治疗方案。需要指出的是，中医药的治疗理念和方法在不同文化和医疗体系中可能存在差异，因此在实践中需要根据具体情况进行综合评估和应用。同时，与循证医学的方法相结合，可以进一步提高中医药的科学性和证据支持，为患者提供更加有效和安全的治疗。临床流行病学和Cochrane协作网联合培养不同专业的临床医生了解和应用循证医学的原则和方法，包括对中医药的评价，以确保评价中医药疗效的研究设计和方法的科学性和可靠性。通过按照统一的国际标准梳理和评价中医杂志和西医杂志中的随机对照试验，可以提供更加客观和全面的证据，以支持中医药的临床实践。这种全面、综合的评价可以考虑中医药治疗的整体效果，包括患者整体健康状况的改善和生活质量的提高。同时，联合培养能提升中医药研究的质量和方法学，以符合循证医学的要求。培养临床医生的研究能力和批判性思维，能推动中医药研究规范化和国际化，进一步促进中医药在全球范围内的认可和应用。这种合作模式旨在综合传统医学和现代医学的优势，为患者提供全面个体化的医疗服务，同时推动中医药领域的科学发展和国际交流。加强临床流行病学和循证医学的培训和合作，能推动中医药的进一步发展，为患者带来更大的效益。

加快循证中医药学发展步伐，既能促进中医药的发展，又能促进中医药的现代化与国际化；同时也可以快速提高中医药研究学术水平，使其“简、便、验、廉”的特点得到科学证据支持，方便医生和患者选择应用。

中医药临床疗效评价是支持中医药发展的重要研究领域。鉴于当前中医药疗效评价研究已有的积累和面临的形势，立足国际高度，以合理、客观评价中医药临床疗效与安全性为根本，为提升中医药临床证据支持决策的能力、促进中医药产业发展、支持中医药走向世界，国家中医药管理局委托中国中医科学院于2019年3月12日正式设立中国中医药循证医学中心（China Center for Evidence-Based Traditional Chinese Medicine，CCEBTCM）。CCEBTCM成立后将进一步优化我国中医药领域的循证医学研究资源配置，整合优势力量、促进标准共识、共享研究信息、引领文化交流，提升中医药在全球范围内的医学地位和影响力，更好地服务世界卫生事业。

二、发展现状与展望

近20年来，在循证医学原理与方法指导下，中医药领域在人才培养、平台构建、学科建设和学术成果方面均有长足进步，循证医学的原理和方法在中医药领域得到有效推广和使用，循证中医药理念深入人心，主要体现在：（1）从2002年起，北京、上海、天津、成都、广州、江西、河南等地的院校先后建立了中医药循证医学研究中心，形成了覆盖全国的中医药循证研究专业平台，不仅有利于推广循证医学方法，还协助完成了中医药临床研究的质量规范化工作；（2）培养了一批中医药学与疗效评价方法学兼容的人才，包括长江学者、杰出青年等青年才俊迅速成长，他们成为目前循证医学助力中医药发展的中坚力量和重要人才；（3）循证中医药学科逐渐形成，从中医药与循证医学方法结合的经典实践案例入手，深化理论基础与探索方向，具有特色、系统性知识结构的多部高等院校教材已经问世。

（一）循证中医药的发展现状

国家中医药管理局高度重视循证医学对中医药现代化的推动，并竭力推进循证医学在中医药领域的研究探索，以及在中医药行业的应用推广。循证中医药的发展现状主要体现在：

1. 临床试验研究体系逐步完善，产出系列高水平研究成果

2005年10月，中国临床试验注册中心（Chinese Clinical Trial Registry，ChiCTR）成立并运行，其与中国循证医学中心、全国48家医药学期刊出版单位等组织共同发表的联合宣言，决定从2007年起优先发表已注册的临床研究，并逐步过渡到只发表已注册的试验报告。在制度方面是建立了正式临床试验的伦理学批准和试验登记制度，实行预试验制，即无论是从临床研究的原则与方法方面还是从伦理方面，先进行探索性研究再进行小规模的前瞻性预试验（例如，小样本随机对照试验）。

由此，中医药临床研究得到快速发展，2017年在世界卫生组织国际临床试验注册平台规范注册的中医药临床研究已达755项，是10年前的13倍，体现了中医药临床研究数量和质量的同步提升。高质量成果陆续发表于*JAMA*、*Ann Intern Med*、*JACC*、*JAMA Intern Med*等国际顶级医学期刊，有力地提升了中医药研究的国内外学术影响力，比如：

（1）中药复方临床随机对照试验报告规范的发表，使中医药临床试验有了国际认可的报告标准，同时将理、法、方、药、证候等中医原创概念引入国际

级标准；

（2）针刺治疗女性压力性尿失禁、偏头痛、功能性便秘的研究均采用了严谨的随机对照试验方法，有效地验证了针刺的疗效；

（3）麻杏石甘汤联合银翘散治疗H1N1型流感的临床研究展现了中医药在治疗传染性疾病方面的优势；

（4）多个中药复方的高质量临床研究有力地支持了中医药对慢病或重症的远、近期治疗效果。

中医药临床研究的作用不仅是验证现有中医药干预的疗效，更丰富了需求目的和发力领域，具体体现在：

（1）临床研究或临床数据的分析结论，成为基础研究的导向或启发点；

（2）为解决中医药的特征性问题，基于临床研究数据的新方法、新技术引入不断出现；

（3）基于产业发展需求，中药上市后临床再评价研究稳步推进；

（4）为支持应用安全性，中药注射剂临床安全性的集中监测研究形成方法共识并逐步落实；

（5）为回归中医药学，人文精神逐渐融入以科学观为主要理念的循证研究中。

2. 临床研究报告的国际规范逐步建立

临床研究报告的国际规范建立后进行广泛推广应用，在全国范围内向中医药临床医生进行宣传，让临床医生认识到规范地进行临床试验报告的重要性，并设立研究基金和最佳证据奖励制度，鼓励临床医生进行高质量的临床研究；对中医药学术期刊编辑人员和参加论文评审的同行评议专家进行随机平行对照试验报告规范（Consolidated Standards of Reporting Trials，CONSORT）和针刺临床试验干预措施报告规范（STandards for Reporting Interventions in Clinical Trials of Acupuncture，STRICTA）等的培训，鼓励杂志社采用这些标准；完成《临床试验报告标准使用方法（手册）》中文版的翻译及《中医药诊疗特色》的修订工作。

3. 系统评价方法在中医药领域得到广泛应用

在对中医药临床研究的系统评价中注重质量评价工具和技术的运用和学习。如加强对国外知名临床试验评价量表和技术的系统学习，以及针对中医药临床研究的现状和特点进行深入的研究。在系统评价和Meta分析方法方面重视对不同分析对象的技术和方法的掌握，如非随机化临床研究的Meta分析方法；不同质量层次的临床试验结果在Meta分析中的科学体现；单病例Meta分析方法；多个对照组临床试验的Meta分析方法等。加强非随机研究方法的学习与应用。针对中医药的实际情况，研究合理使用各种非随机试验的评价方法，以提高临床非随机对照试验的质量。

4. 综合利用多种证据，辨病与辨证相结合

保持中医特色与适应循证理念并不冲突，循证医学看重证据积累过程，而证据绝非仅限于随机对照试验。传统医学强调医学经典理论、专家经验对临床实践的指导，2019年基于证据体的中医药临床证据分级标准建议中提出了对中医药有效性和安全性的现代研究证据的质量分级思路与构想，参照不同研究设计类型，分别提出了升、降级的参考标准，为系统认识多种证据提供了参考依据。

辨证论治是中医的特色，中医也有自己的辨病论治，但明确西医的病应是临床问题提出的前提，这是中、西医对话交流的基础，是中医药研究成果扩大国际影响力的重要途径。中医辨证的标准化是学界努力的方向，也取得了阶段性的成绩。现代技术为中医所用，促进中医辨证的客观化，万物智联技术使中医远程化诊疗信息的传递更有可能。疾病证候类型确定的方法，可采用规范的专家共识意见法（如德尔菲法、名义群体法等），形成行业领域普遍认可的疾病证候类型诊断标准，通过对标准的培训和使用，提高中医药临床证据整合的准确度。

通过准确的辨病与辨证相结合，为中医临床干预措施选择提供依据，在疗效评价中可对不同证型与用药进行亚组分析，如涉及方剂的加减变化，也应明确药物加减的判断依据，在此基础上，将证型、方剂、药物进行对应评价，以寻找最佳中医治疗方案。

（二）循证中医药的发展未来

循证中医药研究已发展20余年，经历了摸索、碰撞、融合多个阶段，形成了循证中医药方法学的研究范式和系列教材。北京中医药大学刘建平教授通过多年对循证中医药相关研究现状的反思，发现存在“四多”“四少”现象。

“四多”和“四少”分别是指中医临床研究数量日益增多，形成的高质量证据却较少；中医临床研究论文报告条目日益增多，过程与数据公开透明证据却较少；中医二次研究数量日益增多，对开展后续原始研究的实质性建议少；中医临床指南数量日益增多，医疗实践中对中医临床指南的应用少。

这些问题都属于发展中的问题，“四多”反映出中医药学界对临床研究、循

证评价、临床实践标准化、研究报告规范性等逐渐重视，提示本领域的研究势头整体向好。“四少”暴露出当前发展的短板，需要提升研究能力，尽快弥补劣势。循证中医药学界先后提出多项发展倡议，推动高质量研究的开展，但这都离不开对循证中医药基本方法学体系的正确认识和熟练运用。

方法和标准是研究中医药的工具，是合理评价中医药疗效的首要问题。在循证医学的经典试验方法不能全面解决中医药的疗效评价问题背景下，创新性方法和适用性标准的建设是循证中医药研究的重要任务。循证中医药方法应在尊重中医药客观规律的基础上，既要具有科学性，又能获得共识性认可，还需有效的途径推广使用；而标准是对各种研究过程的约束性规范，有利于阐明研究意旨，由于中医病、证、症、因、机、法、方、药、穴位的种类和相互配伍组合情况众多，相关标准的制定也需注重优先性和灵活性。在促进中医药临床疗效创新评价方法发展的指导下，引入评价的新方法、新技术需形成常态化机制，尤其在目前，各产业借助人工智能、大数据、“互联网+”等技术迅速转型升级，中医药在宏观形势带动下，也必将接洽新方法、新思路，提高自身研究与诊疗效率。新技术、新方法以临床研究数据为作用对象，其得出的研究结论对卫生健康事业的转化支持度高，是循证中医药亟须重视、统筹和规范的领域。

中医药与临床研究的方法、视角的契合度问题，其深层次原因是中西文化特征相异而产生了不同的认识论和方法论。在文化与哲学层面研究中医药循证评价方法学，不仅能促进创新性方法的发展、促进医学科学观与人文观研究精神的结合，还能为适宜评价中医药的方法提供坚实的理论支持，亦有助于获得不同文化背景的共识与支持。循证中医药将以疗效评价理念和方法为关注点，推动中西医学发展史、中西医学文化与哲学基础、医学科学观与人文观结合、民间民族医学文化发展的相关内容研究。中医药的有效性、安全性证据应通过权威的渠道发布，形成良好的中医药舆论氛围。编制中医药临床证据年鉴，整理年度工作；建立并管理相关刊物出版单位、网站，权威发布中医药疗效评价的共识公告、进展信息和研究成果，打造中医药疗效主导性宣传平台和媒介。

目前，临床流行病学及循证医学已经被一些中医药院校纳入课程；中医药的临床研究中也应用随机对照临床试验；国家建立了多个中医药临床研究基地；发表的中医药临床试验论文数量逐年增多。但是仍存在一些问题，例如，试验设计与论文质量普遍不高，大多数临床研究都是小样本、单中心、非随机、无盲法的研究，许多疗效确切的方、药不能得到充分的科学证据。随机、对照、盲法固然是临床可靠性评价的最好方法，但中、西医学两种完全不同的理论体系导致应用这些方法到中医药临床实际中尚有很多不适用性。中医药临床安全性评价方面的研究，纳入的临床应用报告文献较少，安全性和有效性评价证据不充分，可能存在较大偏倚，研究结果仅供参考。如何开展符合中医药临床特点的循证医学研究方法，需要学者在方法学方面改进和完善，加强临床研究的设计实施，建立符合中医药实际特点的疗效指标，提高中医药临床试验的研究质量，促进中医药的临床实践从经验医学向以证据为基础的临床实践发展，真正使中医药达到现代化和国际化。

第三节　证据的分类

2000年，David Sackett教授等将临床证据定义为以患者为主要研究目标的各种临床研究（包括防治措施、诊断、病因、预后、经济学研究与评价等）所得到的结果和结论，换言之，证据是通过研究得出的结论。循证医学创始人Gordon Guyatt教授等指出，无论是不是经过系统化的搜集，任何经验性的观察都有可能构成潜在的证据。2005年，加拿大卫生服务研究基金资助的一项研究认为："证据是最接近事实本身的一种信息，其形式取决于具体情况，高质量、方法恰当的研究结果是最佳证据。"

临床证据常见的三种分类方式为：

一、按照产生证据的研究方法分类

（一）原始研究证据

原始研究证据，也就是所谓的一次研究证据，它是直接以人群（患者和/或健康人）作为研究对象，通过对所关心的问题进行调查得到的原始数据。经过统计学处理、分析和总结，形成的研究报告，其内容包括病因、诊断、治疗和预后。根据研究的内容，将研究对象分成两类：一类是试验研究；另一类是观察研究。

（二）二次研究证据

二次研究证据是通过对多个原始研究证据进行梳理和整合，从而获得更高级别的证据，也就是对于一个问题，对多个原始研究证据进行系统、全面的搜集，运用科学的标准，通过严格的评价、整合处理和分析总结，最终形成一份研究报告，具体包括系统评价、Meta分析和综述、临床实践指南、决策分析和经济分析等。所以，这些文献的更新比原来的文献要缓慢，而且比原来的文献要少。

二、按照使用证据者的需求分类

根据证据使用者的需求，可以将证据分为系统评价、临床实践指南、临床决策分析、临床证据手册、卫生技术评估和健康教育材料。

三、按照临床研究问题分类

根据临床研究问题的类型，可将证据分为病因类研究报告、诊断类研究报告、治疗类研究报告、预后类研究报告、预防类研究报告和临床经济学类研究报告。

第二章　中医药临床研究设计

第一节　临床研究设计概述

临床研究旨在确定药物、手术、心理和矫正疗法等干预措施单独或组合之后与疾病自然史之间的相互关系，确定能够提高某项治疗方式的疗效或与其他治疗方式相比有哪些不可接受的不良反应等，将其分为药物临床试验和医疗器械临床试验两类。

临床研究设计可以粗略划分为顶层设计、方案选择和方案细节设计三个部分。在研究设计方案的选择中，解决同一个科学问题的方案并不唯一，但其结论的真实性和实施难度却相差巨大，研究者往往感到无所适从。因此，应综合考虑科学问题对真实性的需求和研究者的实际能力来选择方案。在临床研究设计中，不同的研究目的需要选择相应的研究类型。如果研究者在研究开展前就有明确的研究方案，那么一般不难确定研究类型。但在实际情况中，临床工作者并非都有明确的研究计划和方案，不少人只是通过翻阅以往病历，进行探索性分析；有的甚至并无研究目的，只根据已有的病历数据进行分析，自己也不清楚能获得什么结果。严格来说，这种分析缺少研究假设，算不上真正的研究，然而这在临床研究中却很常见。因此要做高质量的临床研究，必须进行从顶层到细节的设计，注意研究中所应遵循的原则和偏倚出现的环节及控制方法。

一、基本原则

医疗研究依研究者对观察对象的介入程度，可将其划分为两种类型：试验性与观察性。试验性研究是在排除了其他非干涉因素的影响之后，进行了一项试验，得出了干涉与结果之间的因果关系。观察性研究是在客观、真实的基础上，对观察的结果加以描写的方法。虽然这两种方法在试验设计、数据解释等方面存在较大的差异，但是它们都应该遵循一种科学的试验设计原则。

1. 随机原则（Random Principle）

随机原则就是在抽取调查对象时，要剔除主观性的刻意选择，而是按照平等的概率，将各个被测试单元，分别分为干预组和对照组，这样，每一个被测试单元都有被选中的可能。

在抽样调查中，随机原则主要是指总体中每个个体都有相同的机会被抽到样本中，即随机抽样。常见的随机抽样方法包括简单随机抽样、系统抽样、整群抽样和分层抽样，其中，整群抽样的抽样误差最大，其次是系统抽样和简单随机抽样，分层抽样的误差最小。在大型抽样调查中，一般会综合应用上述抽样方法，形成多阶段抽样。

在临床随机对照试验和动物试验中，随机原则主要是指对研究对象的随机分组。例如，当将20只动物随机分为甲组和乙组时，确保每只动物被分配到两个组的概率都是相等的，即二分之一。如果在分组过程中存在意图或意外地违背随机原则，例如人为地倾向某个组或使用不恰当的方法进行分组，就会引入偏倚，人为地夸大或缩小组间差异。随机分组分为个体随机和区组随机，所使用的随机方法主要有随机数字表法、抽签法、掷骰子法、计算机软件随机法等；而以出生日期、身份证号、就诊顺序、床位号等进行的随机抽样都是错误的。

2. 分配隐藏（Allocation Concealment）

确保随机分配的成功实施不仅需要生成不可预测的随机分配序列，还需要对生成的分配方案进行完善的隐藏，即在随机分配受试对象的过程中，既要确保研究人员无法预先知道受试者的分配方案，也要确保受试对象本身无法得知其分配到的组别。隐藏分配方案可以防止研究人员的偏好或偏见对分组结果产生影响，确保随机分配的公正性和可靠性。

在对研究对象进行随机分组过程中，需对研究对象进行隐蔽分组或分配隐藏（Allocation Concealment或Concealed Allocation，最早称为盲法分组），为避免混淆，遂将盲法分组改称分配隐藏。分配隐藏是指在进行随机分组时，分组人员不知道受试对象的任何情况，包括其个人特征、疾病状况、治疗需求等，以避免人为因素的影响、减少选择性偏倚的发生。目前，国内对这个术语的翻译不统一，以分配隐藏、方案隐藏和随机化隐藏多见。

CONSORT要求详细描述隐蔽分组的实施人员和方法，以了解隐蔽分组的有效性并评估选择性偏倚对结果的影响。但是，迄今为止，国内外的大多数随机对照试验报告对隐蔽分组要么不做描述，要么描述错误，其中，最常见的错误是将随机方案的分配隐藏与实施过程中的盲法混淆。

隐藏随机分配方案，首先要求生成随机分配序列的研究人员和确定受试对象合格性的研究人员不是同一个人；其次，如果可能，产生和保存随机分配序列的人员也不参与试验。常用的分配隐藏的方法有以下4种：中心电话随机系统、药房控制、编号或编码的容器和密封不透光的信封。

3. 对照原则

对照是指在试验设计时，要想得到哪种处理或治疗的效果更佳，必须说明“与谁比较”的问题。“与谁比较”至少应该在两种处理或治疗效果之间进行，从统计学角度来看，对照组的设置使得我们能够比较不同处理或治疗的效果，并进行推断性统计分析。通过将试验组和对照组进行比较，我们可以评估待评估处理或治疗的疗效、安全性和效率等方面的效果，从而得出科学、可靠的结论。然而，需要注意的是，对照组的设置必须符合研究的目的和设计。在一些多因素试验设计中，为了考察因素之间的交互作用，可能需要设置多个对照组以进行比较分析。如果对照组设置不当或不全，可能会影响研究结果的可靠性和解释性。因此，对照组的概念还必须予以拓展，不能认为在任何试验研究中设立了对照组，就一定能达到研究目的。

设立对照的目的就是衬托处理因素的效应，正所谓“有比较才会有鉴别”，因此，除干预因素外，对照组其他可能的混杂因素或偏倚尽可能与试验组的分布接近。对照的形式包括安慰剂对照、空白对照、实验对照、自身对照、标准对照和历史对照等，研究人员可根据研究目的和研究内容选择恰当的对照。

4. 盲法原则（Blinding或Masking）

盲法是在进行设计的时候，为了避免在研究设计、数据收集或分析的过程中可能会产生的信息偏倚采取的一种方法。这种方法可以让研究人员或研究对象不清楚对干预措施的分配情况，从而得到更加真实、可靠的研究结果。在临床试验中，除了与药物本身有关之外，患者的心理状况也是一个重要的因素，即患者在得知自己正在接受什么样的治疗（被分为试验组还是对照组）后，会出现多种不同的心理效应，这些效应会对试验产生一定的非特异性反应，进而影响试验结果。除此之外，如果临床试验相关工作人员知道了对象的分组情况，他们也有可能因为自己的主观偏见或不自觉倾向，而对结果的判断产生了影响，从而导致了较大的估计误差。如果研究者知道被试者处于试验群中，会有意识或无意识地对被试群体更加关注，进而对被试者的态度产生偏见。所以，为了消除上述偏差，可以采取盲法的方法。常见的盲法分为：

（1）单盲（Single Blind）：受试对象不知道自己接受何种处理，而研究人员了解分组或处理情况；

（2）双盲（Double Blind）：在研究过程中，受试者和临床试验观察人员均不知道受试对象的分组情况；

（3）三盲（Triple Blind）：在研究过程中，受试对象、研究人员和资料分析人员三方均不知道受试对象的分组情况。

由于盲法涉及伦理学等问题，因此在开展盲法临床试验前应注意：

（1）提交试验方案至伦理委员会进行审查，伦理委员会就试验的可行性、安全性等方面进行审查。经该委员会同意后方可实施试验，同时，在试验过程中若有难以解决的困难也可请伦理委员会协助。

（2）研究人员应耐心地对研究对象说明本项试验的目的、意义、具体流程、可能出现的各种问题，以及采取的应对措施等。经研究对象同意并在“知情同意书”上签字后，方可纳入。

（3）由于盲法临床试验在管理上比较复杂，盲法有可能被破密，所以盲法临床试验期限不宜过长，一般以2周为宜。

5. 重复原则

由于存在个体差异等因素，同样的处理方式可能对不同受试对象所产生的效果不一致，其具体指标的取值必然有高低之分，只有在大量重复试验的条件下，该处理的真实效应才会比较明确。因此，在研究过程中，必须坚持重复原则。

重复通常具有3层含义：

（1）重复试验：指在相同的条件下，进行2次及2次以上独立的试验以减少以个体差异为主的各种误差，即在相同的试验条件下的独立重复试验的次数应足够多。

（2）重复测量：指受试对象在接受某种处理因素后，在不同时间点或对称的不同部位上被重复观测某定量指标的数值大小，以了解观测定量指标随时间推移的动态变化趋势或部位改变条件下定量指标的分布情况。

（3）重复取样：指在同一个时间点从同一受试对象或同一个样品中取得多个标本，目的是观察不同标本中某定量观测指标值的分布是否均匀或检测方法是否具有重现性。

在试验设计中所讲的重复原则通常指的是重复试验，“独立”是指要用不同的个体或样品做试验，而不是在同一个体或样品上做多次试验。

目前的临床试验多为随机性研究，其研究结果无法预先做出精确的判断。单个试验是没有规律的，如果要从随机试验的结果中得到普遍的规律，就需要进行许多单独的重复试验。所以，重复性的功能就是保证其能够准确地反映出随机变量的统计规律。该方法能有效地消除随机误差对试验结果的影响，并能更好地反映试验因素对试验结果的影响。当试验的重复次数较少时，最终的结论可能悬殊。在不做重复试验或仅重复两三次试验的情况下，由于个体差异是客观存在的，同时，由于抽样误差不可避免，在特定试验条件下，完全有可能出现偏小或偏大的试验结果。只有在进行了多次独立重复试验的情况下，结果才会趋于稳定。

二、伦理学基础

临床医学研究方案设计中的伦理规范，是指研究者应在方案设计起点时，就要注重反思和重视过往存在的伦理问题，正确处理好方案设计中涉及的伦理问题，并依据伦理规范开展相关研究活动，预测或防范可能诱发的伦理问题或伦理风险，使其拟议或设想中的研究过程、技术成果与伦理规范相匹配。在临床研究中，伦理学主要考虑在研究过程中对纳入临床研究的所有研究对象利弊权衡问题，要尽可能使研究对象利益最大化，伤害最小化。

目前，医学伦理遵循五大基本原则：不伤害（Non-maleficence）；尊重（Respect）；有益（Beneficence）；公正（Justice）；互助团结（Solidarity）。这五项基本原则体现人类及其社会的本性、价值和尊严。在临床试验阶段，遵循医学伦理学的原则是极其重要的。临床试验阶段的医学伦理学原则主要体现在以下方面：

（一）伦理审查

以科学研究为目的涉及人体受试者的研究均需要经过伦理审查。研究中需提供批准此次临床研究的伦理委员会名称及其批准号。如研究涉及多中心临床试验，先由组长单位获得伦理审批号，然后各个分中心需重新经过伦理审查。如若涉及我国人类遗传资源开展的国际合作科学研究，应由合作双方共同提出申请，并经过国务院科学技术行政部门的批准，才能开展国际合作。

（二）患者隐私权的保护

研究中可识别出患者的有关信息不应以照片或者书面相关文字描述、影像图片、CT扫描以及基因谱系等形式出版，除非这些信息对于科学研究不可或缺，并且得到患者（或父母或监护人）给予知情同意书。研究者应在提供的图片中删除患者姓名，除非患者同意刊登其姓名。如果文章中含有非匿名患者的图像，或对患者身份有明显指示的描述，应在研究中陈述已获得患者的知情同意书。

（三）免知情同意

研究中应交代研究过程中是否签署患者知情同意书。若提出研究不需要/未获得知情同意，则需要合理的理由进行解释：

（1）因用于研究而采集的样本，签署的知情同意书上已明确写明可以用于后续的临床研究；

（2）已经留存的剩余样本；

（3）在伦理批件之前的日期留取的标本；

（4）上述样本充分做到对受试者信息及隐私的保护；

（5）经过伦理委员会充分讨论，权衡风险收益比后可免知情同意。

（四）签署知情同意书

在通过伦理审查之后留存的剩余标本，在伦理批件之后的日期留取的标本，在留取标本前必须获得受试者的知情同意；如果需要进行基因检测等方面的研究，即使对于既往留存的样本，也需要重新取得捐赠者的知情同意。

（五）研究注册

临床研究要求所有在人体中进行或涉及人体标本试验的前瞻性研究，在招募受试者前均需在国际认可的临床试验注册平台进行注册，例如，北美临床试验注册中心（www.clinicaltrials.gov）、国际临床试验注册中心（ISRCTN）、中国临床试验注册中心。研究结果报告时需提供国际认可（WHO Registry Network）的临床试验注册平台的名称、注册号及注册时间，并标记于研究中。

（六）研究注册时间要求

前瞻性、干预性临床试验研究，以评估该干预（例如药物、外科手术、器械、行为治疗）对健康结局的影响，需要提供临床试验注册平台进行的前瞻性注册号；回顾性的干预性临床研究建议补注册；纯粹的观察性研究可不注册。

（七）临床研究需要机构伦理审批

无论是前瞻性研究还是回顾性研究，临床研究一律应该由伦理委员会审批。回顾性研究的伦理审批内容可以是“本项临床研究为回顾性研究，仅采集患者的临床资料，不干预患者的治疗方案，不会对患者的生理带来风险，研究者会尽全力保护患者提供的信息，不泄露个人隐私，特申请免除知情同意。”。

（八）应用患者在临床诊断治疗过程中弃用的血样、影像学资料

需经伦理委员会审查，并由伦理委员会决定是否需要签署知情同意书。

当然伦理的精髓关乎“尊重人权，珍视生命”，这里也不容忽视为医学科学献身的受试动物生命。

三、偏倚来源及其控制

临床研究的各阶段均可能产生偏倚，偏倚大致可分为3类：

1. 选择性偏倚

选择性偏倚主要产生在临床研究的设计阶段，是研究对象选择方法不正确所致，可以通过严格的科研设计和进行随机分组等方式有效地避免选择性偏倚。

2. 测量偏倚

测量偏倚主要产生在临床研究的实施阶段，是因为两组研究对象所采用的测量和观察方法不一致而引起的系统误差，可以通过采用盲法测量有效地避免测量偏倚。

3. 混杂偏倚

在评价某一研究因素和疾病之间的关系时，若存在其他因素且该因素与该疾病和被研究的因素均存在联系，使得资料中被研究因素的效应与外来因素的效应混在一起，便容易产生混杂偏倚，可能全部或部分地掩盖或夸大被研究因素和疾病间的真实联系，可以在数据分析阶段通过统计学方法消除这种偏倚。

临床研究过程中可能同时存在多种偏倚，须分别加以认识和纠正。

第二节　试验性研究

在临床试验的设计过程中，研究的样本量的估计、研究的流程和质量的控制都是由设计的类型所决定的。所以，在进行设计时，必须依据研究目标及具体情况，选取合适的设计方案。在临床试验中常用的试验设计有以下几种：

一、随机对照试验

随机对照试验（Randomized Controlled Trial，RCT）是指将符合纳入标准的受试者随机地分配到各试验组中，各组同时进行、平行推进。RCT可为试验组

设置一个或多个对照组，也可将试验组分为若干剂量组。RCT是一种在医疗卫生服务中的对某种疗法或药物的效果进行检测的有效手段，在医学、生物学和农学等领域广泛应用，它具有最大限度地减少研究中可能产生的各种偏倚、平衡混杂因素、提高统计学检验的有效性等诸多优点。

1948年，英国医学研究会开展了国际上第一个RCT，旨在验证链霉素治疗肺结核的疗效。Schwartz和Lellouch在1967年最早提出临床试验有实用性与解释性2种截然不同的态度，然而当时并没有引起人们的重视。如今，RCT作为国际上公认干预类研究方法的金标准，主要有2种形式：解释性随机对照试验（Explanatory Randomized Controlled Trials/Explanatory Clinical Trials，eRCT）和实用性随机对照试验（Pragmatic Randomized Controlled Trials/Pragmatic Clinical Trials，pRCT）。

在随机对照试验研究中，随机分组是至关重要的，原因如下：第一，随机对照试验的目的即为评价干预因素的作用，也就是说进行了干预之后，与对照组相比，干预组会出现什么样的现象，是否会出现更优的健康结局。所以，需要确定干预因素在组间是否具有可比性。具体而言，指干预组和对照组的研究对象的特征是否可比，是否可以得出结论，造成两组差异的原因是由干预因素导致的，故才能得出令人信服的结果。第二，做到上述的采用随机化方法进行分组后，要保证分组的过程与任何可能存在的影响患者转归的因素无关，可以有效地控制混杂。需要避免以对象的某项特征进行分组，例如年龄大于60岁可能是高血压的一项危险因素，我们在进行分组时就不能特异地考虑大于60岁的调查对象的所属组别。第三，随机分组可以使所有受试者具有相同的（或一定的）概率被分配到试验组或对照组，分组不受研究人员、临床医生和受试对象的影响。具体而言，即为调查对象不能按照研究者想法分组，比如研究者想把大于60岁的患者分到对照组，或者干预组，这样是不符合随机分组原则的。

那么，如何能做到随机分组呢?

首先，在研究设计阶段，我们需要用标准的方法来实现随机分组。在进行分组时，需要注意以下几点：

（1）必须在确定纳入第一个病例后才能进行随机数字的分配。

（2）病例的随机数字分配必须一次性完成，一旦确定不能更换。随机序列号一般由软件产生，从而保证随机分组具有可重复性。

（3）病例的分组时间需要尽可能地接近其治疗开始的时间。

以上内容为针对以个体为单位进行研究时需要注意的事项，而在整群随机对照试验和类试验这种以群体为单位的研究中，可以将群组看作个体进行处理。

另外，分组隐匿是随机分组的必要条件，没有进行分组隐匿，就不能起到避免选择偏倚的作用。分组隐匿作为一种防止随机分组方案提前解密的有效方法，研究表明，相较于采用分组隐匿的随机对照试验，未采用隐匿分组的研究会导致疗效被高估40%，大大影响了研究结果。关于隐匿分组的方法前面已有详细介绍。

随机对照试验的优点包括：

（1）随机化方法可以有效地防止选择性偏倚；

（2）随机分组后两组间的可比性较好（随机化，外界环境）；

（3）显著性检验合理且统计方法简单；

（4）研究对象诊断明确。

其缺点为：

（1）使用安慰剂不当可导致医德方面的问题；

（2）样本量大，研究周期长；

（3）病人由纳入标准和排除标准选择，代表性较差。

其设计及实施过程流程如图2-1所示：

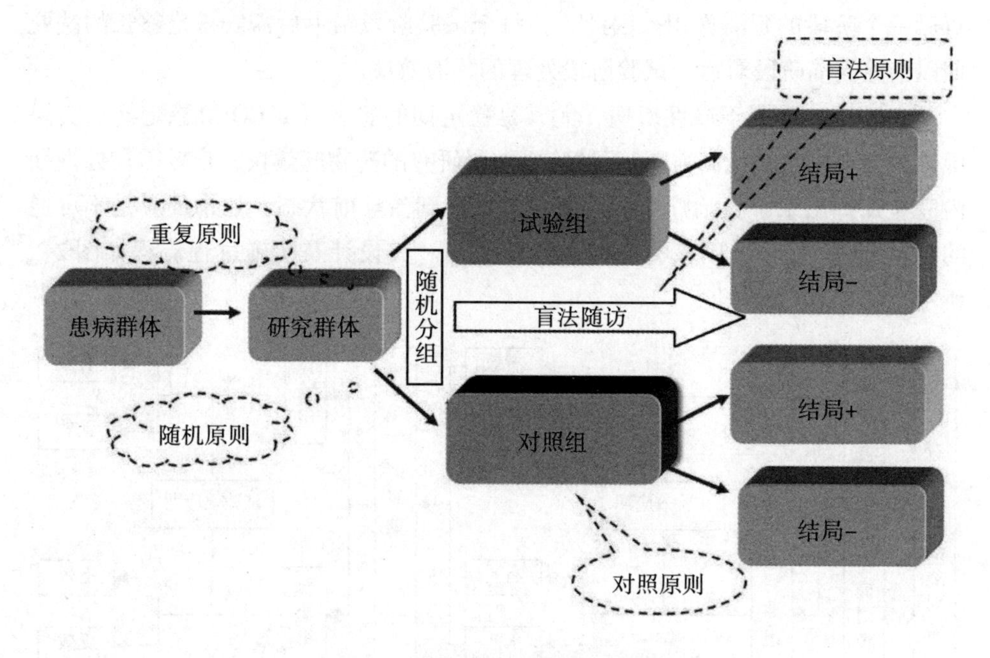

图2-1　随机对照试验实施流程

二、交叉试验

交叉试验设计（Cross-Over Design）是一种特殊的自身对照研究设计，将每个受试对象随机地分配在2个或多个试验阶段并分别接受指定的处理。该设计可以控制个体间的差异，减少所需的受试者人数。2×2形式是最简单的交叉设计——也就是将每个受试者安排2个试验阶段，分别接受2种干预处理，即受试者在第1阶段接受何种处理是随机确定的，第2阶段必须接受与第1阶段不同的另一种处理，两个阶段分别观察2种干预的疗效和安全性。因此，每个受试者需经历如下试验过程：准备阶段、第1试验阶段、洗脱期（Wash out Period）和第2试验阶段。

随机对照试验的研究内容和过程都可以应用到交叉试验中，但是需要说明的是：

（1）每个受试者都会被分为接受2种不同的治疗方式，2个阶段的治疗措施的实施方式、时间、观察指标与判定标准以及观察时限都应该是一样的，这样才能确保2个阶段研究的结果具有可比性，从而使得研究的结果是真实可信的。

（2）交叉试验在进行资料分析时需注意延滞效应，即每个试验阶段的处理对后一个阶段的延滞作用。因此，在每个试验阶段结束后需安排足够长的洗脱期以消除当前阶段对后一试验阶段处理的延滞效应。

交叉试验适用于慢性疾病，尤其是稳定期的患者（如COPD稳定期、类风湿性关节炎以及轻度高血压）。试验要求所研究的药物起效快，疗效需在处理期内完全发挥出来，且治疗结束后患者迅速回到治疗前状态。如果反应是不可逆的（治愈、死亡），则该类研究设计不适用。其设计及实施过程流程如图2-2所示：

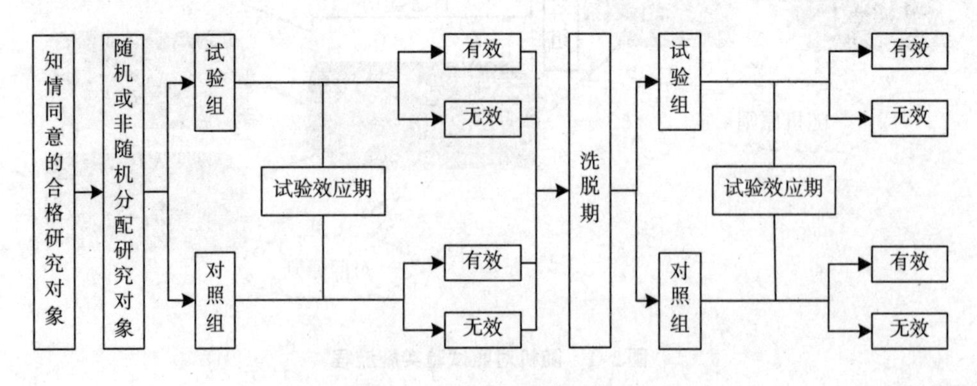

图2-2　交叉试验实施流程

三、成组序贯设计

成组序贯设计（Group Sequential Design）是相对于固定样本的临床试验而言。成组序贯设计是指每一批受试对象完成试验后，及时对主要结局指标（包括有效性和安全性）进行分析，一旦可以形成结论（无论是有显著性还是无显著性），即可停止试验。因此，该设计既可以有效地避免盲目增加样本而造成的浪费，也不会因样本量过小而导致无法获得应有的结论。成组序贯设计的盲法一次性产生，分批揭盲。每一批受试对象中试验组与对照组的比例应当相同，但每批例数不宜太少，以尽可能避免多次揭盲带来的信息损耗。成组序贯设计经常被用于大型的、观察期较长或事先不能确定样本量的临床试验。应用成组序贯设计时，试验者可根据试验要求所确定的Ⅰ型和Ⅱ型误差大小、主要结局指标的属性（定量或定性指标）、试验比较的两种处理因素是单向或双向、结束试验时所需的最大样本数等条件，确定相应的成组序贯试验类型（图2-3）。

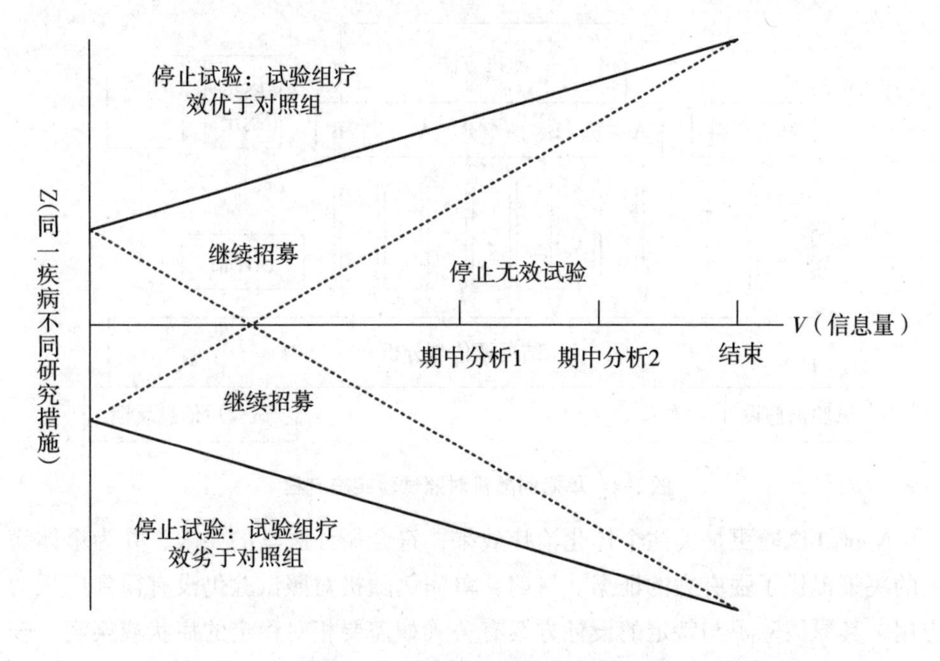

图2-3　成组序贯设计实施流程

成组序贯设计允许在试验中随着数据的积累，“定期”分析既往的数据，以对接下来的试验做出相应的调整或决策。例如，对于一个新药试验，人们对该药物的安全性了解还比较少，从伦理角度上讲，需要在试验过程中去监察药物的安全性，以使受试者尽可能少地暴露在不安全的药物下。再比如说，一个新药的临床试验通常达数年之久，如果能在试验中基于统计学的考量，做出无效性终止或有效性终止的决策，则可能极大地节约人力、财力或使有效的药物尽可能早地造福人类。

四、单病例随机对照试验

单病例随机对照试验（N-of-1 trial）是一种以病人为中心的个体化临床试验研究手段，是基于单个病例进行双盲、随机、多周期二阶段交叉设计的随机对照试验。单病例随机对照试验常用于评价某种药物与对照药物的疗效差异，一般2种干预安排至少3个周期（如果有特殊原因，2个或2个以上周期的对照试验也能够被认可），每个周期形成一个二阶段交叉设计，每个周期随机分配2个阶段的干预，相邻阶段间有一个洗脱期，同时，相邻周期之间亦安排一个洗脱期（图2-4）。

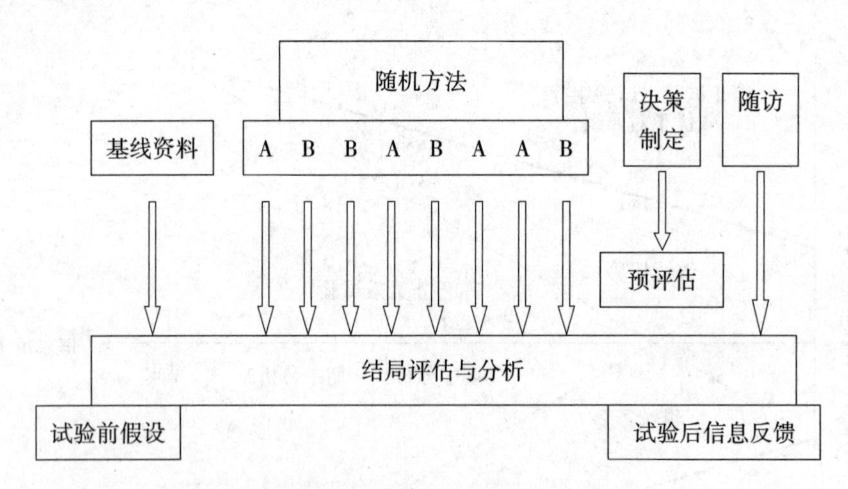

图2-4　单病例随机对照试验实施流程

N-of-1试验更加关注个体化治疗效果，符合循证医学的要求，并为个体病人的决策提供了强有力的证据。目前，单病例随机对照试验仍没有得到广泛的应用，其原因除了与特定的设计方案有关（如需要相对稳定的症状或疾病，较短的药物半衰期）外，还和统计分析方法的复杂性存在一定的关系。N-of-1试验越来越多地运用于社会学、教育学领域，特别是医学领域，包括风湿病、儿科风湿病、关节炎疼痛、慢性神经性疼痛、失眠、心脏病、慢性阻塞性肺疾病、小儿肿瘤等疾病。

其数值资料的分析方法主要包括：视觉/图形分析，非参数检验，参数检验（Z检验、t检验、配对t检验），时间序列，Meta分析，固定/随机效应模型和贝叶斯分层模型等。大部分研究都用简单的方法，如非参数检验和参数检验对N-of-1试验数值资料进行分析。

第三节　非随机对照试验

随机对照试验（Randomized Control Trial，RCT）无疑是最令人信服的试验方法，在中医科研工作中也受到科研人员的重视。但是，在进行临床试验时通常会考虑一些客观原因及伦理道德因素，常无法开展RCT。此时，非随机对照试验（Non-Randomized Control Trial，non-RCT）尤为重要。

一、非随机同期对照试验

在非随机同期对照试验中，研究对象所接受的治疗方案由主管研究的医师决定，或根据患者或患者家属意愿进行分组，两组同时进行随访。例如，突发公共卫生事件非典型肺炎病毒感染、人禽流感感染、新型冠状病毒感染等。

二、自身前、后对照试验

自身前、后对照试验（Before-After Study in the Same Patient），属于前瞻性研究设计，是指对同一组受试对象，先后在干预和对照两种不同条件下进行试验研究，最后将两次观测结果进行比较的试验。最佳方式是基于自身前、后对照试验过程中，随机选择干预措施或对照措施进入第一阶段，经过洗脱期后，再更换干预措施进入第二个试验阶段。其设计及实施过程流程图如图2-5所示。

自身前、后对照试验在试验前、后两阶段病例无须分层，但要求第一阶段与第二阶段的观察期与用药期必须相等。两阶段之间洗脱期的长短及其必要性应根据干预措施的效应与研究的目的而定。如果是药物疗效试验，洗脱期应在药物的5个半衰期以上。

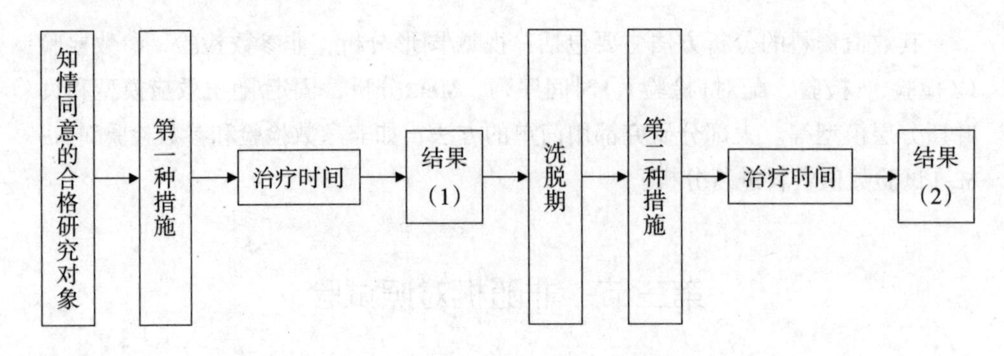

图2-5　自身前、后对照试验实施流程

三、历史性对照试验

历史性对照试验（Historical Control Study），又叫作非同期对照试验，是将当前给予干预措施患者的临床研究结果，与既往未接受过该干预措施（未进行治疗或只接受常规治疗）的另一组具有相同病症特征患者的结果进行比较，以评价该干预措施的疗效。

历史性对照试验作为非随机、非同时对照试验，由于事先未经过严格、周密的研究设计，容易产生各种偏倚。因此，诸多学者并不相信历史性对照试验的结果，并指出严格设计和实施的临床试验结果常与历史性对照试验的结果不一致或相反。87%的非控制的历史性对照试验对新疗法存在中等程度以上的偏爱，因为医生与患者均想证明新疗法有效。这种偏爱新疗法的情形在过去对普通感冒的研究中尤为突出，许多治疗普通感冒的新疗法在历史性对照试验中被认为有效。

由于该试验省时、省力，且容易获得研究结果，因此临床应用也较为广泛。需强调的是，试验组和对照组之间应具有可比性，即尽管不要求两组之间完全相同，但除治疗因素外的其他可能会影响结果的因素（包括年龄、性别和种族等基本特征与疾病程度和随访时间等结局特征）在两组之间应尽可能相似。例如，对乳腺癌患者手术后乳房再造的两种方法进行比较，就需两组病人的平均年龄、癌肿分期、原始治疗等情况均相似，使两组具有可比性。证明两组之间某一因素如年龄相似是不可靠的，因为绝对值是判断与指定的错误概率的差别，并不能证明两组之间的差别。

对于历史性对照试验，研究者应仔细考虑其他潜在的、可能决定结果的因素。如若其他因素的效应与所研究的因素效应混在一起，就会容易产生混杂偏倚，从而全部或部分掩盖或夸大所研究因素与结果之间的真实联系。

四、单臂研究

单臂研究（Single Arm Study），又称单组临床试验，是一种比较特别的临床试验，仅有一个研究组，没有为试验组设置相对应的对照组，它采用他人或过去的研究结果，与自身的结果进行“外部对照”。单组临床试验可以是多中心临床试验，但通常是开放标签的。例如，在抗肿瘤领域中，进行药物研发的Ⅰb/Ⅱa期早期阶段，可将接受药物治疗患者的研究结果与该研究以外患者的研究结果进行比较。与对照试验相比，单臂研究相对更容易实施，研究费用低且周期短，可以较快地获得有效性的研究证据。然而，单臂研究又存在其内在的缺陷，因为缺乏平行对照，只能与外部数据比较，以评价被研究药物的安全性和有效性。但是，在实践中往往很难获得与当前研究设计完全一致的历史研究数据，且很难区分研究间差异对结果的影响，从而导致很难对结果做出评价。

第四节　观察性研究

一、队列研究

队列（Cohort）是指具有共同经历、暴露或特征的一群人或研究组。队列研究（Cohort Study）最早应用于研究与疾病发生相关的病因或危险因素，即根据是否暴露于某因素将一群研究对象分为暴露组和非暴露组，在随访适当长的时间后比较两组之间所关注疾病或结局发生率的差异，以研究这个（些）暴露因素与疾病或结局之间的关系。

（一）队列研究的方法学原理

队列研究属于观察性研究类型，它基于事物的因果关联，认为某一疾病的发生和发展必定有其诱因，该诱因可能是导致该疾病的病因或危险因素。在开展前瞻性队列研究前，所关注的暴露因素已经存在，研究人员知晓每个研究对象的暴露情况，必须随访一段足够长的时间（单位通常为年）才能观察到疾病的发生或结局的出现；但是，在开展回顾性队列研究前，暴露因素和结果都已经存在，因此，研究目的在于比较结果在暴露组和非暴露组的发生概率。队列研究的设计及实施流程见图2-6。

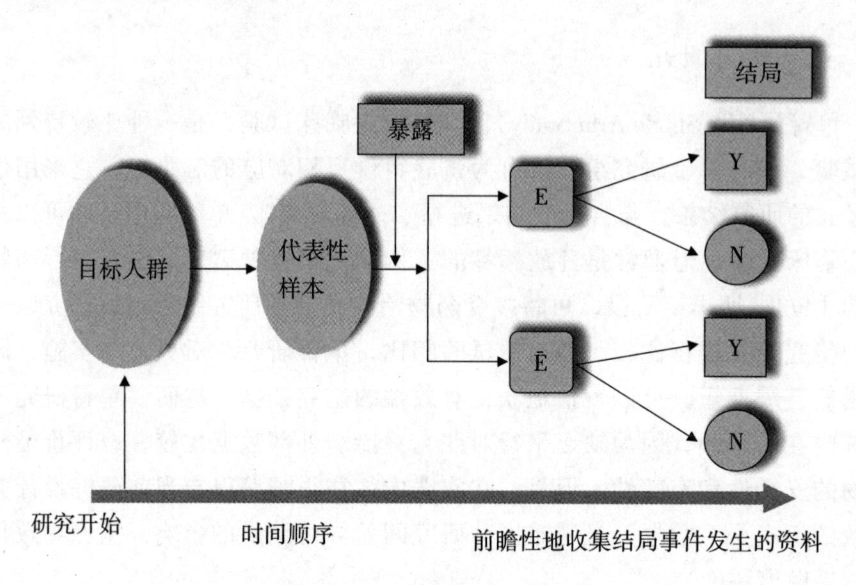

图2-6 队列研究设计要点

（三）队列研究的设计要点

1. 暴露的定义

暴露是指人群在特定场景接近或接触致病因素，致使这些致病因素对人体产生不利的影响，其中，暴露因素既包括危险因素和致病因素（如吸烟），也包括保护性因素（如疫苗接种）。暴露的定义从传统的外界因素扩大到机体内部特征，队列研究中的暴露通常是指当前暴露、既往暴露、未来可能暴露以及不同程度的暴露。

在队列研究中，是否暴露是进行分组的唯一依据，因此，合理地定义暴露是保证队列研究顺利实施的前提。所有可能和所关注结局存在关联的因素都可被归入“暴露”因素，这些因素不仅适用于研究首先需要关注的解释变量，也适用于其他与结局相关的混杂因素。一项研究比较了质子泵抑制剂和抗生素治疗幽门螺杆菌（HP）感染对预防复发性胃肠道出血的效果，研究关注的主要暴露是具有治疗效应的质子泵抑制剂和抗生素。但是，在研究时监测阿司匹林和非甾体类抗炎药暴露的情况也非常重要，因为这两种药物会独立于治疗状态而额外增加胃肠道出血的风险，因此属于队列研究中的混杂因素。定义暴露时需要考虑以下的几个因素：

（1）暴露的可操作性；

（2）关注暴露的作用时间，也就是暴露对结局事件产生效应的时间段；

（3）暴露是一次性行为（例如，疫苗）还是持续行为（例如，服用药物或健康教育）；

（4）剂量和剂量反应：累积暴露剂量的计算必须考虑暴露的频率、每次暴露的剂量和暴露持续的时间；

（5）暴露状态的改变：暴露状态改变可能会随时间的推移而变化，产生队列迁移现象，也就是从最初的暴露组迁移到非暴露组或其他暴露组。

2. 对照的选择

在进行疗效比较时，对照组应该反映真实世界中具有临床意义的治疗决策，因此，对照组选择的人群应该与所研究的问题直接相关。在临床实践过程中，一些混杂因素比如疾病本身、病情严重程度等均会对疗效产生很大的影响。因此，在设置对照组时，应当满足下列条件，从而控制混杂因素的影响：①有相同的适应症；②有类似的禁忌症；③有相同的治疗方式（例如片剂或者胶囊）；④不良事件类似。根据临床实际情况选用合适的对照措施。在比较效果研究中，一般采用临床上常见的治疗措施，比如药物、手术、医疗辅助器械及技术、行为改变以及健康服务等作为对照，而非安慰剂。在一些特殊情形下，可以选择空白对照、常规治疗、历史对照或者其他人群对照。

3. 结局指标的选取

在进行结局选择时要考虑包括医生、患者、医疗费用支付者、监管部门、学术界在内的众多利益相关者的意见，并能以此结局做出决策。结局的类型主要包括：

（1）临床结局，包括主要结局和次要结局，主要结局通常指临床事件的终点结局，例如死亡、并发症、存活率、不良事件等；次要结局主要是一些实验室指标或者影像学指标。需要注意的是，有些研究可能会采用复合终点作为研究的结局指标，这种结局通常在评分中包含多个临床事件和/或生物学指标，因此，较个体事件发生的频率更高，在一定程度上可以提高研究效力。

（2）人文结局，又称患者相关结局，相比于医生、支付者、其他观察人员观察的结局，人文结局更注重患者自身的体验和感受，例如健康相关生命质量以及患者报告结局（Patient Reported Outcome，PRO）等。

（3）经济学结局，主要是从支付者和社会的视角来看待问题，包括了直接费用、间接费用、成本-效果、成本-效用、成本-效益分析以及质量调整生命年和伤残调整生命年等。

4. 样本含量的估算

在进行队列研究样本含量估算时需要考虑2个问题：

（1）对照组的样本量不能少于暴露组的样本量，两组的样本量相等时统计效率最高；

（2）考虑失访率（通常按10%估计）。

两组队列样本含量的计算公式如下：

$$N = \frac{2\bar{P}(1-\bar{P})(U_{\alpha}-U_{\beta})}{(P_1-P_0)^2}$$

公式中N代表每组所需例数，取$\alpha=0.05$，$\beta=0.20$时，$U_{\alpha}=1.64$，$U_{\beta}=0.84$，P_1与P_0分别代表暴露组与对照组主要结局的事件发生率，$\bar{P}$表示两组发生率的平均值。

5. 统计分析方法

队列研究可以分为固定队列和动态队列：（1）固定队列是指研究对象在某一固定的时间或一个短时期之内进入同时队列，此后对他们进行随访观察，直到研究结束，研究对象没有因为结局事件以外的任何其他原因退出研究，也不再加入其他新的研究人群；（2）动态队列是在队列确定后，原有队列研究对象可以不断退出，新的研究对象可以随时加入。固定队列与动态队列的资料分析方法不同：固定队列的所有研究对象都是从同一时点开始观察，到研究规定的终点时间结束观察，在控制混杂因素后，可以比较两组或多组队列暴露与否或暴露不同水平与研究结局发生率的关联强度；但对于动态队列，由于任何时间点都有可能会有个体退出或（和）加入，需要按照生存资料进行分析。

另外，logistic回归和Cox比例风险模型等分层分析和多变量分析方法的运用，不仅可以控制混杂因素，也可以同时探讨多个暴露因素与研究结局的关联，以及多个因素之间的交互作用；此外，按照倾向评分方法对个体进行评分，可以保证组间基线资料的均衡性。

（四）队列研究的优点与局限性

队列研究采用了前瞻性的研究设计，研究人员可提前制定纳入标准、测量指标及其测量标准，观察由暴露（治疗）引起的结果，从而可以推断因果关系；可以从结果中计算结局的发生率以及干预措施的效应大小；观察时间通常较长，能够获得客观结局的发生信息；数据来源较为容易，成本较随机对照试验低。队列研究的结果由观察而来，对常规医疗实践没有人为干预，其结果更加符合临床实际，推广的价值更大。

然而，队列研究也存在一定的局限性。在比较效果研究中，对于暴露的定义和测量的界定有时候难度较大；资料收集过程中会经常出现患者的失访以及出现队列迁移的现象；该研究类型不适用于评估干预措施对主观结局的效果，因为研究人员在解释测量的方法或结果时会产生偏倚，从而导致研究结果有时难以被重复。

二、病例对照研究

病例对照研究（Case-Control Study）属于回顾性研究，是以确定患有目标疾病或发生所研究事件的病人为病例组，以一组不患此病（没有此事件）的病人或其他人作为对照组，调查病例组和对照组针对某个（些）因素的暴露情况，从而研究该事件与某个（些）因素的关系。如果病例组某因素的暴露率显著高于对照组该因素的暴露率，则可以认为该因素与所研究的疾病（事件）之间有联系。病例对照研究的特点如下：①在疾病（事件）发生后进行；②根据是否患有所研究的疾病（或事件）将研究对象分为病例组与对照组；③暴露的情况需要通过研究对象回忆或从发生结果前的病历记录中获得；④从因果关系的视角，该研究类型属于“由果推因”的研究方法；⑤该研究类型只能了解研究因素在两组中的暴露水平。由于病例对照研究仅需要调查、收集过去的暴露资料就可以获取研究结果，因此不需要考虑开展研究过程中所需要的设备与条件，在较短时间内即可获得研究结果。

（一）病例对照研究的方法学原理

病例对照研究是以确诊的某特定疾病的患者作为病例组，以不患有该疾病但具有可比性的个体作为对照组，通过询问、实验室检查或复查病史，了解过去各种可能的危险因素的暴露史，对病例组与对照组中各因素的暴露比例进行测量和比较，并进行统计学检验，若两组之间的差别具有统计学显著性，则可认为因素与疾病之间存在统计学上的关联。在评估各种偏倚对研究结果可能产生的影响之后，再借助病因推断的技术，从而推导出某个或某些暴露因素是疾病的危险因素，实现探索和检验疾病病因假说的目的。其设计流程见图2-7。

传统的病例对照研究已经无法满足现有研究的需求，现代流行病学对病例对照研究的概念进行了扩展。现代的病例对照研究设计，如病例-队列研究设计，对照可以在未来成为病例；又如巢式病例对照研究设计，同一个体可多次成为对照，并且未来也可能成为病例。因此，根据是否患病选择研究对象的规定已经过于狭窄。

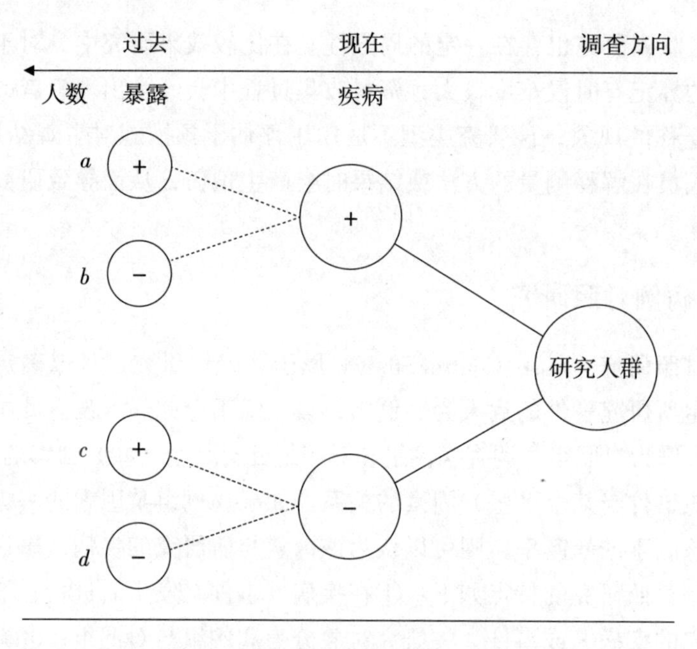

图2-7　病例对照研究设计流程

（三）病例对照研究的设计要点

1. 提出可疑危险因素

通过临床观察、病例总结或查阅相关的医疗文献对疾病的风险因素进行推测。对于影响因素较多的患者，要突出主因和重点，使危险因素更确切、具体。

2. 确定目标人群

目标人群也就是病例对照研究的对象所在的人群，在这个人群中除了具有暴露于研究因素的风险外，还有可能发生研究的疾病。病例组和对照组的研究对象都应从目标人群中选择；因此，只有目标人群确定后，才能确定病例和对照的选择。

3. 病例的选择

在选取病例时，应按照统一的诊断标准进行。在调查过程中，尽量保持病因及其他方面的一致性，不能确诊的病例应排除。根据病例的类型，应首选发病病例，因发病病例比患病病例和死亡病例有更显著的优点：①发病时间与病因暴露时间更加接近，获得的资料更准确；②发病病例在确诊时就进行了调查，尚没有被各种决定生存因素所干扰，一般不会导致错误的结论；③若发病病例收集完整，则可对该病的发病率进行统计。需注意的是，所选择的病例除了在目标人群中应有较好的代表性外，还应包括轻、重各型病例。

4. 对照的选择

对照组选择合适与否，直接关系到结果的真实性，是病例对照研究能否成功的关键。对照组原则上应与病例组来源于同一人群，根据来源不同，可将其分为人群对照和医院对照：①选择人群对照时，可以保证对照与病例的高度可比，研究结果有较高的普遍性，但所需投入的人力和物力较大。②选择医院对照时，应将与该研究因素相关的其他疾病从对照中排除，以防止对危险性的过高或过低估计。③在病例对照研究中，选择人群对照或者医院对照需要根据研究的目的进行。有时候，在某项病例对照研究中，可能既包括人群对照，又包括医院对照。病例对照研究多用于罕见疾病的研究。为了保证对照与病例的可比性，应有相应的配对条件，但同时也要防止过度匹配。

5. 配对和分层

所谓“配对”，就是利用特定的约束手段，针对每一例患者，按照其各自的特点，给其配对一个或几个控制对象，要求两者在一定程度上具有一致性，从而消除了各种干扰因素的影响。配对的情况不能与疾病有直接联系。病例和对照的配对比例通常可以是1∶1、1∶2、1∶3，最多不能超过1∶4。在小样本情况下，最适宜采用配对法。

所谓“分层”，就是通过对人群进行分类，并按照一定的比例从人群中随机抽取样本。例如，在对45岁以上人群中吸烟因素与心脏病之间的关系进行研究的时候，可以把年龄分成4组（45～49岁，50～54岁，55～59岁，>60岁），按照性别分成2组，把总体按照不同的年龄、性别组分成4×2个层面，然后从这些层面中按照一定的比例随机抽取病例和对照的样本，从而在年龄、性别等方面达到平衡，达到一致。

6. 样本量的估计

样本量的大小取决于：（1）暴露率（P）；（2）相对危险度（RR）或比值比（OR）；（3）检验水准α；（4）把握度（$1-\beta$）等。对把握度要求愈高，样本含量也越大。通常可根据研究目的，用查表法估算获得样本量。

7. 设计调查表实施调查

病例对照研究的暴露因素情况，主要是基于被调查者的回忆和相关的记录而获得。所以，制定调查表应注意全面性和实用性，尽可能把所有能估计到的一切可疑的危险因素都考虑到，不能遗漏。针对大型的调查，通常需要先进行预调查，在预调查中发现问题，从而及时修改、补充、完善调查问卷。实施调查过程中，包含开放式和封闭式两种提问方式。通过开放式的提问，常会获得重要的线索。大样本通常采用封闭式提问，但要求调查表所涉及问题的答案应当包括一切可能的结果。

8. 病例对照研究的资料分析

病例对照研究结果的分析，主要是用统计学方法检验暴露与疾病之间有无关联、关联的强度如何，最后做出病因关联可能性的科学判断。病例对照用于病因学研究时，首先可以将每个因素的致病效应列成四格表的形式，然后运用χ^2检验比较该因素与致病效应之间是否存在关联，计算*RR*、*OR*值及其95%可信区间。然后，再对那些与疾病发生有关系的因素进行多因素分析，最后筛选出主要的危险因素。

（四）病例对照研究的优点与局限性

其优点包括：

（1）因为对研究的样本量需求不高，因此特别适用于对罕见病的研究，它往往是检验罕见病病因可行的研究方法；

（2）针对慢性病研究可以较快地获得对危险因素的估计；

（3）既可用于检验已明确的危险因素，也可用于广泛探索尚不明确的众多可疑因素；

（4）该研究设计省时、省钱、省人力，并且较容易组织实施。

其局限性包括：

（1）针对人群中暴露比例很低的因素不适用，因为此类研究需要很大的样本量，实施难度较大；

（2）在选择研究对象时，选择偏倚发生的可能性较大；

（3）获取既往信息时，回忆偏倚发生的可能性较大；

（4）混杂因素的控制难度也较大；

（5）暴露与疾病的时间先后有时不好区分。

三、横断面研究

横断面研究（Cross-Sectional Study）指的是对在特定时间点和特定范围内人群中的疾病或健康状况以及相关因素的分布状态进行数据搜集、描述，从而为深入的研究提供病因的线索。它是流行病学研究中应用最为广泛的方法。

横断面研究又称横断面调查，由于所获得的描述数据是在某个时刻或者在一个相对短暂的时段中采集的，因此，其能够客观地反映出该时刻的疾病分布情况和人群的一些特点与该时刻疾病的关系。因为所搜集的数据都是在进行调查时获得的现状数据，所以也被称为现况研究或现况调查（Prevalence Survey）；又因横断面研究采用的主要是患病率指标，又称患病率调查。横断面研究主要用于：

（1）描述疾病或健康状况的分布；

（2）对某一个国家或地方的健康水平进行评估；

（3）对影响人群健康和与疾病有关的因素进行调研；

（4）对卫生服务需求进行调研；

（5）对医疗或预防措施及其效果进行评价；

（6）制定和检验有关卫生标准；

（7）对既往资料的质量进行检查和衡量；

（8）对社区卫生规划的制定与评估。

横断面研究的主要目的是：

（1）描述疾病或健康状况的三间分布情况，通过调查某一地区或人群，获得某种疾病或健康状况在时间、地区和人群中的分布，发现高危人群以及有关的病因线索，为疾病的防治提供依据。

（2）确定某些危险因素或特征与疾病的关联，例如，通过调查冠心病及其危险因素，发现高血压、高血脂、超重、吸烟及有关职业与冠心病的关系，为降低危险因素、减少冠心病的发生提供依据。

（3）为评价防治方案及其效果提供有价值的信息，例如，在采取防治措施一段时间后，重复进行横断面研究，根据患病率的差别进行比较，可以考核前段时期所施行防治措施的效果。

（4）为疾病的监测或其他类型的流行病学研究提供基础资料。

（一）普查

普查是为了解某种疾病的流行程度（患病率）或某人群的健康状况，在特定某一段时间内对特定范围内的人群进行的一次全面的调查或检查。这里强调的是“特定范围内的全人群”，例如，某居民点的全体居民。一段时间可以是1～2天或1～2周，如果是大规模的普查，也可在2～3个月内完成。普查的时间不宜太久，避免人群中的疾病或健康状况发生变化、影响普查的质量。

普查的主要目的是早诊断、早治疗。普查所针对的疾病最好是患病率比较高的，以便在短时间内开展调查时能得到足够的病例。我国对肿瘤、心血管疾病、甲状腺肿、乙型肝炎、结核病等都进行过大规模的普查工作，因此经验较为丰富。部分疾病通过早期治疗与反复防治，已获得控制或基本控制，取得了显著的成果。然而，普查并不适用于病程短、患病率低或检查方法复杂的疾病。由于参与普查的人数多，难免漏诊、误诊；参加普查工作的人员多，对调查技术和检验方法的熟练程度也不均等，调查员实施调查的质量不易控制；此外，由于工作量大，很难展开深入、细致的调查。

（二）抽样调查

抽样调查是一种以随机的原理为基础，从总体中抽出一些真实的数据来展开调研，并使用概率估计方法，从样本数据中推断出与之对应的数量指标的一种统计分析方法。抽样调查一般是从人口中随机选取一些观察单元（在统计上被称作样本）来进行调查。抽样调查是以抽取样本所调查的结果为基础来估算出该样本所代表总体的一些特性，所以，为了能够得到更好的代表性样本，抽样调查一定要遵守随机化的原则。抽样研究可以节约人力、物力和时间。由于其调查的规模较小，所以调查的内容比较详细。但是，在进行抽样调查的过程中，其设计、实施与数据分析都比较烦琐，而且很难将其识别出来，对于差异过大的研究对象来说，并不适合。常用的随机抽样方法如下：简单随机抽样（Simple Random Sampling）、系统抽样（Systematic Sampling）、分层抽样（Stratified Sampling）、整群抽样（Cluster Sampling）和多级抽样（Multistage Sampling）。

与其他研究类似，抽样调查同样存在着误差和偏倚等问题。通常抽样调查的误差分为工作误差（也称登记误差或调查误差）和代表性误差（也称抽样误差）。抽样调查可以在一定的条件下，采取适当的取样方案，经过合理的统计，运用一定的手段，把代表性误差控制在一定的范围内；另外，由于调查单位少，代表性强，所需调查人员少，工作误差比全面调查要小。尤其是在总体包括的调查单位较多时，抽样调查结果的准确性通常高于全面调查的结果。多级抽样的一般操作步骤如下：

（1）确定抽样的总体；

（2）制定抽样框；

（3）实施抽样调查并推断总体；

（4）确定抽样单元；

（5）计算样本含量；

（6）决定抽样方式；

（7）确定调查的信度和效度。

四、生态学研究

生态学研究（Ecological Study）属于一种描述性研究，即在群体的层面上研究某种因素与疾病之间的关系，将群体作为观察和分析的单元，通过描述不同人群中某种因素的暴露状况与疾病发生的频率，分析该暴露因素与疾病之间的关系，可以采用发病率、死亡率等作为测量指标。

生态学研究包括生态比较研究和生态趋势研究。

（一）生态比较研究

生态比较研究（Ecological Comparison Study）是生态学研究中应用较为广泛的一种研究方法。生态比较研究中最为简便的方法就是通过对不同人群或地区某种疾病的分布进行观察，然后根据疾病分布的差异进行分析，提出病因假设。该研究类型不需要暴露情况的资料，也不需要采用复杂的资料分析方法，例如，通过调查胃癌在全国各区域的分布，发现沿海地区的胃癌死亡率比其他地区的胃癌死亡率高，因此提出沿海地区的饮食结构等因素可能是胃癌的危险因素之一。

生态比较研究更常用来比较在不同人群中某一因素的平均暴露水平与某疾病发生频率之间的关系，即通过比较不同暴露水平的人群中疾病的发病率或死亡率，了解这些人群中暴露因素的频率或水平，并与疾病的发病率或死亡率作对比分析，从而为病因探索提供线索。除此之外，生态比较研究还可用来评价社会设施、人群干预以及政策、法令的实施等方面的效果。

（二）生态趋势研究

生态趋势研究（Ecological Trend Study），即连续观察不同人群中某因素平均暴露水平的变化与（或）某种疾病的发病率和死亡率变化的关系，从而发现其变动趋势；通过对暴露水平变化前、后疾病频率的变化进行比较以判断某因素与某疾病的关系。

五、病例报告

病例报告是指对一到两个生动的案例进行记载和描述，力图让人们了解疾病的表现、发生机制以及疾病的诊断和治疗等方面提供第一手的感性资料的医学研究报告。病例报告作为医学期刊中常见的栏目，以往多是报告一些首次发现的新病例，如艾滋病和军团病。但随时间的推移，目前病例报告类论文侧重于对已知疾病的特殊临床表现、新发现的影像学及检验学诊断手段、疾病的特殊临床转归、临床诊疗过程中发现的一些特殊的经验和教训等方面。

在进行病例介绍时，要明确地阐述病程的具体细节，要包含病例的发病、发展、转归及随访的结果等。但是，切忌将原始病历照搬，在报告中避免使用各种非客观、存疑或推测性的语句。因为病例报告是针对少见的或者具有特别意义的病例而编写的，所以应该将具有特别意义的症状、体征和检查结果进行整理；治疗方法详述，突出要点。在叙述病史的时候，一定要说清楚发病的时间、主诉和过程。对于复发性疾病及先天性疾病，应注意既往史及家族史。有外伤的病人，必须把自己的伤情记录下来。在实验室检查和影像学检查中，一般只能显示出阳性的和必需的阴性的两种结果。其他不具有相关性的负面结果可以忽略不计。如果发现有异常的阳性结果，要做好前、后对照。手术处理要注明手术名，手术前处理，手术中发现，手术后处理，手术后反应。治疗结果必须同时说明效果和副作用。

第五节　真实世界研究

一、真实世界研究的概念

真实世界研究（Real World Study，RWS），即采取流行病学的研究方法，针对真实无偏倚或偏倚较少的人群，研究某种或某些干预措施（包括诊断、治疗、预后）的实际应用情况。中医临床注重实践，在临床实践中逐步积累经验，总结规律，从临床中来，回归到临床中，阶梯递进、不断创新发展。中医临床注重天人相应，临床研究需要充分地考虑、分析、评估自然环境与社会环境等影响因素对患者的影响；中医临床注重整体观念，临床需要全面地评估患者的健康状态；中医临床注重辨证论治，临床研究以患者为研究对象，持续、动态地评估临床治疗效果，调整理、法、方、药。中医主体对客体的整体、动态和个体化的观察、描述、治疗和评价，就决定了中医临床研究的复杂性和特殊性。近年来，在“互联网+”的科技发展条件下，临床诊疗数据的获取、管理与利用技术日趋成熟，临床科研数据能够作为信息的载体和表达形式，贯穿中医临床研究的全过程。临床科研信息共享，为临床研究提供循证的依据。以真实世界条件下临床中产生的实践数据为基础，通过建立一个结构化的临床信息采集系统，遵循循证医学理念，在前瞻性科研设计基础上记录随访内容、观察指标和结局，通过全面、客观、动态采集临床信息，应用现代数据挖掘技术并进行统计分析，在积累了足够样本量基础上，可以充分利用临床终点事件、生活质量、卫生经济学等重要指标开展真实世界临床研究。

真实世界研究的数据来源并不是唯一的。首先，真实世界研究的数据是基于真实世界环境下，涉及病人疾病诊疗收集的所有相关数据和信息，包括病人的健康和疾病数据、医疗服务流程、诊疗数据信息等。可以是既往已经存在的数据，也可以是未来针对某个特定目的收集的数据；同时可以来源于医院的诊疗数据，也可以来源于医疗机构的真实数据。

二、真实世界研究的发展

现代意义上的真实世界研究发端于1993年Kaplan等首次以发表论文的形式明确提出了真实世界研究的概念。10余年来RWS逐渐兴起，2016年年底，美国国会公布了《21世纪治愈法案》，法案中提出要将真实世界证据用于药、械审批，该法案的主要目标之一就是加快药品和医疗器械的审批。为了实现“加速”的目标，该法案专门制定了第3022条款，即在美国食品药品监督管理局（Food and Drug Administration，FDA）的基本法规《联邦食物、药品和化妆品法案》的第5章中增加1条修正条款：“利用真实世界证据。”随后，真实世界研究成为制药巨头拓展的重要方向。2019年4月，美国FDA基于真实世界数据批准了辉瑞的爱博新的一项新适应症。同年5月29日，中国国家药品审评中心发布了《真实世界证据支持药物研发的基本考虑（征求意见稿）》。支持药物监管决策的真实世界研究路径如图2-8所示。

随机对照试验是理想状态下钓鱼，比如一个鱼塘或者网箱，是高度控制的人工环境；而RWS是现实中钓鱼，是真实的江河湖泊，是自然环境。随机对照试验主要采用一套纳入和剔除准则，筛选出具有较高同质性（Homogeneous）的个体。传统的人工筛选方法能够得到准确的疗效评估，但由于其与实际的疗效相分离，导致很多新药的疗效并不理想。在实际的医疗工作中，即便是同一种疾病，病人的个体差异也很大，导致不同病人的疗效存在一定的差别。病人人群的高异质性（Heterogeneous）导致了对其进行干预的不确定性。在欧美等发达国家（地区），已有大量基于RCT的新药由于临床试验效果欠佳而被取消上市资格。此外，一些稀有疾病药物和儿童药物由于纳入困难和费用高昂而难以进行RCT。根据一份2015年的数据，“排在美国药物销售收入前十名药物的有效率，好的药是4个人中1个有效，差的则是25个人中1个有效”。由于不精准的普遍存在，使得精准医疗应运而生，其目的在于实现个性化医疗。

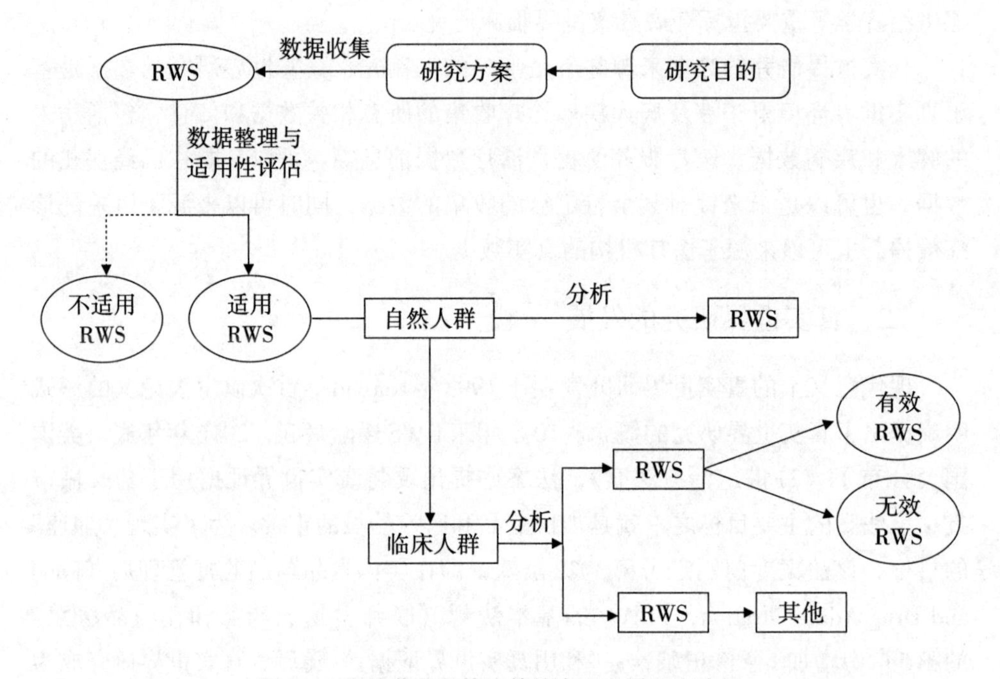

图2-8　支持药物监管决策的真实世界研究路径

2010年，中医科学家将RWS的概念引入中国。2018年8月，在第八届中国肿瘤学临床试验发展论坛上，吴阶平医学基金会和中国胸部肿瘤研究协作组携手发布《2018年中国真实世界研究指南》，这是中国首个RWS指南。

2019年9月22日，华润三九公司联合中国药学会中药临床评价专业委员会启动了十万例中药配方颗粒安全性真实世界研究项目。对于真实世界研究，我国反应很快，力度很大，2018年，依托卫健委卫生发展研究中心，正式成立了国家药物与卫生技术综合评价中心，并负责指南和标准制定，下一步将建立国家级基于真实世界的共享机制平台，2～3年内，在肿瘤、儿童用药、心血管三个领域进行指南开发。

尽管RWS具有能有效地缩短药物获批的时间周期等显著的优势，但其因真实数据的质量不均衡、数据之间的相对独立和封闭、数据类型的多样等问题在实际应用过程中必须做好证据的处理。RWS本质属于观察法，是精心设计、客观观察、全面收集资料、准确分析、比较、归纳、判断，观察法相对试验法来说容易实施，且较少存在医学伦理学问题，但需要控制研究中存在多种偏倚的影响，可以引入倾向性评分、数据挖掘等混杂数据、不平衡数据的处理及分析方法。

RWS临床观察及随访的时间较长——能够评估健康结局，根据不同的研究目标和内容选择方案，多以观察性设计为主（横断面研究、队列研究等）。在有效性研究方面，对于全或无的病例，真实世界研究应与同质RCT的系统评价单个RCT一样，为A类证据；作为其他队列研究时，证据级别往往属于B类。而在安全性研究方面，真实世界研究应属于高级别的循证证据。

第三章　中医药证据检索

第一节　常用中文数据库

一、中国知网

中国知识基础设施工程（China National Knowledge Infrastructure，CNKI）是全球最大且动态持续更新的中国综合知识资源系统之一，它收录了广泛的学术文献，包括期刊文章、学位论文、会议论文、报纸、图书和专利等多种类型的知识资源。CNKI涵盖了几乎所有学科领域，包括自然科学、工程技术、医学、人文社会科学等。该平台提供了全文检索、引文分析、文献传递、数据分析等功能，方便用户进行学术研究、科学决策和学术交流。CNKI作为中国重要的知识基础设施，对于推动学术研究、知识传播和创新发展起着重要的作用（图3-1）。

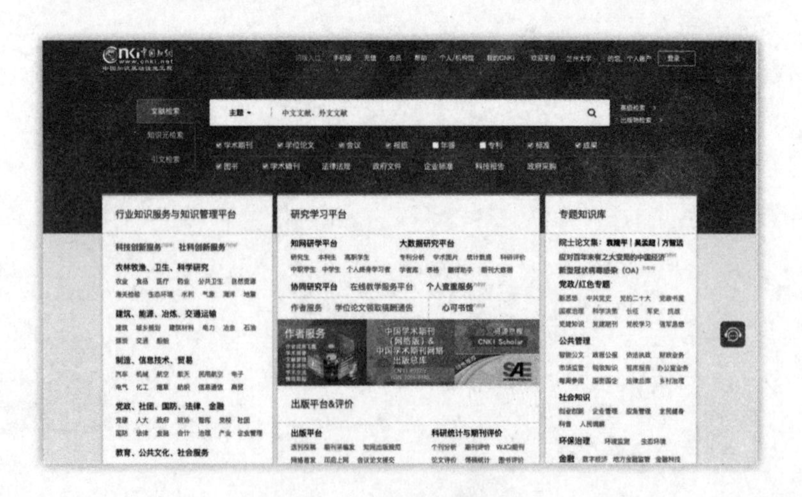

图3-1　CNKI检索首页

1. 检索示例

点击图3–1中的“高级检索”功能，采用专业检索获取治疗乳腺癌的随机对照试验，可在专业检索界面检索框中输入以下检索式：“(SU=(乳腺癌) OR TKA=(乳腺癌 OR 乳腺肿瘤 OR 乳腺癌症 OR 乳腺瘤 OR 乳癌 OR 乳房癌 OR 乳腺恶性肿瘤)) and (SU=(淋巴水肿) OR TKA=(淋巴水肿 OR 上肢淋巴水肿 OR 上肢肿胀 OR 上肢水肿 OR 上肢象皮肿)) and (SU=(随机对照试验 OR 临床试验) OR TKA=(随机 OR 对照 OR RCT OR 临床试验))”，点击“检索”完成检索（图3–2）。

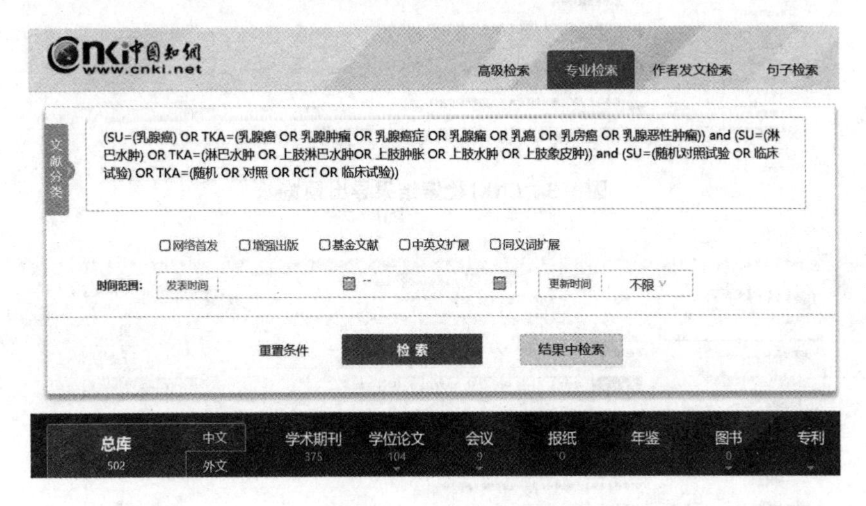

图3–2　CNKI专业检索

2. 检索结果处理

在检索结果页面（图3–3），点击“全选”对当前页面检索结果进行全部勾选，也可单独选择检索记录序号前方框进行勾选，确定检索结果后依次选择“导出与分析”→“导出文献”→“Endnote”对拟导出结果进行预览（图3–4）并点击“导出”以将选中文献保存到本地。

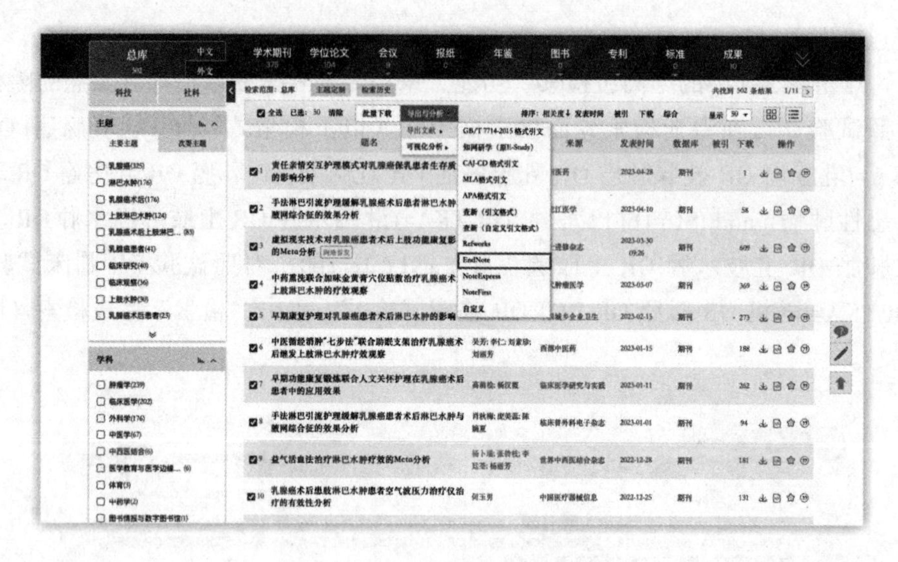

图3-3　CNKI检索结果导出预览

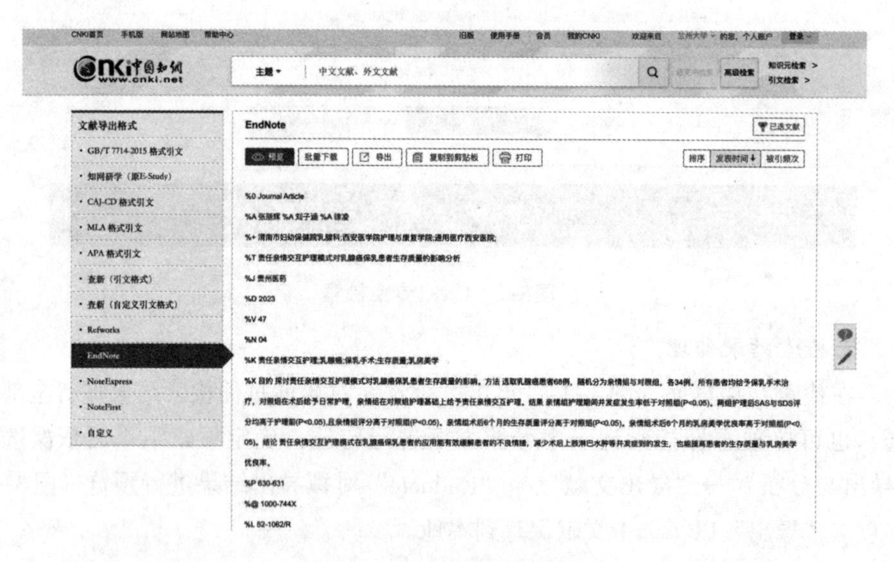

图3-4　CNKI检索结果导出

Endnote软件作为一款文献管理软件，其主要功能包括“文献检索、收集文献题录、管理文献、帮助研究人员编辑或修改参考文献”。本节以Endnote软件20版本为例呈现文献管理。打开Endnote 20软件后，在菜单栏中依次选择“File”→“New”新建文献库或“File”→“Open library”打开已有文献库，其后选择“File”→“Import”对从数据库中导出的文献进行导入。需要注意的是，在将文献导入Endnote软件时应根据不同数据库选择不同的导入选项“Import Options”，例如CNKI文献导入时选择“Endnote import”，PubMed文献导入时选择“PubMed（NLM）”。文献导入结果如图3-5所示。

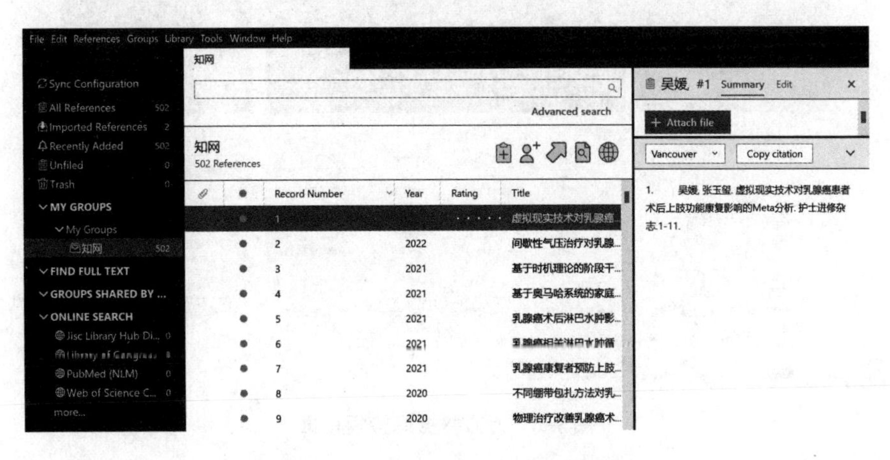

图3-5 Endnote 20文献管理界面

二、万方数据知识服务平台

万方数据知识服务平台的中国学术期刊数据库是一个包含了从1998年至今的广泛学科领域的期刊资源，涵盖了理学、工学、农学、医学、经济学、教育学、文艺学、社科学、哲学和政法学等学科。该数据库收录了7600多种期刊，其中核心期刊3000种。每年新增约300万篇论文，每周更新2次（图3-6）。此外，该数据库独家收录122种中华医学会系列期刊和20种中国医师协会系列期刊。为了满足医院、医学院校、科研机构、药械企业以及医疗卫生从业人员的需求，万方数据股份有限公司于2009年6月推出了医学信息整合服务平台——万方医学网，该平台为用户提供了全面的医学信息资源（图3-7）。

1. 检索示例

点击图3-6中的“高级检索”，对治疗乳腺癌的随机对照试验采用专业检索进行检索，在专业检索界面的检索框中输入“（主题：（乳腺癌）or 题名或关键词：（乳腺癌 or 乳腺肿瘤 or 乳腺癌症 or 乳腺瘤 or 乳癌 or 乳房癌 or 乳腺恶性肿瘤）and（主题：（淋巴水肿）or 题名或关键词：（淋巴水肿 or 上肢淋巴水肿 or 上肢肿胀 or 上肢水肿 or 上肢象皮肿）and（主题：（随机对照试验）or 题名或关键词：（随机 or 对照 or 临床试验）”，点击“检索”完成检索（图3-8）。

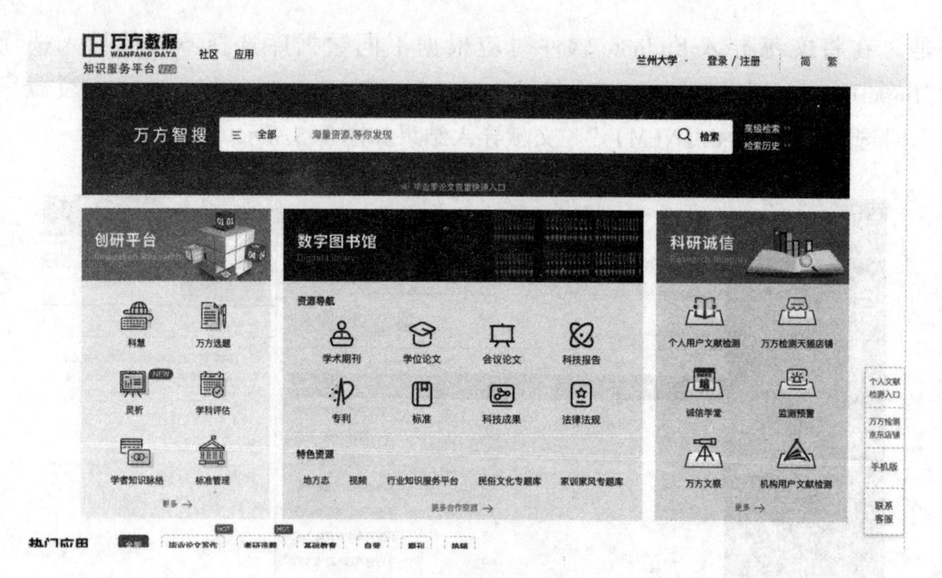

图3-6　万方数据库检索首页

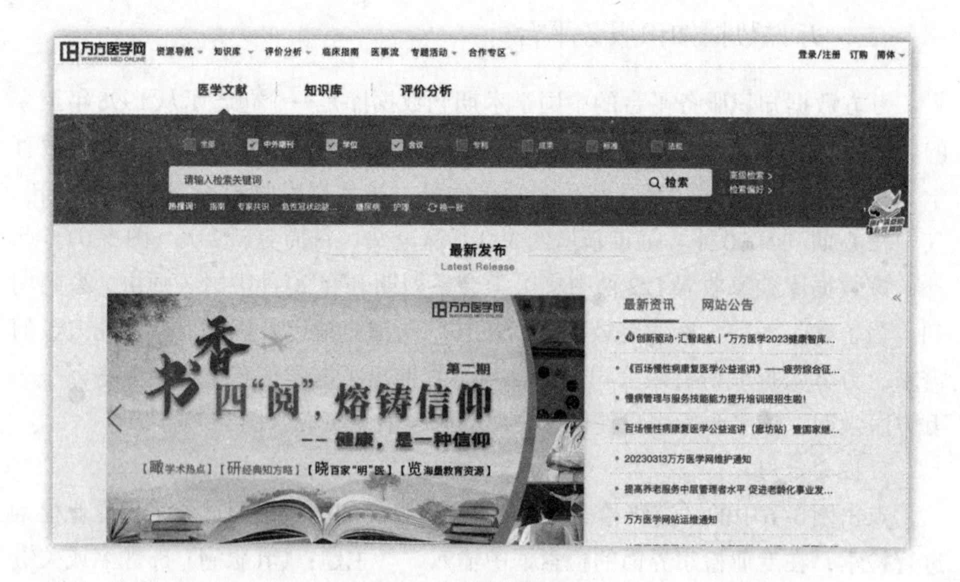

图3-7　万方医学检索首页

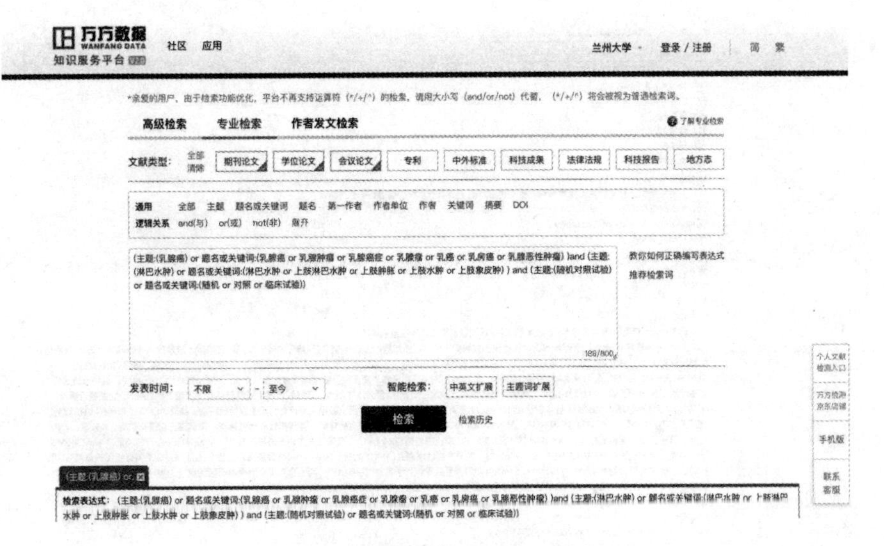

图3-8　万方数据库专业检索

2. 检索结果处理

在检索结果页面（图3-9），点击“批量选择”对当前页面检索结果进行全部勾选，也可单独选择检索记录序号前方框进行勾选，确定检索结果后点击“批量引用”对拟导出结果进行预览（图3-10）并选择Endnote格式后点击“导出TXT”以将选中文献保存到本地。

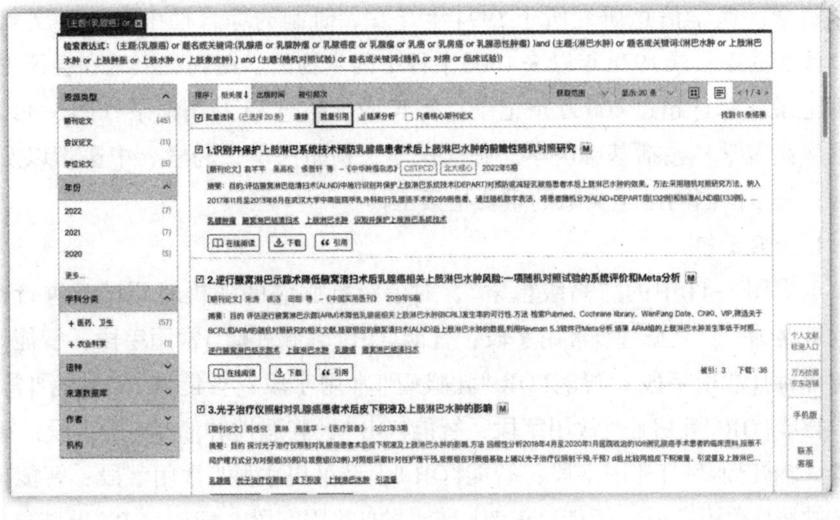

图3-9　万方数据库检索结果界面

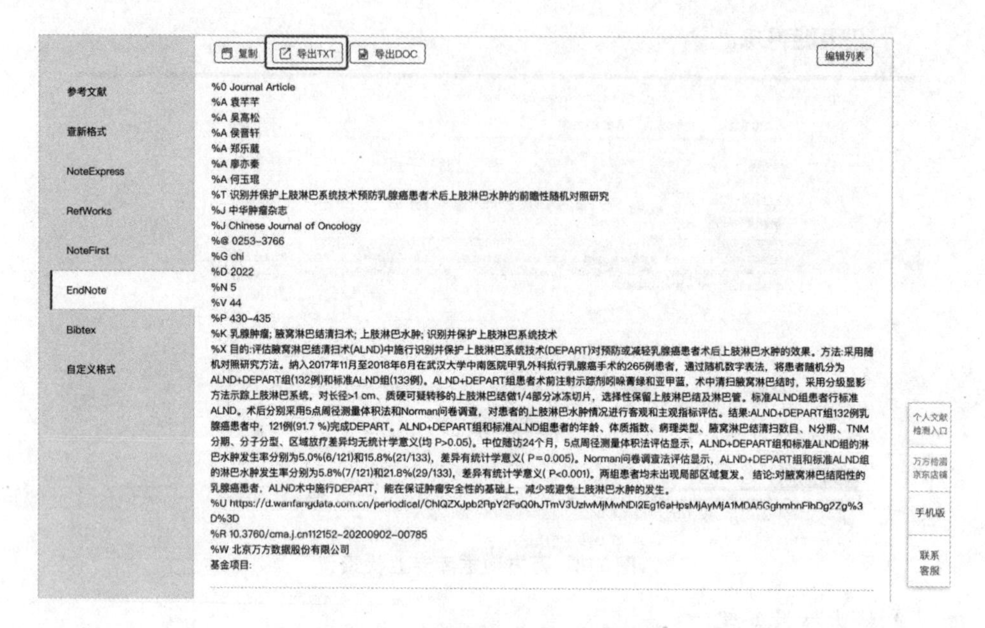

图3-10　万方数据库检索结果界面

使用Endnote软件管理万方数据库文献方法同CNKI，此处便不再赘述。

三、中国生物医学文献数据库

中国生物医学文献数据库（China Biology Medicine disc，CBMdisc）是中国医学科学院医学信息研究所于1994年开发、研制的综合性中文医学文献数据库。该数据库收录1978年以来1600余种中国生物医学期刊、汇编和会议论文的文献记录，总计超过400万条记录，每年增长超过35万条记录（图3-11）。该数据库涵盖学科包括基础医学、临床医学、预防医学、药学、中医学以及中药学等，是目前国内医学文献的重要检索工具。

1. 检索示例

点击图3-11中的“高级检索”，对治疗乳腺癌的随机对照试验进行检索，检索策略为：("乳腺癌"[常用字段：智能] OR "乳腺肿瘤"[常用字段：智能] OR "乳腺癌症"[常用字段：智能] OR "乳腺瘤"[常用字段：智能] OR "乳癌"[常用字段：智能] OR "乳房癌"[常用字段：智能] OR "乳腺恶性肿瘤"[常用字段：智能]) AND ("淋巴水肿"[常用字段：智能] OR "上肢淋巴水肿"[常用字段：智能] OR "上肢肿胀"[常用字段：智能] OR "上肢水肿"[常用字段：智能] OR "上肢象皮肿"[常用字段：智能]) AND ("随机对照试验"[常用字段：智能] OR "临床试验"[常用字段：智能] OR "随机"[常用字段：智能] OR "对照"[常用字段：智能] OR "RCT"[常用字段：智能])。

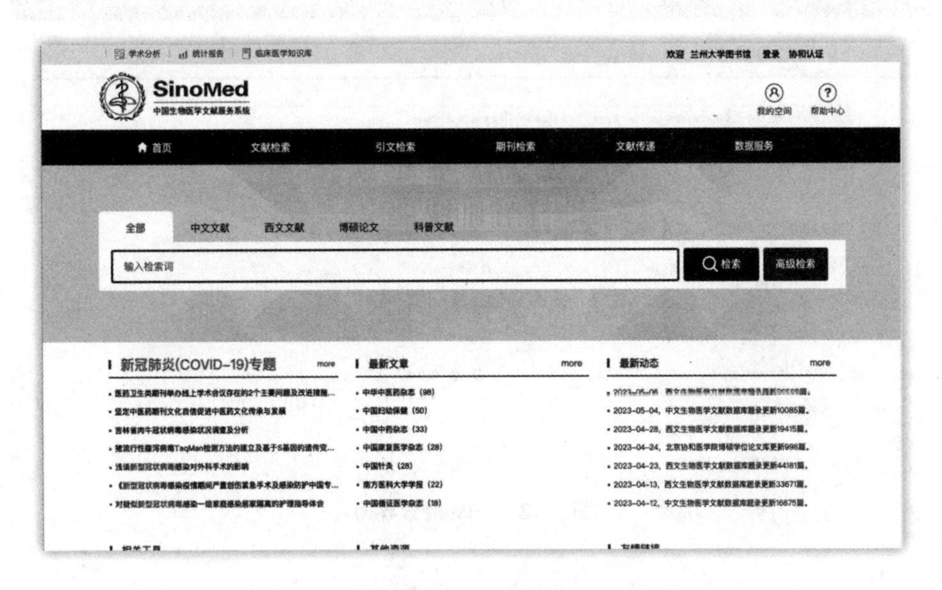

图3-11　CBM检索首页

需要注意的是，CBMdisc与CNKI和万方不同，构建表达式时，每次只允许输入一个检索词，同一检索表达式里不支持逻辑运算符检索。首先选择字段，“常用字段”由中文标题、摘要、关键词、主题词四个检索项组成；“智能检索”可实现检索词及其同义词（含主题词）的扩展检索；“精确检索”为检索结果与检索词完全匹配的一种检索方式，适用于关键词、主题词、作者、分类号、刊名等字段（图3-12）。不同检索词之间选择逻辑运算符“AND”“OR”“NOT”（图3-13）。

构建好检索式后点击“检索”可查看相关文献，点击“发送到检索历史”，可从“检索历史”中查看检索文献数量（图3-14、图3-15）。“检索历史”最多能保存200条检索表达式，可实现一个或多个历史检索表达式的逻辑组配检索。待全部检索策略构建完成后，用户点击“检索历史”中检索策略前方框后选择逻辑运算符对检索策略进行组配（图3-16）。

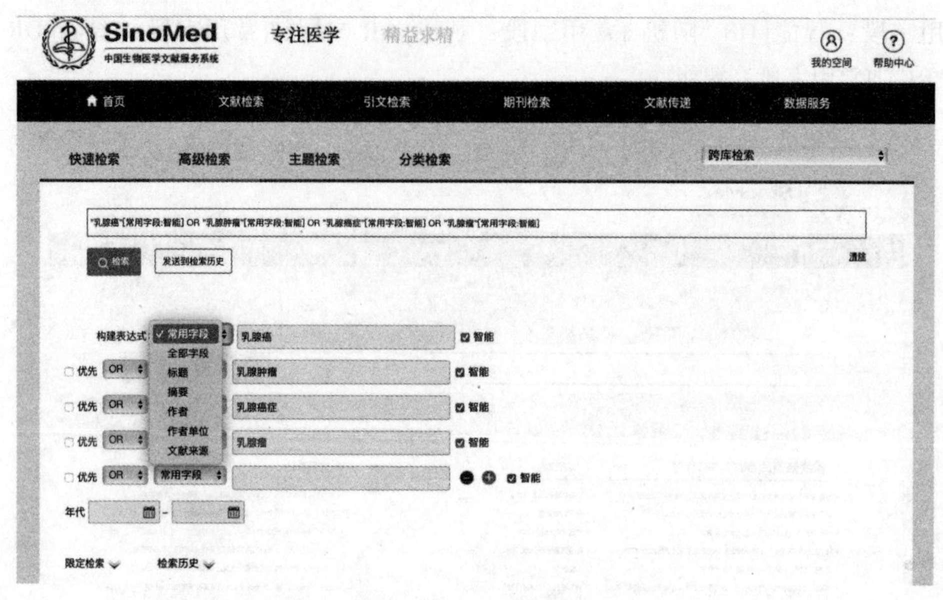

图3-12　CBM检索界面

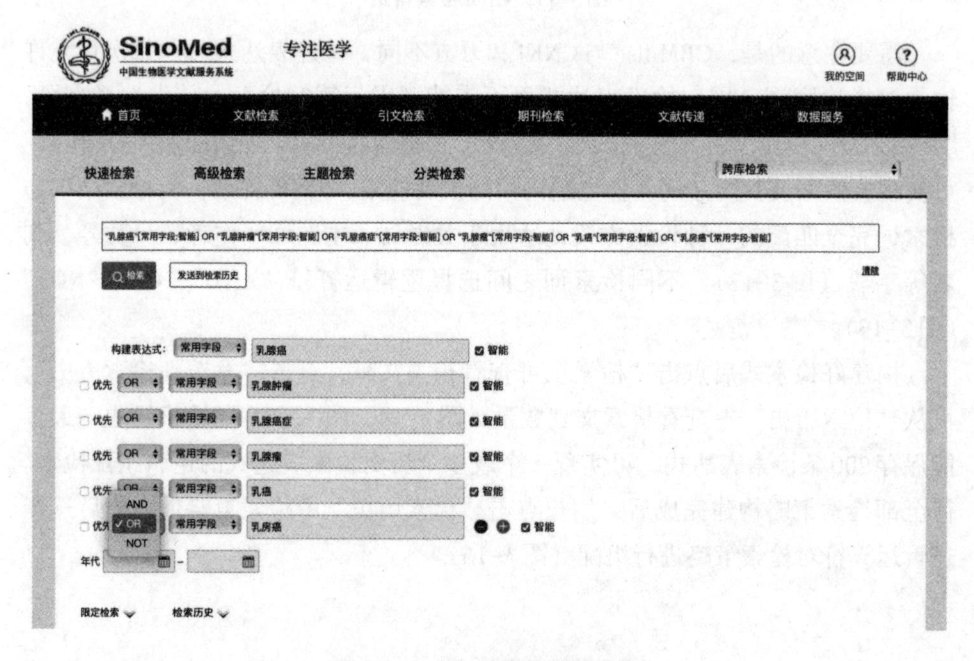

图3-13　布尔逻辑运算符选择

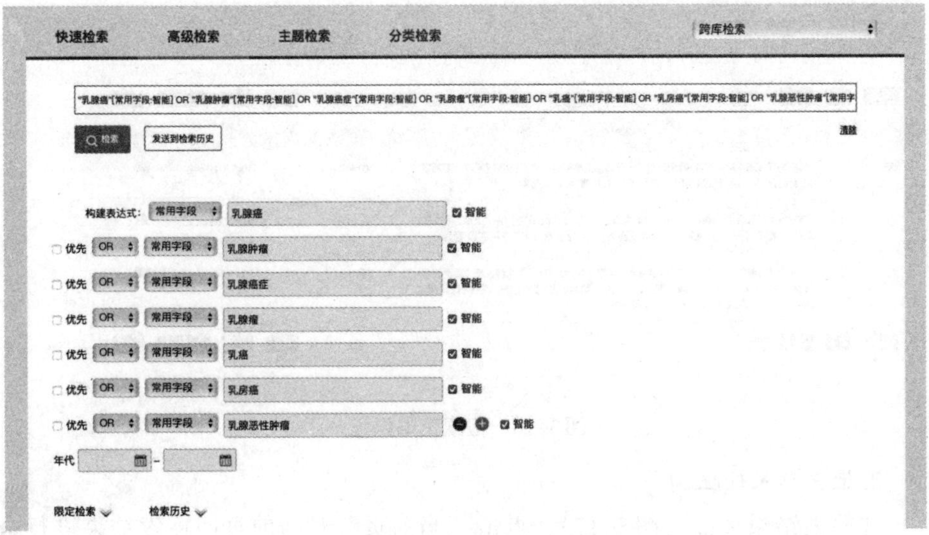

图3-14　检索式构建

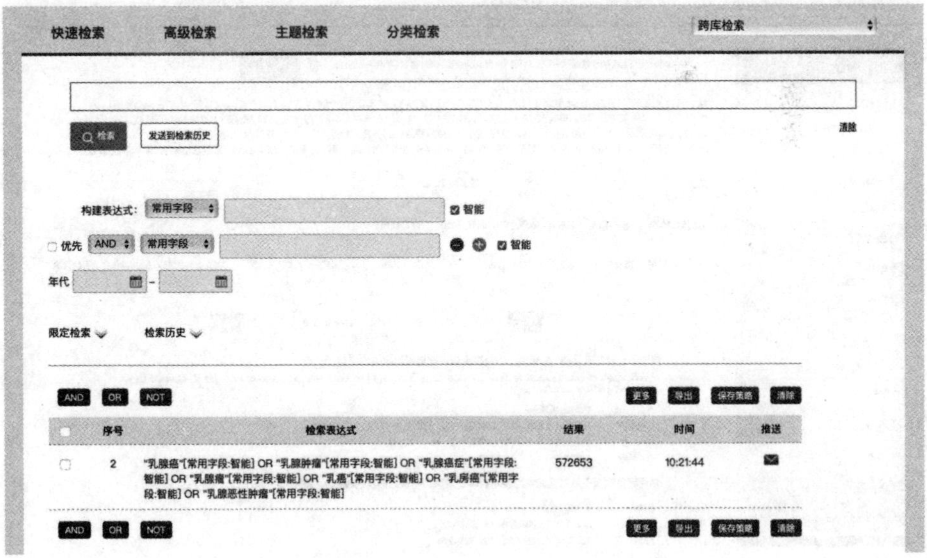

	序号	检索表达式	结果	时间	推送
	2	"乳腺癌"[常用字段:智能] OR "乳腺肿瘤"[常用字段:智能] OR "乳腺癌症"[常用字段:智能] OR "乳腺瘤"[常用字段:智能] OR "乳癌"[常用字段:智能] OR "乳房癌"[常用字段:智能] OR "乳腺恶性肿瘤"[常用字段:智能]	572653	10:21:44	

图3-15　历史检索记录查阅

限定检索　检索历史

AND　OR　NOT　　　　更多　导出　保存策略　清除

	序号	检索表达式	结果	时间	推送
☑	4	"随机对照试验"[常用字段:智能] OR "临床试验"[常用字段:智能] OR "随机"[常用字段:智能] OR "对照"[常用字段:智能] OR "RCT"[常用字段:智能]	4017424	10:37:11	✉
☑	3	"淋巴水肿"[常用字段:智能] OR "上肢淋巴水肿"[常用字段:智能] OR "上肢肿胀"[常用字段:智能] OR "上肢水肿"[常用字段:智能] OR "上肢象皮肿"[常用字段:智能]	20320	10:32:28	✉
☑	2	"乳腺癌"[常用字段:智能] OR "乳腺肿瘤"[常用字段:智能] OR "乳腺癌症"[常用字段:智能] OR "乳腺瘤"[常用字段:智能] OR "乳癌"[常用字段:智能] OR "乳房癌"[常用字段:智能] OR "乳腺恶性肿瘤"[常用字段:智能]	572653	10:21:44	✉

AND　OR　NOT　　　　更多　导出　保存策略　清除

图3-16　检索策略组配

2. 检索结果处理

在检索结果页面（图3-17），点击“当前页”对当前页面检索结果进行全部勾选，也可单独选择检索记录序号前方框进行勾选。确定选择后点击“结果输出”对拟导出结果进行预览并保存到本地，方法同CNKI和万方，此处便不再赘述。

快速检索
高级检索
主题检索
分类检索
跨库检索
结果筛选
来源
中文文献(1074)
西文文献(262)
博硕论文(2)
科普文献(10)
主题
学科
时间
期刊
作者
机构
基金
地区
文献类型
期刊类型
检索
二次检索
检索条件：("随机对照试验"[常用字段:智能] OR "临床试验"[常用字段:智能] OR "随机"[常用字段:智能] OR "对照"[常用字段:智能] OR "RCT"[常用字段:智能]) AND ("淋巴水肿"[常用字段:智能] OR "上肢淋巴水肿"[常用字段:智能] OR "上肢肿胀"[常用字段:智能] OR "上肢水肿"[常用字段:智能] OR "上肢象皮肿"[常用字段:智能]) AND ("乳腺癌"[常用字段:智能] OR "乳腺肿瘤"[常用字段:智能] OR "乳腺癌症"[常用字段:智能] OR "乳腺瘤"[常用字段:智能] OR "乳癌"[常用字段:智能] OR "乳房癌"[常用字段:智能] OR "乳腺恶性肿瘤"[常用字段:智能])
年代
检索历史
全部：1074 | 核心期刊：479 | 中华医学会期刊：116 | 循证文献：718
当前页　选择0条　标记　显示　题录　每页　20条　排序　入库
我的数据库　文献传递　结果输出
首页　上一页　下一页　尾页　共54页　到第　1　页　确定
1. 皮瓣多点固定及多根Y形管负压引流在乳腺癌改良根治术中的应用
Application of multi-point fixation of skin flaps and negative pressure drainage of multiple Y-shaped tubes in modified radical mastectomy
作者：徐方圆; 吴瑞乔
作者单位：武汉科技大学附属天佑医院甲乳外科,湖北武汉 430064
出处：安徽医药 2023;27(4):767-770
相关链接　主题相关
2. 量化评估策略干预对乳腺癌患者术后康复效果、不良心理及自我效能的影响
作者：于清莲; 张秀丽
作者单位：聊城市第三人民医院外一科, 252000
出处：国际护理学杂志 2023;42(2):323-326

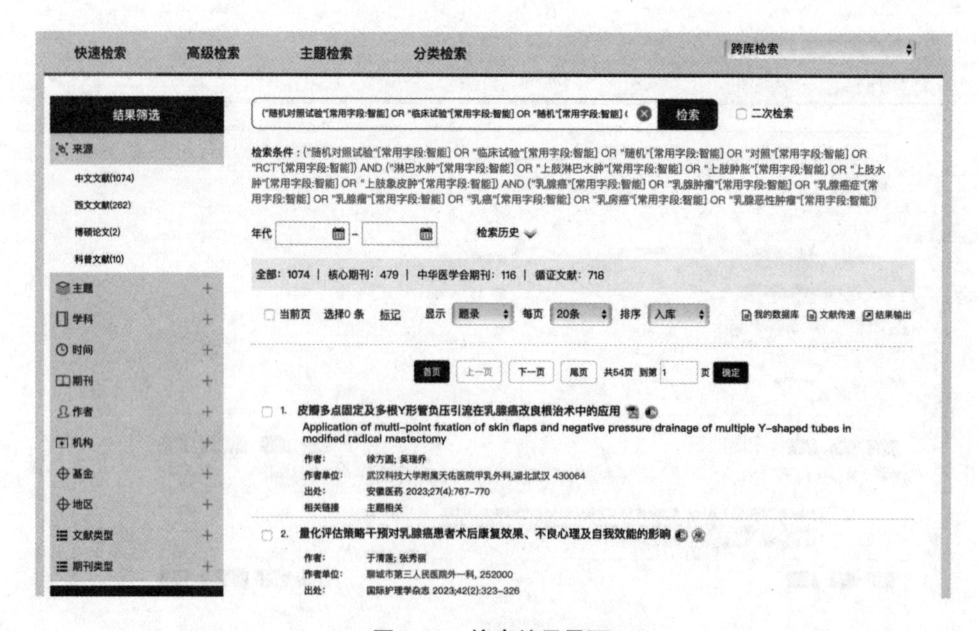

图3-17　检索结果界面

第二节 常用英文数据库

一、PubMed

医学索引（Index Medicus，IM）、MEDLINE和PubMed是由美国国立医学图书馆（National Library of Medicine，NLM）编辑和出版的重要医学文献资源。NLM致力于搜集全世界多种语言的医学刊物，为美国乃至全球的读者服务（图3-18）。2004年，Index Medicus收录约3700种期刊，MEDLINE收录约4700种期刊。IM和MEDLINE主要收录生物医学期刊，对非生物医学期刊（在引用刊名字顺表中刊名前标有“S”），仅选录其中与生物医学有关的文献。Index Medicus和MEDILE收录内容包括被收录期刊中的各类文献，如原始论文、综述、编辑部社论、著名人物传记、通信及具有实质内容的讣告等各类文献。其特点是收集文献种类多，报道速度快。

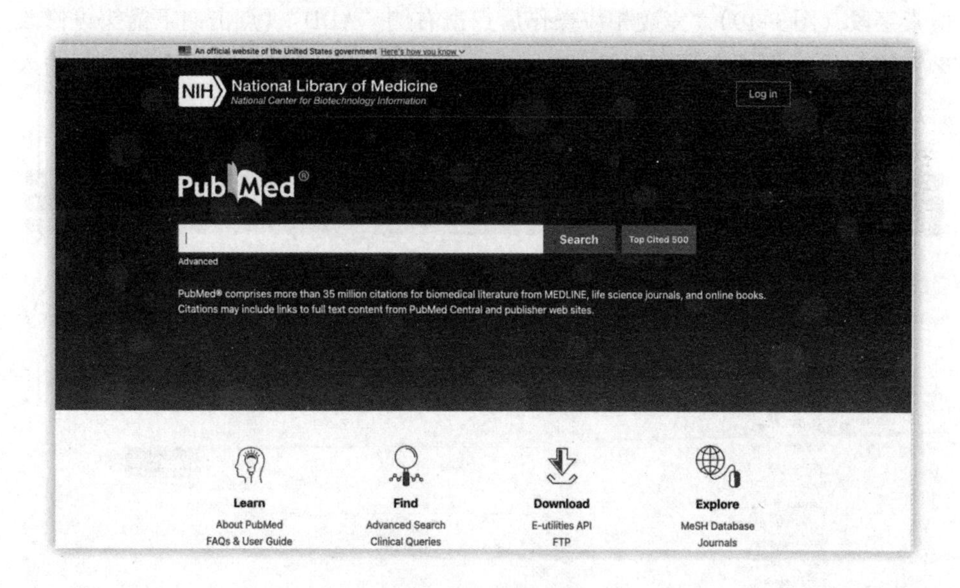

图3-18 NLM首页

1. 检索示例

对治疗乳腺癌的随机对照试验进行检索，检索策略为：("breast neoplasms"[MeSH Terms] OR "breast neoplasm*"[Title/Abstract] OR "breast carcinoma*"[Title/

Abstract] OR "mammary neoplasm*"[Title/Abstract] OR "breast cancer"[Title/Abstract] OR "mammary cancer"[Title/Abstract] OR "malignant neoplasm of breast"[Title/Abstract] OR "breast malignant neoplasm*"[Title/Abstract] OR "inflammatory breast neoplasm*"[Title/Abstract] OR "lobular carcinoma*"[Title/Abstract] OR "ductal carcinoma"[Title/Abstract] OR "cancer mammae"[Title/Abstract] OR "breast tumor*"[Title/Abstract])AND("arm/physiopathology"[MeSH Terms] OR "arm morbidity"[Title/Abstract] OR "arm swelling"[Title/Abstract] OR "extremity swelling"[Title/Abstract] OR "leg swelling"[Title/Abstract] OR "limb swelling"[Title/Abstract] OR "lymph edema"[Title/Abstract] OR "lymphedema"[MeSH Terms] OR "lymphedema*"[Title/Abstract] OR "lymphoedema*"[Title/Abstract])AND("randomized controlled trial"[Publication Type] OR "controlled clinical trial"[Publication Type] OR "randomized"[Title/Abstract] OR "randomised"[Title/Abstract] OR "placebo"[Title/Abstract] OR "drug therapy"[MeSH Subheading] OR "randomly"[Title/Abstract] OR "trial"[Title/Abstract] OR "groups"[Title/Abstract])。

点击图3-18中“Advanced”后在出现的界面中输入检索词，并在左侧选择检索字段（图3-19），完成相应操作后点击右侧“ADD”（点击向下箭头可修改运算符）将对应检索词添加到“Query box”中（图3-20）。待检索词全部输入后点击“Query box”右侧“Search”按钮进行检索。

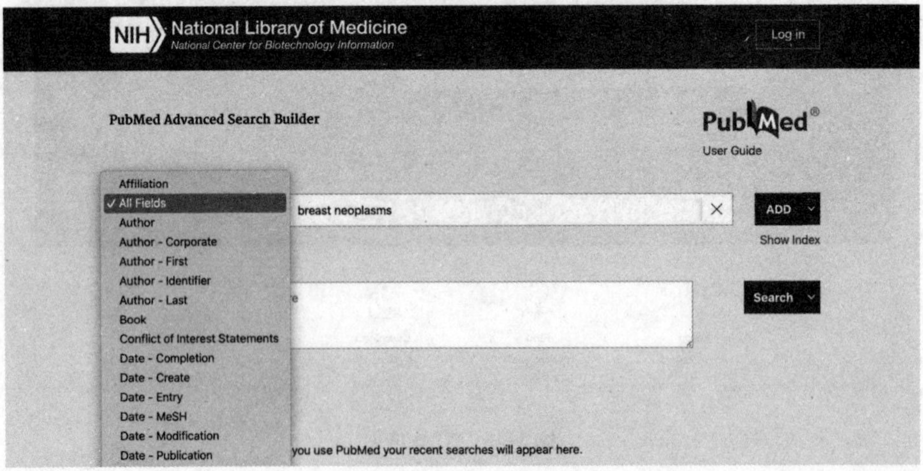

图3-19　检索词输入

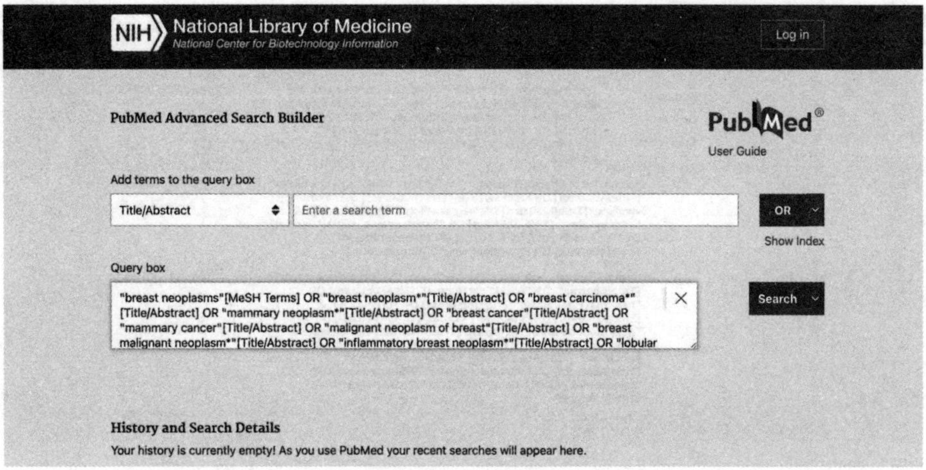

图3-20　文献检索

本次检索结果将在"History and Search Details"部分进行呈现（图3-21）。在"History and Search Details"部分点击"…"选择"Add query"，可以进行一个或多个历史检索表达式的逻辑组配检索（图3-22、图3-23）。

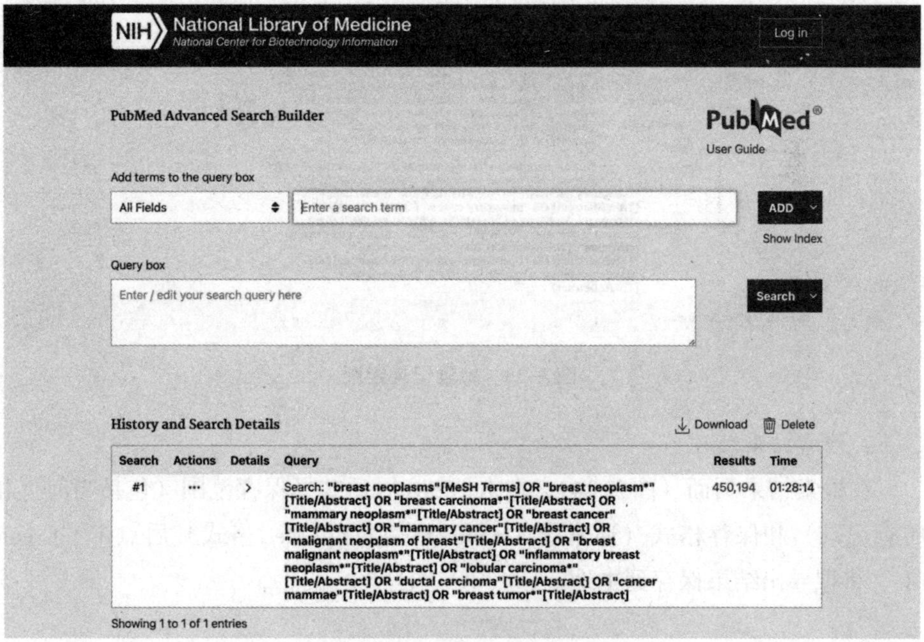

图3-21　历史记录查阅

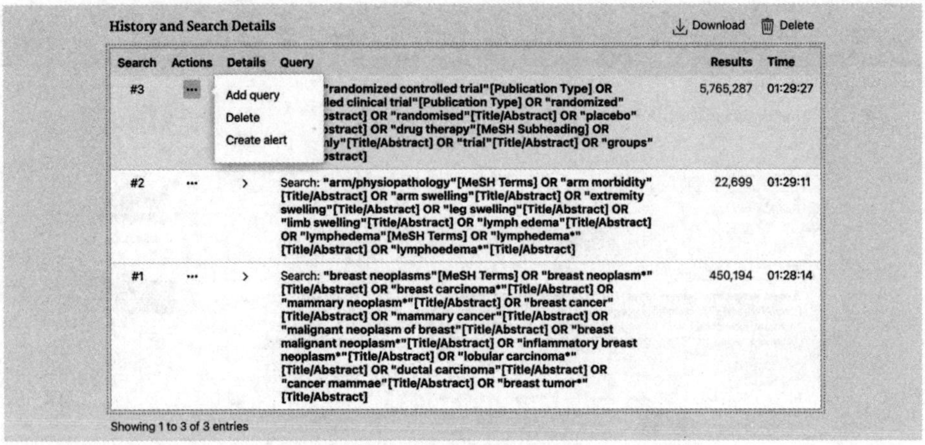

History and Search Details　　Download　Delete

Search	Actions	Details	Query	Results	Time
#3	··· Add query / Delete / Create alert		"randomized controlled trial"[Publication Type] OR led clinical trial"[Publication Type] OR "randomized" bstract] OR "randomised"[Title/Abstract] OR "placebo" bstract] OR "drug therapy"[MeSH Subheading] OR nly"[Title/Abstract] OR "trial"[Title/Abstract] OR "groups" bstract]	5,765,287	01:29:27
#2	···	>	Search: "arm/physiopathology"[MeSH Terms] OR "arm morbidity"[Title/Abstract] OR "arm swelling"[Title/Abstract] OR "extremity swelling"[Title/Abstract] OR "leg swelling"[Title/Abstract] OR "limb swelling"[Title/Abstract] OR "lymph edema"[Title/Abstract] OR "lymphedema"[MeSH Terms] OR "lymphedema*"[Title/Abstract] OR "lymphoedema*"[Title/Abstract]	22,699	01:29:11
#1	···	>	Search: "breast neoplasms"[MeSH Terms] OR "breast neoplasm*"[Title/Abstract] OR "breast carcinoma*"[Title/Abstract] OR "mammary neoplasm*"[Title/Abstract] OR "breast cancer"[Title/Abstract] OR "mammary cancer"[Title/Abstract] OR "malignant neoplasm of breast"[Title/Abstract] OR "breast malignant neoplasm*"[Title/Abstract] OR "inflammatory breast neoplasm*"[Title/Abstract] OR "lobular carcinoma*"[Title/Abstract] OR "ductal carcinoma"[Title/Abstract] OR "cancer mammae"[Title/Abstract] OR "breast tumor*"[Title/Abstract]	450,194	01:28:14

Showing 1 to 3 of 3 entries

图3-22　历史检索记录选择

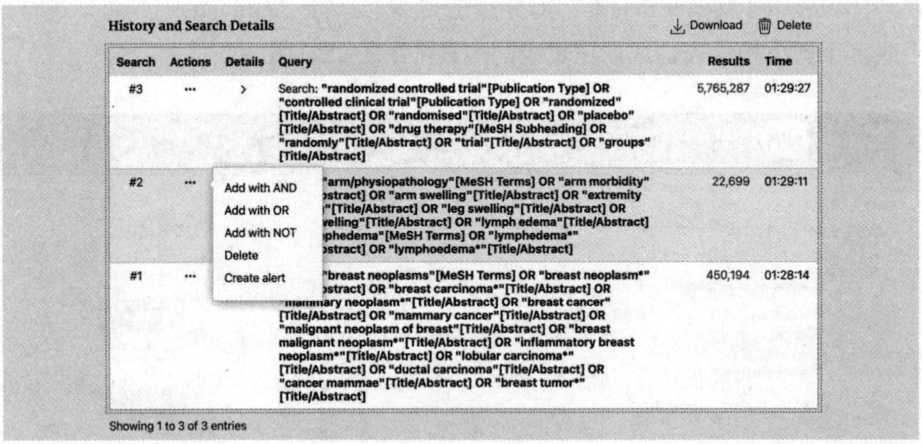

History and Search Details　　Download　Delete

Search	Actions	Details	Query	Results	Time
#3	···	>	Search: "randomized controlled trial"[Publication Type] OR "controlled clinical trial"[Publication Type] OR "randomized"[Title/Abstract] OR "randomised"[Title/Abstract] OR "placebo"[Title/Abstract] OR "drug therapy"[MeSH Subheading] OR "randomly"[Title/Abstract] OR "trial"[Title/Abstract] OR "groups"[Title/Abstract]	5,765,287	01:29:27
#2	··· Add with AND / Add with OR / Add with NOT / Delete / Create alert		"arm/physiopathology"[MeSH Terms] OR "arm morbidity" bstract] OR "arm swelling"[Title/Abstract] OR "extremity "[Title/Abstract] OR "leg swelling"[Title/Abstract] OR welling"[Title/Abstract] OR "lymph edema"[Title/Abstract] phedema"[MeSH Terms] OR "lymphedema*" bstract] OR "lymphoedema*"[Title/Abstract]	22,699	01:29:11
#1	···		"breast neoplasms"[MeSH Terms] OR "breast neoplasm*" bstract] OR "breast carcinoma*"[Title/Abstract] OR mammary neoplasm*"[Title/Abstract] OR "breast cancer"[Title/Abstract] OR "mammary cancer"[Title/Abstract] OR "malignant neoplasm of breast"[Title/Abstract] OR "breast malignant neoplasm*"[Title/Abstract] OR "inflammatory breast neoplasm*"[Title/Abstract] OR "lobular carcinoma*"[Title/Abstract] OR "ductal carcinoma"[Title/Abstract] OR "cancer mammae"[Title/Abstract] OR "breast tumor*"[Title/Abstract]	450,194	01:28:14

Showing 1 to 3 of 3 entries

图3-23　检索记录组配

2. 检索结果处理

在检索结果页面（图3-24），点击“Save”后选择保存范围（包括当前页和所有记录）和保存格式（通常导入Endnote需为PubMed格式）后点击“Create file”将拟导出结果保存到本地。

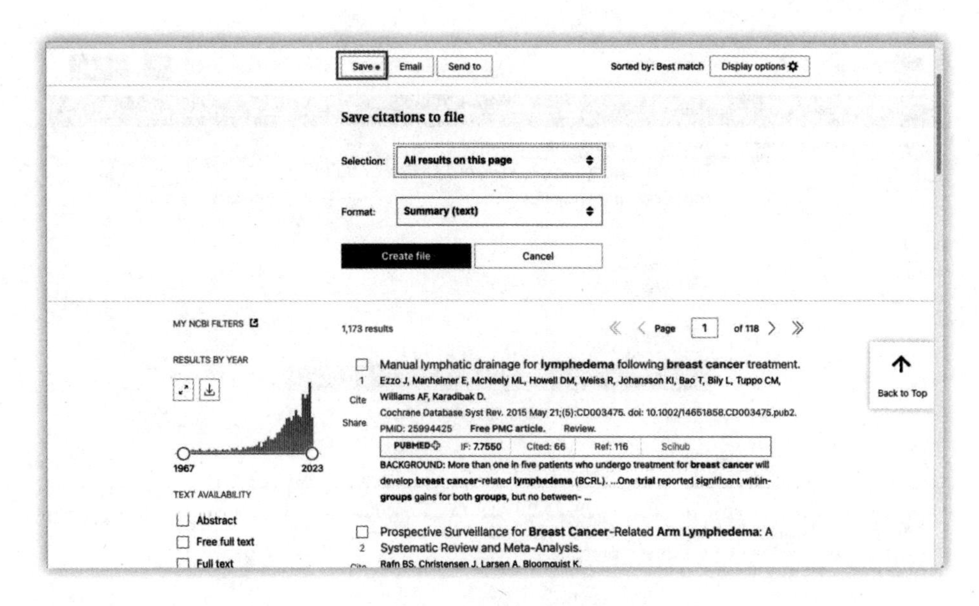

图3-24　检索结果页面

二、Embase

Embase作为全球权威的生物医学与药理学文摘数据库，前身为著名的“荷兰医学文摘”，共包含了8300多种期刊，3440万条生物医学记录，其中3000种期刊没有被MEDLINE数据库收录。每年有来自7000多个会议的超过295万条会议摘要被Embase收录（自2009年开始收录）。每天以增加6000多条记录的速度更新，内容年增长率超过6%。Embase覆盖各种疾病和药械信息，尤其涵盖了大量欧洲和亚洲的医学刊物，特别是与药学相关的刊物，这是与其他同类型数据库最大的区别之处，涉及的学科包括药理学毒理学、临床医学、肿瘤学、遗传学、生化分子生物学、神经学行为医学、公共卫生微生物传染病学、心脏病学血液学、精神病学精神卫生学等。Embase收录范围广泛，能够真正满足生物医学领域的研究人员对信息全面性的需求（图3-25）。

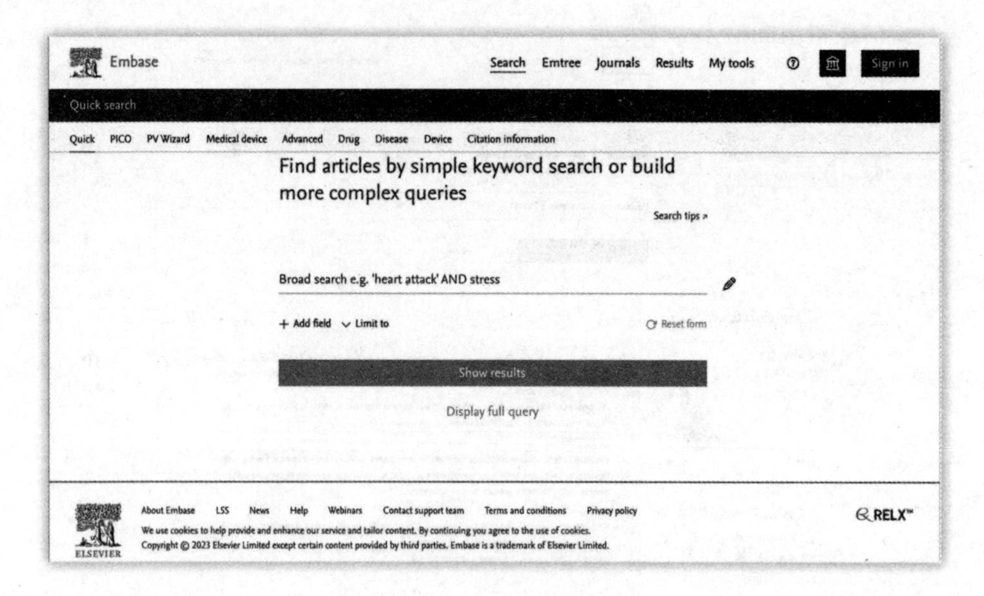

图3-25 Embase检索首页

1.检索示例

对治疗乳腺癌的随机对照试验进行检索，检索策略为：('breast neoplasm'：ti,ab OR 'breast neoplasms'：ti,ab OR 'breast tumor'：ti,ab OR 'breast tumors'：ti,ab OR 'breast cancer'：ti,ab OR 'breast cancers'：ti,ab OR 'breast carcinoma'：ti,ab OR 'breast carcinomas'：ti,ab OR 'breast cancer'/exp) AND (lymphoedema’/exp OR lymphoedema OR ’ lymphedema’/exp OR lymphedema OR ’ arm edema’/exp OR ’ arm edema’ OR ’ arm oedema’ OR arm NEAR/3 (oedema OR edema) OR ’ upper extremity edema’ OR ’ upper extremity oedema’ OR lymphedemic OR lymphoedemic OR 'arm swelling' OR 'extremity swelling' OR 'leg swelling' OR 'limb swelling') AND (andom* OR factorial* OR crossover* OR cross AND over* OR place-bo* OR (doubl* AND blind*) OR (singl* AND blind*) OR assign* OR allocat* OR vol-unteer* OR ’ crossover procedure’/exp OR ’ double blind procedure’/exp OR ’ randomized controlled trial’/exp OR ’ single blind procedure’/exp)。

点击图3-25中的“Advanced”后输入检索词（图3-26），点击“Fields”可查看并选择检索字段（图3-27）。待检索策略构建完成后点击“Search”可对当前检索策略进行检索，并在当前页面显示历史记录（图3-28）。在“History”部分点击历史检索记录前方框选择“Combine”，可以进行一个或多个历史检索表达式的逻辑组配检索（图3-29）。

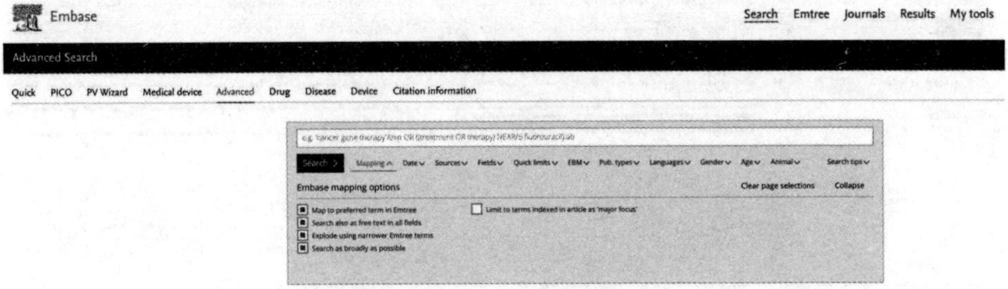

图3-26　检索词输入

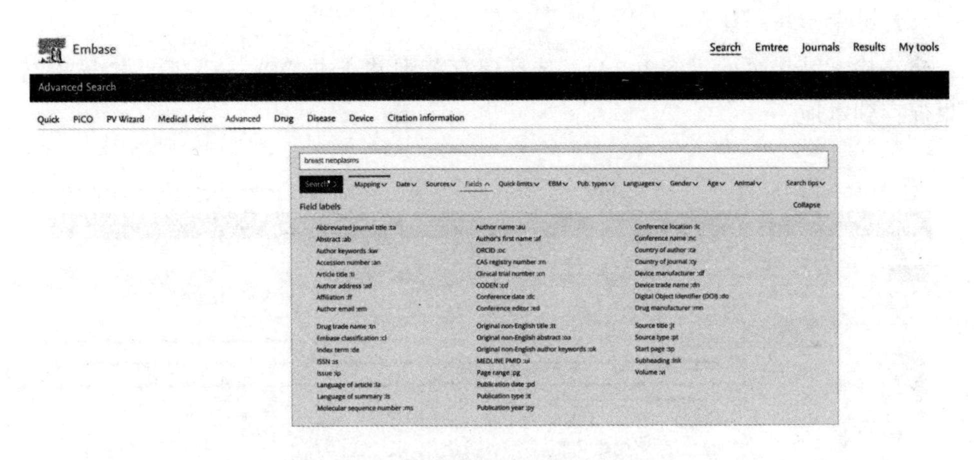

图3-27　字段查看

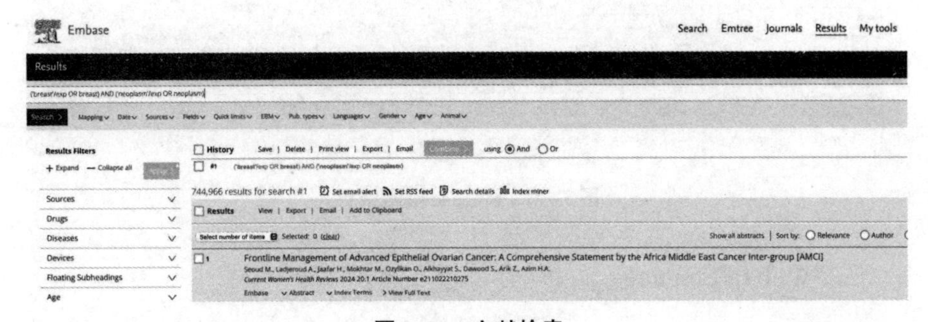

图3-28　文献检索

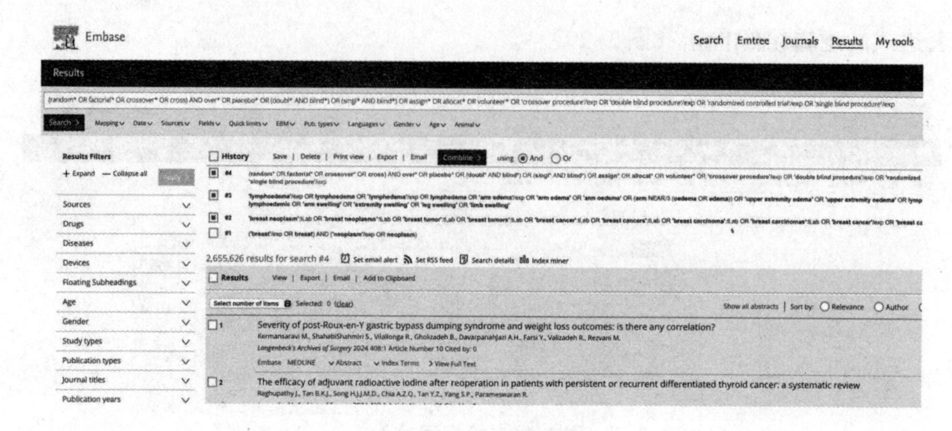

图3-29　检索策略组配

2. 检索结果处理

在检索结果页面（图3-30），选择保存范围并点击“Export”后将拟导出结果保存到本地。

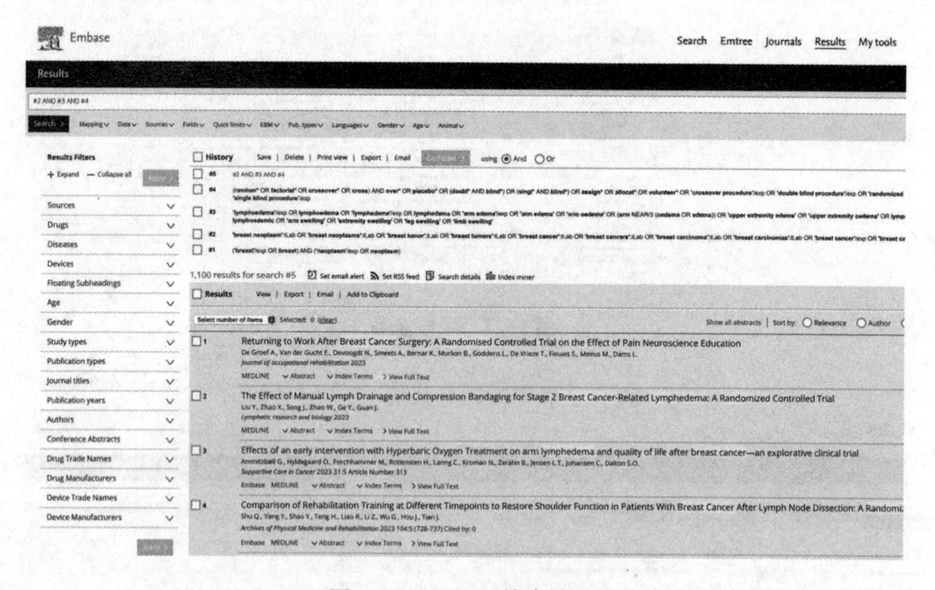

图3-30　Embase检索结果

三、Web of Science

Web of Science是汤姆森科技信息集团公司基于web开发的信息检索平台，是一个大型的综合性的、多学科、核心期刊引文索引数据库，涉及三大引文数据库，包括科学引文索引数据库（Science Citation Index，简称SCI）、社会科学引文索引数据库（Social Sciences Citation Index，简称SSCI）和艺术与人文科学引文索引数据库（Arts & Humanities Citation Index，简称A&HCI），此外，还包括两个化学信息事实型数据库（Current Chemical Reactions，简称CCR和Index Chemicales，简称IC），所有的子数据库均可以ISI Web of Knowledge作为检索平台。通过该平台可搜索关于自然科学、社会科学、艺术与人文学科的相关文献（图3–31）。

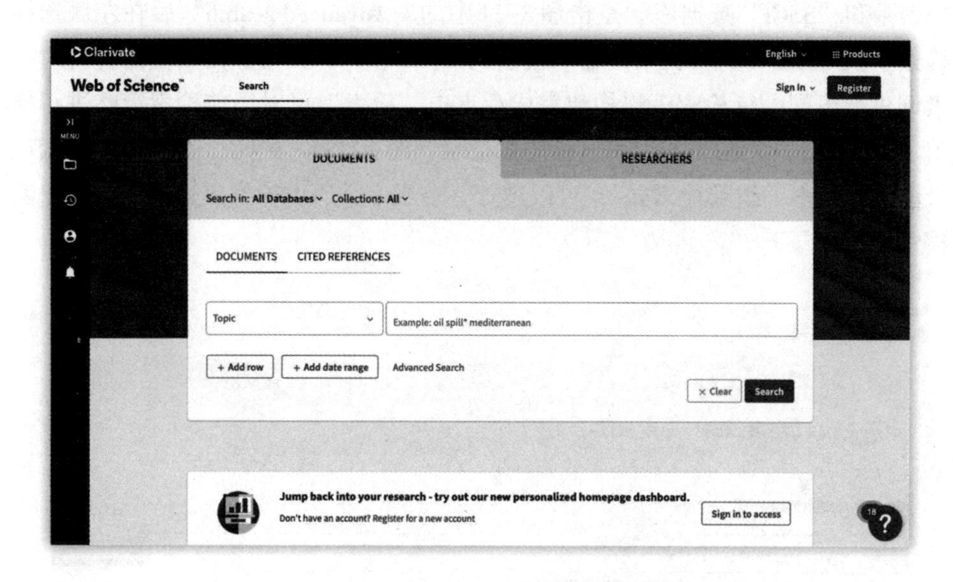

图3–31　Web of Science检索首页

1. 检索示例

对治疗乳腺癌的随机对照试验进行检索，检索策略为：((((((((((((TS=(breast neoplasms)) OR TS=(breast neoplasm*)) OR TS=(breast carcinoma*)) OR TS=(mammary neoplasm*)) OR TS=(breast cancer)) OR TS=(mammary cancer)) OR TS=(malignant neoplasm of breast)) OR TS=(breast malignant neoplasm*)) OR TS=(inflammatory breast neoplasm*)) OR TS=(lobular carcinoma*)) OR TS=(ductal carcinoma)) OR TS=(cancer mammae)) OR TS=(breast tumor*)) AND (((((((((TS=(arm/physiopathology)) OR TS=(arm morbidity)) OR TS=(arm swelling)) OR TS=(extremity swelling)) OR TS=(leg swelling)) OR TS=(limb swelling)) OR TS=(lymph edema)) OR TS=(lymphedema)) OR TS=(lymphedema*)) AND ((((((((TS=(randomized controlled trial)) OR TS=(controlled clinical trial)) OR TS=(randomized)) OR TS=(randomised)) OR TS=(placebo)) OR TS=

(drug therapy)) OR TS=(randomly)) OR TS=(trial)) OR TS=(groups))。

在Web of Science数据库中首先选择需要检索的子库，医学领域常选择的数据库有以下几种："所有数据库"可通过一组通用的检索字段来检索所有订阅的资源，从而获得最为全面的检索结果；"Web of Science 核心合集"可检索自然科学、社会科学、艺术和人文领域的学术期刊、书籍和会议录，并浏览完整的引文网络；"MEDLINE"为美国National Library of Medicine（美国国家医学图书馆）主要的生命科学数据库。本节选择"Web of Science 核心合集"后选择"SCI"和"SSCI"数据库，点击图3-31中的"Advanced search"后在左侧选择检索字段（图3-32），在中间输入检索词（图3-33），并可点击右侧运算符对检索词进行组配。待检索策略构建完成后点击"检索"可对当前检索策略进行检索（图3-34），并在当前页面显示历史记录（图3-35）。同时，选择历史检索记录前方框点击"组配检索式"，可以进行一个或多个历史检索表达式的逻辑组配检索。

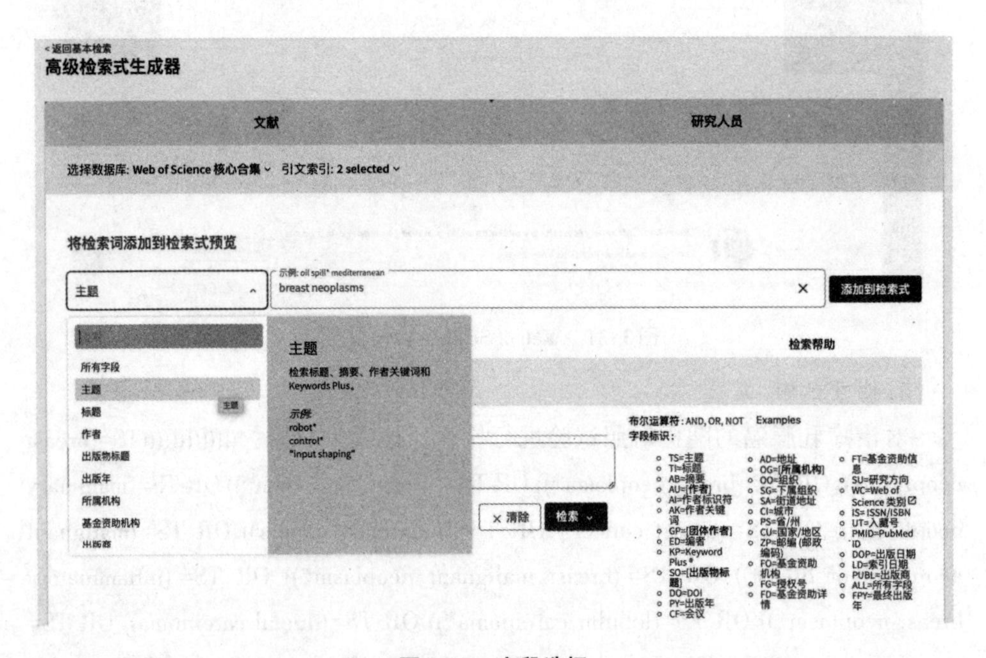

图3-32　字段选择

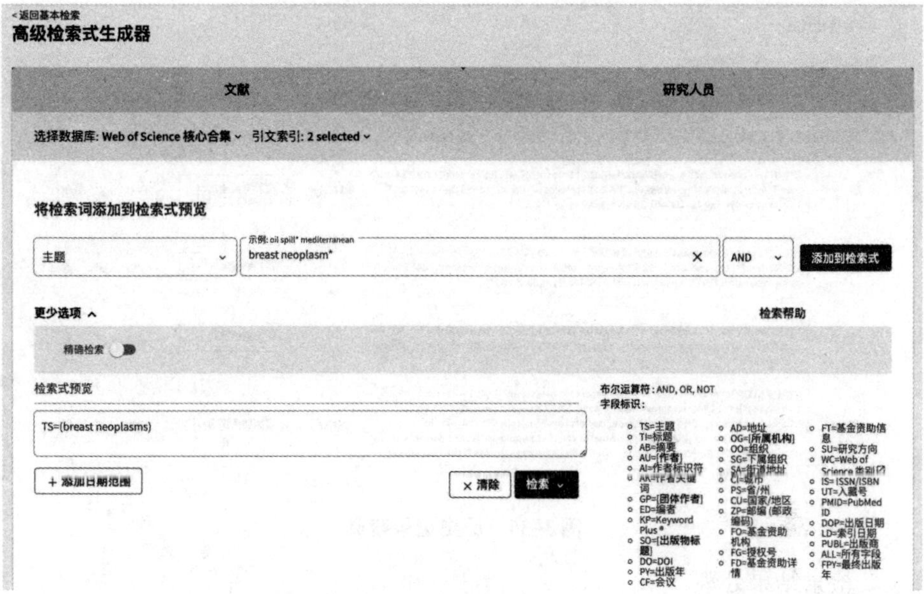

图3-33　检索词输入

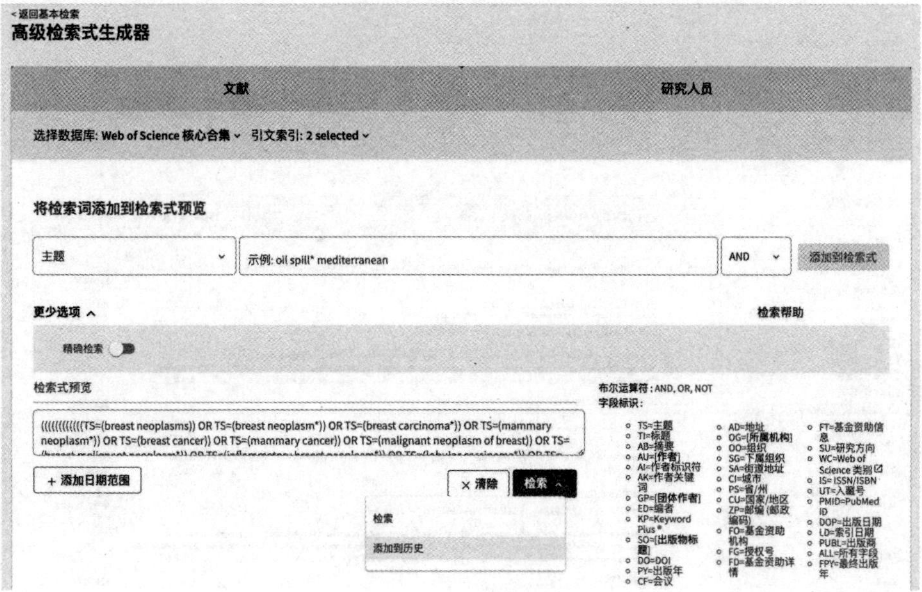

图3-34　检索策略构建

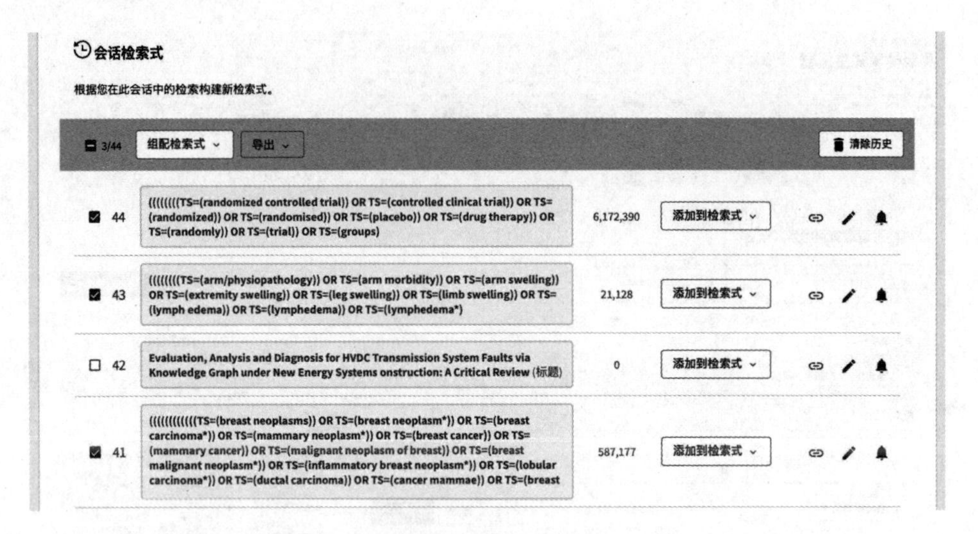

图3-35　历史记录查阅

2. 检索结果处理

在检索结果页面（图3-36），选择保存范围并点击“导出”后将拟导出结果保存到本地。

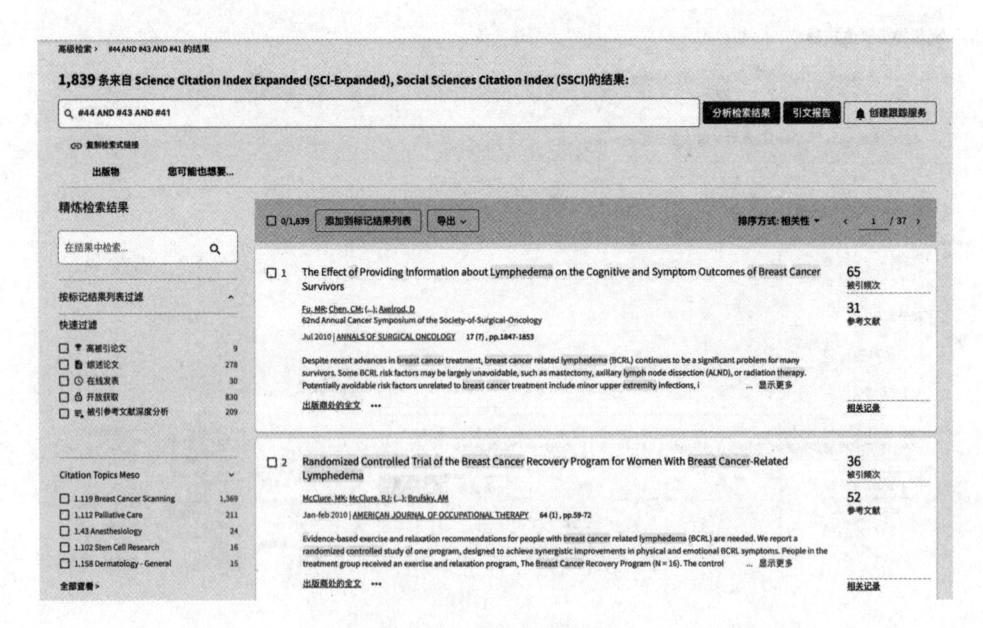

图3-36　历史记录查阅

第三节　其他证据资源

与医学相关的数据库很多，大型综合性文献型数据库有5个（MEDLINE，Embase，BIOSIS Previews，Scisarch，Catline），专业文献型数据库有65个，非文献型数据库有45个，全文数据库有8个。国内医学领域内较完整的数据库有生物医学数据库（医学科学院信息所，CBMdisc）、中医药文献数据库（中医研究院信息所）、药学文献数据库（国家医药总局情报所）等。三个数据库各有侧重。

一、中医药文献数据库

自1984年，中国中医科学院中医药信息研究所开始搭建中医药学大型数据库，数据库总数为48个，数据总量为120余万条，包括了各类中药数据库、中医药期刊文献数据库、疾病诊疗数据库、方剂数据库、民族医药数据库、药品企业数据库、各类国家标准数据库等相关数据库。

中医药文献数据库包含多类型的中医药数据库，已经成为中医药学科雄厚的信息基础。中医药文献数据库所有的子数据库都可以通过该系统中文（简体、繁体）版联网进行检索；部分数据也提供了英文版；所有的数据库还提供了光盘版。此外，中医药数据库检索系统还可实现单库与多库选择查询功能。图3-37展示了该数据库的主界面。

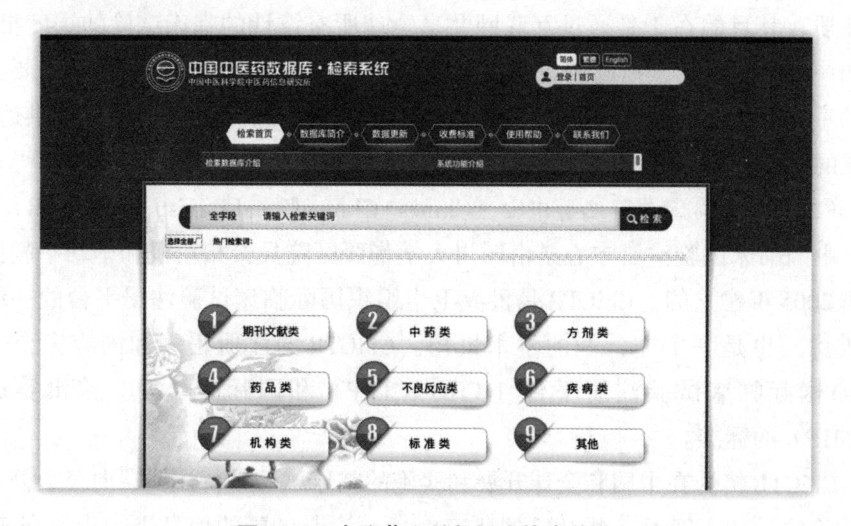

图3-37　中医药文献数据库检索首页

中国中医药期刊文献数据库目前收录了千余种中国国内出版的生物医学期刊文献，涉及中医药学、针灸、气功、按摩、保健等方面的内容，包含100余万篇自1949年以来的中医药文献题录；还包括18个专题数据库，其收录了民国期刊文献数据库，清末至1949年以前有关中医药学内容的期刊文献信息。该数据库采用了美国国立医学图书馆的《医学主题词注释表》（MeSH）及中国中医研究院的《中国中医药学主题词表》进行规范的主题词标引，可以实现精确检索和扩展检索。中国中医药期刊文献数据库每个季度更新一次，每年增加6万篇左右文献。

二、临床试验注册平台

（一）美国临床试验注册中心（National Clinical Trials，NCT）

美国临床试验注册中心由美国国立卫生研究院（National Institutes of Health，NIH）组织，其所属的美国国立医学图书馆（National Library of Medicine，NLM）与美国食品药品监督管理局（Food and Drug Administration，FDA）合作开发，并于2000年2月正式运行。网址为https：//clinicaltrials.gov/。

NCT的宗旨是及时报道NIH、美国医药工业协会以及其他联邦政府机构主办的临床试验研究信息，可以为病人及其家属、医疗卫生研究人员和社会大众提供相关的信息服务。NCT是由于1997年通过的《FDA现代化法案》产生，法案要求卫生与人类服务部通过NIH，注册“针对严重或危及生命的疾病和状况的实验性治疗”的临床试验，无论是联邦资助还是私人资助的临床试验都要进行注册。其目的在于是通过互联网共享全球所有设计的临床试验的进度报告。例如一种新药或干预措施进行临床试验注册后，在试验的起始阶段就需要将试验的重要信息公开，以便向公众、卫生从业人员、研究者和赞助者提供透明、可靠的信息，使临床试验的设计和实施走向透明化。

（二）中国临床试验注册中心（Chinese Clinical Trial Registry，ChiCTR）

中国临床试验注册中心是由四川大学华西医院吴泰相教授和李幼平教授团队于2005年建立的。ChiCTR是世界卫生组织国际临床试验注册平台的一级注册机构，也是一个非营利的学术机构。ChiCTR的注册程序和内容完全符合WHO国际临床试验注册平台（WHO ICTRP）和国际医学期刊编辑委员会（ICMJE）的标准。

ChiCTR接受在中国和全球开展和实施的临床试验进行注册，向公众公开临床试验的设计方案及一些必要的研究信息；注册试验的信息进一步提交WHO

ICTRP与全球共享。其网址是http://www.chictr.org.cn/about.aspx。

四、循证医学资源库

（一）Cochrane图书馆（Cochrane Library，CL）

Cochrane图书馆是国际Cochrane协作网的主要产品，由英国Wiley公司出版发行。Cochrane图书馆汇集了全球不同领域和类型的最佳医学研究证据，被公认为循证医学健康领域的“黄金标准”，是一个提供高质量证据的数据库。

Cochrane图书馆的检索功能包括简单检索和高级检索。在检索时，建议检索标题、摘要及关键词（可采用PICO的方式搜寻）。可使用星号（*）、双引号（""）搭配布尔运算式（AND、OR、NOT）调整或扩大检索范围，并可通过不同的条件做检索限制，以特定资料库、文献状态或发表日期限制检索。检索结果可包含：①文献本体资料，如：标题、作者；②不同语言版本的摘要；③PDF全文下载，汇出书目资料；④HTML阅读目录列表；⑤资料图标下载。

The Cochrane Database of Systematic Reviews（CDSR）是Cochrane图书馆的子库，其收录高质量的系统评价和疗效评价。其中系统评价的全文资料库收集了由Cochrane系统评价各专业组完成的系统评价全文。The Cochrane Central Register of Controlled Trials（CENTRAL）是Cochrane临床对照试验资料库，主要收录随机对照试验和准随机对照试验的报告。除书目基本信息（作者、标题、来源、年份等）外，CENTRAL记录通常包括文章摘要，但不包含文章全文。

（二）循证医学评价数据库（Evidence-Based Medicine Review，EBMR）

循证医学评价数据库（EBMR）汇集了重要的循证医学文献，可以供临床医生、研究者检索使用，共包含以下8个子库：

1. 系统评价数据库（CDMR）：此数据库基于医学文献中全面专业的分析，为最常见的临床问题提供基本的回答。

2. 效果评价文摘库（DARE）：此数据库以文献查询评价、入选标准、研究评估与合成为基础，提供与临床干预和策略有效性相关的高质量评论。

3. 卫生技术评估（HTA）：此数据库与瑞典卫生技术评估（INAHTA）机构的国际网点合作，综合了7000份对于医疗干预的医学、社会、道德和经济影响的已完成或正在进行的评价。

4. 英国国家卫生服务部卫生经济评价数据库（NHSEED）：NHSEED提供

26 000多份质量评估经济评价记录，通过系统化识别和论述经济评价，评估其质量以及分析其相对优点和缺点，为决策者提供协助。

5. 美国医师协会期刊俱乐部（ACP Journal Club）：美国医师协会期刊俱乐部合集提供两份一流期刊：《美国医师协会期刊俱乐部》（由美国医师协会出版）以及《循证医学》（由美国医师协会与英国医学杂志出版集团联合出版）。

6. 限定对照实验数据库（CCTR）：此数据库是同类中最大的注册资源，包含580 000多个限定随机对照实验或临床对照实验的参考文献。它还包含选自MEDLINE®、EMBASE®和其他文献数据库以及未发表试验信息的相关记录。

7. Cochrane方法学注册资料数据库（CMR）：CMR包括11 000多个来自期刊文章、图书章节、会议记录和报告以及其他用于卫生研究的方法学出版物的对照试验参考文献。内容通过广泛的手动搜索程序以及MEDLINE与EMBASE中一系列搜索策略不断扩大。

8. 考克兰临床答案（Cochrane Clinical Answers，CCA）：CCA依托考克兰系统评价，为严谨的医学研究提供了可读、可摘要、临床集中的切入点。CCA具有良好的可执行性，有助于为医护决策提供信息。

五、指南文库

1. 美国国立临床诊疗指南文库（National Guideline Clearinghouse，NGC）

NGC是由美国卫生健康研究与质量机构、美国医学会和美国卫生健康计划协会于1998年联合创立的一个旨在提供临床实践指南和相关证据的免费数据库，其网站为http：//www.guideline.gov。

NGC为用户提供涵盖不同领域医学与健康主题的循证临床实践指南，更重要的是NGC还提供了指南的专家点评意见以及相关医学信息。NGC文库并不直接提供指南的原文，而是为了便于用户能够迅速、准确地了解指南内容，提供了经过编辑人员对原指南进行分析、归纳后的指南摘要，提供了指南原文的链接以供用户查阅。该数据库每周进行1次更新，主要内容为新增的指南和对现有指南的修订，另外还包括最新的健康资讯、医学进展。更新的信息将会发布在首页的“本周更新（New This Week）”和“公告（Announcements）”上。如果用户订阅了E-mail服务，更新的内容会以邮件的方式发送至指定邮箱，每条信息都附有最近更新的日期。

2. 苏格兰学院间指南网络（Scottish Intercollegiate Guideline Network，SIGN）

James Petrier教授在19世纪90年代初首次在苏格兰提出了临床实践指南的

概念。苏格兰政府成立了专门的工作组研究指南的标准：包括临床实践的意义与提供卫生保健资源相关的合法性及资源问题。1993年，SIGN在爱丁堡皇家医学院成立，网址为http：//www.sign.ac.uk/guideline。James Petrier教授任主席，其宗旨就是“帮助和支持国家循证临床指南的发展，促进有益于患者的多地区临床实践”。

SIGN按照临床的主题对指南进行分类，指南涉及的领域甚广。SIGN提供指南的全文下载。SIGN提出的指南制订的标准和规范受到了广泛的认同。SIGN中列出了历年来所制订和发布的指南，并注明了这些指南是否当前最新的或需更新的或已被撤销等情况，从而便于用户的使用。

制作循证临床实践指南面临一个核心的矛盾：要保证科学性原则，指南应由代表所有主要学科的国家小组制订；要使指南受到重视，则需地方介入或实施过程中能获得指南的所有权。苏格兰很好地解决了这个矛盾：指南的主题由SIGN委员会选择，指南的主要部分由国家部门制订，指南在基层实施中接受严格评价。这种机制是SIGN遵循的“网络工作”的核心。任何组织或个人都可以以书面形式正式提交指南申请书，而一份成功的申请书需要阐明以下几点：当前临床实践中存在的分歧；可行性和价值；证据是否充足；目的是否明确。制订指南会耗费大量的时间和经费，主题过大会导致制订的过程失控：要么无从下手，要么制订出来也不具有临床实践意义。一旦批准申请立项，SIGN的执行委员会就有责任安排指南的制作。执行委员会由各种不同非临床背景的专业人员组成，如程序管理员、信息专家以及提供全局管理和支持制定单个指南的小组工作的辅助人员。指南小组由医务人员和患者中的志愿者组成。

3.英国国家卫生和临床示范研究所（National Institute for Health and Clinical Excellence，NICE）

英国国家卫生和临床示范研究所总部设在伦敦和曼彻斯特，是一个为促进健康和防治疾病而提供国家性指导意见的独立研究机构，也是全球最大的国家级资助指南制订机构。网址是http：//www.nice.org.uk。NICE起源于1999年成立的国家优质临床服务研究院，旨在减少国家医疗服务体系（NHS）提供的治疗、护理服务在不同地区的可及性和质量差异，评估卫生技术医疗市场的准入和提供临床诊治指南。NICE于2005年与健康发展署合并，更为现名，开始为公众预防疾病、促进健康生活方式制订健康指导。2013年通过立法，NICE成为非政府公众组织。NICE制定指南，设定质量标准，并定期更新，指南覆盖所有疾病领域，并在《英国医学杂志》（BMJ）刊出，每4年更新一次。

NICE收录了相当数量的临床相关领域的指南，可通过主页上的直接检索方式进行检索，也可点击更多选择功能的检索页面；还可根据指南的类型、主题或发表时间等浏览或检索。例如点击“NICE Guidance”→“Conditions and diseases”→“Cardiovascular condition”→“heart failure”，即可检索到关于心力衰竭方面的指南，有多少篇及其分布的情况如何。

第四章　中医药证据评价

根据课题研究方向，检索到了大量的文献后，如何阅读是一个问题。在阅读大量文献前，需要不断总结一些好的文献阅读方法，结合一些论坛总结的经验和自己的阅读文献实践，对文献阅读方法进行整理、总结。在对文献阅读总结的基础上，进一步进行质量评价，为下一步的诊疗做出合理、正确的决策。

第一节　证据评价的原则与意义

一、证据评价的基本要素

证据评价的基本要素包括内部真实性、临床重要性、适用性、时效性与更新速度。

（一）内部真实性

能正确反映被研究的人群或目标人群真实状况的某一研究结果，对于它的正确（真实）程度称为内部真实性（Internal Validity）。影响内部真实性的主要因素为：

（1）研究环境条件；

（2）研究对象的范围（类型的多少）；

（3）研究设计的科学方法等。

针对以上因素，改善内部真实性，可以采取以下手段：

（1）限制研究对象类型；

（2）进行严格的研究设计；

（3）消除或控制研究中有关偏倚与混杂因素的干扰；

（4）改善研究的环境条件和干预措施等。

评价证据的内部真实性应重点关注整体设计是否科学、研究方法是否合理、统计分析是否正确、研究结果是否支持研究结论。

（二）临床重要性

研究证据的临床重要性指其是否具有临床应用价值。在评价过程中，强调采用量化指标来评价研究结果的临床意义。以评价治疗性研究证据为例，我们要考虑某结局的发生率、某观测指标的均数和标准差；干预措施的效果和效应值的精确度，如采用相对危险度减少率（RRR）、绝对危险度减少率（ARR）、获得一例有利结果需要防治的病例数（NNT）、相对危险度（RR）或比值比（OR）及其可信区间（CI）表示估计值的精确度。重点关注证据所涉及临床问题是否明确具体、所选择的评价指标是否正确。

（三）适用性

研究证据的适用性即外部真实性（External Validity），是指研究结果与推论对象真实情况的符合程度、能够推广应用到研究对象以外人群的研究结果，称之为具有外部真实性。

影响证据适用性的因素有：（1）研究人群与其他人群的特征差异；（2）研究对象类型；（3）社会环境和经济等。因此，评价证据的外部真实性应重点关注：（1）证据所涉及研究对象的异质性；（2）其与拟应用对象（病人）在人口社会学特征和临床特征方面的差异性；（3）拟应用对象所处环境是否具备产生证据环境所具备的人力、技术和设施设备条件等。

（四）时效性与更新速度

证据随干预措施使用时间的延长、使用人群的扩大而不断发生改变，应该评价获得的研究证据的时效性。例如，药物上市前在进行药物安全性研究的设计时，研究对象多排除了特殊人群（如孕妇、老年人和儿童），样本量有限，纳入病种有限。因此，虽然药物说明书中列出了一系列不良反应，但在实际应用到更广泛人群时，可能还会出现一些罕见不良反应、迟发型超敏反应或发生于特殊人群中的不良反应。对于上市后新出现的有效性、安全性问题需要及时修改说明书，不断完善相关内容。但是，说明书的更新存在一定的滞后期。其他干预措施的效果和安全性也有待在使用过程中不断验证，但这些结果的公之于世也需要一定的时间，存在滞后期。此外，期刊和数据库等同样存在滞后期，在进行证据评价时需要评价研究证据的时效性和更新速度。

二、证据质量评价的内容及标准

（一）评价内容

证据评价的内容包括信息源的可靠性、证据质量、临床价值和适用性等。只有经过严格评价证实为真实、可靠、适用、有临床价值的信息才可作为证据用于循证决策。证据评价的主要内容主要依据证据产生的各主要环节，这些环节包括：确定研究目的、进行研究设计、选择研究对象、观察或测量、结果分析、质量控制、结果表达、做出卫生经济学和研究结论。在进行证据评价的时候应该结合证据评价的基本要素，分别评价其真实性、可靠性和适用性。

（二）评价标准

针对不同的临床问题如病因、诊断、治疗、预后与不良反应的研究，其采用的原始研究的设计类型和实施方法不同，因此其评价标准和指标不同。以下汇总了病因和不良反应研究证据的评价标准、诊断性研究证据的评价标准、治疗性研究证据的评价标准、预后研究证据的评价标准（表4-1～表4-4）。

表4-1　病因和不良反应研究证据的评价标准

真实性评价原则
1. 病因与危险因素研究是否采用了论证强度高的研究设计方法？
2. 研究的两组间除暴露因素、干预措施不同，其他重要特征在组间是否具有可比性？
3. 在测量暴露因素、干预措施和结局指标时，对两组是否采用了客观、一致的方法（是否客观或采用了盲法）？
4. 随访研究对象（患者）时间是否足够长，是否随访了所有纳入的研究对象？
5. 研究结果是否符合病因的因果推断标准？
(1)是否有明确的因果时序性？
(2)关联强度大小如何？是否存在剂量-反应关系？
(3)是否存在实验性研究证据结果？
(4)暴露因素与结局之间是否存在某种特异性关联？
(5)不同研究背景、研究者用不同的研究方法是否能获得重复性的结论？

续表4-1

重要性评价原则
1. 暴露因素、干预措施与不良反应之间的关联强度如何?
2. 多发生1例不良反应所需要治疗的患者数(NNH)?
3. 暴露因素、干预措施与不良反应之间关联强度的精确度如何?
适用性评价原则
1. 你的患者与研究中的研究对象是否存在较大的差异，从而导致研究结果不能应用
2. 你的患者可能接触到的暴露因素和研究中的暴露因素是否有重要不同
3. 是否应该停止接触该暴露因素(或停止治疗或处理)，是否有备选的治疗措施
4. 你的患者最关注什么；他们希望从治疗中获得哪些益处

表4-2　诊断性研究证据的评价标准

真实性评价原则
1. 研究对象是否包括临床试验中将使用该诊断试验的各种患者
2. 是否将诊断试验与金标准进行独立、盲法和同步比较
3. 是否每个被测者都做参照试验进行评价
4. 诊断试验的结果是否影响金标准的使用
重要性评价原则
1. 该真实的研究结果具有重要性吗? 验前概率、似然比、灵敏度和特异度是多少?
2. 该真实的研究证据能否证明该试验具有准确区分患者和非患者的能力
适用性评价原则
具有真实性和重要性的诊断试验结果能够用于解决患者的问题
1. 该诊断试验在你所在医院是否可行、准确、精确且患者能否支付费用
2. 能否从临床上合理估计患者的验前概率
3. 验后概率是否影响我们对患者的处理并有助于解决患者的问题

表4-3　治疗性研究证据的评价标准

真实性评价原则
1. 研究对象是否进行了随机分组
2. 分配方案是否进行了隐藏
3. 实验开始时试验组和对照组的基线可比性如何
4. 研究对象的随访是否完整；随访时间是否足够
5. 统计分析是否按照最初分组进行
6. 对研究对象、研究执行者和资料分析者是否采用盲法
7. 除试验措施外，不同组间接受的其他处理是否一致
重要性评价原则
1. 治疗措施的效应大小如何
2. 治疗措施效应值的精确性如何
适用性评价原则
1. 自己患者的情况是否与研究中的患者相似
2. 治疗措施在你的医院能否实施
3. 治疗措施对患者的潜在利、弊如何
4. 患者对治疗措施的价值取向和意愿如何

表4-4　预后研究证据的评价标准

真实性评价原则
1. 研究对象是否有代表性；定义是否明确；是否以相同病程为起点开始随访
2. 随访时间是否足够长；随访是否完整
3. 对结果的评价标准是否客观、没有偏倚
4. 是否校正了重要的预后因素
重要性评价原则
1. 一段特定时间内，所研究结果发生的可能性有多大
2. 对所研究结果发生可能性的估计是否精确

续表4-4

适用性评价原则
1. 自己患者的情况是否与研究中的患者相似
2. 研究结果是否能改变对患者的治疗决策、有助于向患者解释

三、证据质量评价的意义

循证医学强调证据，要求研究者尽可能提供高质量的临床研究证据，而临床医生则应当充分应用当前最可靠的临床研究证据，结合临床经验和患者的选择进行诊疗决策，所以这就要求认真、严谨地对现有的临床研究证据进行评价，以得到高质量的、最可靠的临床研究证据。

对证据进行质量评价的意义主要有以下几方面：

1. 医学文献目前的更新速度远远超过临床医生的接受能力，有数据表明，临床医生必须保持平均每天阅读19篇文献的速度，才能保证掌握本领域的研究新进展、新成果。因此，临床医生面临的最大困难是如何根据临床所面临的实际问题，从新证据的浩瀚海洋中，进行系统的文献检索，了解相关临床问题的研究进展，并对相关研究进行科学评价，以归纳自己需要使用的最佳证据。

2. 在来源众多、良莠不齐的海量研究证据中提取高质量证据，可为卫生行政部门决策者制定政策提供真实、可靠的依据。

3. 通过对证据质量进行评价，可为病人选择医疗方案提供科学依据。

第二节　常用证据评价工具

一项研究的质量同时包括方法学质量和研究报告质量。为了客观地评价研究的质量，指导循证决策，证据质量评价可以从两个方面同时进行，即方法学质量评价和研究报告质量评价。

方法学质量评价，主要是评估单个研究在设计、实施和分析过程中，防止或减少偏倚或系统评价的情况，是证据评价的主要内容。

研究报告质量是指研究者在撰写研究报告过程中是否清晰、客观、真实、详细地报告研究的整个过程，使读者能够通过报告了解该项研究的设计、实施和分析方法及其存在的偏倚；是否按照相应报告规范撰写；内容是否全面、完整。

方法学质量高的研究，可重复性越好，其结果的真实性越好。报告质量高的研究，其方法学不一定设计合适，研究质量也未必是最好的；而报告质量低的研究，也可能其方法学质量本身很好，可能是因为研究者撰写论文的能力和水平有限，在撰写论文时报告质量较低，不能充分体现出研究质量的真实情况而影响对研究质量的正确评估。

循证医学强调采用客观、量化的指标来评价不同设计类型的研究证据，很多学术机构已经研发了一些证据评价工具，分别适用于不同设计类型的研究证据，如横断面研究、病例对照研究、队列研究、诊断试验、随机对照试验和系统评价等不同科研设计类型的证据。因此，在选择和使用工具进行证据评价时要审慎对待，还需结合各种研究的重要性和适用性进行综合评价。

对于原始研究方法学质量评价工具，单个研究的设计和实施质量影响研究结果的真实性，因此，原始研究方法学质量评价主要是评价单个研究在设计、实施和分析过程中防止或减少偏倚和随机误差的程度，以作为纳入原始文献的标准、解释不同文献结果差异的原因、进行系统评价敏感性分析和定量分析（Meta分析）时给予文献不同权重值的依据。目前，很多专业机构和科研组织依据不同设计类型建立了完善的质量评价工具，以下将根据不同设计类型介绍常见评价工具。

一、原始研究质量评价工具

（一）随机对照研究评价工具

1. Cochrane偏倚风险评估工具

长期以来，研究质量评价和偏倚风险评估被认为是等同的，但Cochrane系统评价手册认为“研究质量”和“研究偏倚”是有区别的，“偏倚”能更真实地反映研究存在的缺陷，命名为“Cochrane偏倚风险评估工具（Cochrane Collaboration' s Tool for Assessing Risk of Bias，简称为RoB）”。RoB 1.0于2008年公布并在2011年更新，在2016年，Cochrane方法学组对该工具进行了更新，在项目网站上发表了RoB 2.0。2018年10月，Cochrane官网公布了修正版RoB 2.0（https：//www.riskofbias.info/welcome/rob-2-0-tool），该版本已被纳入2019年出版的第六版Cochrane系统评价手册中。该工具主要从7个领域对偏倚风险进行评价（Domain-Based Evaluation），对每条指标采用“低风险”“不清楚”“高风险”进行判定（表4-5）。

表4-5 RoB 1.0和RoB 2.0在领域设置上的对比

RoB 1.0	RoB 2.0
随机序列产生(选择偏倚 selection bias)	随机化过程中的偏倚
分配隐藏(选择偏倚 selection bias)	
对研究者和受试者盲法(实施偏倚 performance bias)	偏离既定干预措施的偏倚(干预措施分配的效果)
结局评估者的偏倚(测量偏倚 detection bias)	偏离既定干预措施的偏倚(干预措施依从的效果)
不完整性结局数据(失访偏倚 attrition bias)	结局数据缺失的偏倚
无	结局测量的偏倚
选择性报告(报告偏倚 reporting bias)	结果选择性报告的偏倚
其他偏倚(other bias)	无

2. PED量表

物理治疗证据数据库（Physiotherapy Evidence Database，PED）是由位于乔治中心的物理治疗循证中心（CEBP）的一群临床和物理治疗师于1999年所建立，旨在帮助使用最佳证据于临床应用来强化物理治疗服务的有效性。PED量表（PED scale）是CEBP基于Delphi清单制作的RCT评价量表，上次修订的时间是1999年6月21日，首次简体中文翻译版本发布于2009年9月25日，修正于2010年8月4日，包括11个条目，每个条目为1分（表4-6）。

表4-6 PED量表评价条目

序号	条目
1	受试者的纳入条件有具体说明
2	受试者被随机分配到各组(在交叉研究中,受试者的治疗顺序是随机安排的)
3	分配方式是隐藏的
4	就最重要的预后指标而言,各组在基线都是相似的
5	对受试者全部设盲(实施盲法)
6	对实施治疗的治疗师全部设盲(实施盲法)

续表4-6

序号	条目
7	对至少测量一项主要结果的评定者全部设盲(实施盲法)
8	在最初分配到各组的受试者中,对85%以上的人进行至少一项主要结果的测量
9	凡是有测量结果的受试者,都必须按照分配方案接受治疗或者对照条件,假如不是这样,那么应对至少有一项主要结果进行"意向治疗分析"
10	对至少一项主要结果的组间统计结果做出报告
11	研究将提供至少一项主要结果的点测量值和变异测量值

3. CASP清单

CASP清单（CASP Checklist）中用于评价RCT的清单包括11个条目，其中前3条筛选问题，第1～6条和第9条均是用"是""否"及"不知道"判定，第10条和第11条是用"是"和"否"判定。CASP清单可在网站上下载使用，网址为：http：//www.casp-uk.net/#!checklists/cb36。

4. Jadad量表

Jadad量表（Jadad Scale）从随机方案及其隐匿、盲法、退出与失访病例的原因及例数这3个方面进行评价，采用0～5分积分法，≤2分认定为低质量研究，≥3分认为质量较高。Jadad量表可在网站上下载使用，网址为：http：//www.anzjsurg.com/view/0/JadadScore.html。

5. 乔安娜·布里格斯研究所随机对照试验质量评价清单

乔安娜·布里格斯研究所随机对照试验质量评价清单（JBI Critical Appraisal Checklist for Randomized Controlled Trials）共13个条目，均用"是""否"及"不知道"和"不适用"判定。乔安娜·布里格斯研究所随机对照试验质量评价清单可通过网址下载使用，网址为：http：//www.joannbriggs.org/research/critical-appraisal-tools.html。

6. Delphi清单

Delphi清单（Delphi List）用以评价RCT质量，共8个条目，其中第1条又包括2个部分，均采用"是""否"和"不知道"进行判定。Delphi清单可在网站上下载使用，网址为http：//www. sciencedirect. com/science/article/pii/S0895435698001310。

（二）非随机对照研究评价工具

1. ACROBAT-NRSI偏倚风险评估工具

Cochrane协作网于2014年推出了非随机干预研究偏倚风险评价工具（Cochrane Risk of Bias Assessment Tool：for Non-Randomized Controlled Studies of Intervention），简称为ACROBAT-NRSI偏倚风险评估工具。该评估工具从干预前、干预中和干预后分别进行偏倚风险评估，再汇总形成总偏倚风险评估。总偏倚评估原则为：所有部分为低偏倚风险则总偏倚风险为“低”；所有部分为低风险或中风险则总体偏倚风险为“中”；至少一个部分风险高但无任何部分为极高风险则总体偏倚风险为“高”；若至少一个部分风险极高则总体偏倚风险为“极高”；若风险高或极高不清楚或缺乏关键部分的相关信息则总体偏倚风险为“缺乏信息不能评估”。ACROBAT-NRSI偏倚风险评估工具可在网站上下载使用，网址为：http：//sites.google.com/site/riskofbiastool/。

2. MINORS条目

非随机对照试验方法学评价指标（Methodological Index for Non-Randomized Studies，MINORS）特别适用于外科非随机对照干预研究（Non-Surgical Studies）质量的评价。评价指标共12条，每一条0～2分。前8条针对无对照组的研究，最高分为16分；后4条与前8条一起针对有对照组的研究，最高分为24分。0分表示未报道；1分表示报道了但信息不充分，2分表示报道了且提供了充分的信息。MINORS条目可在网站上下载使用，网址为：http：//onlinelibrary.wiley.com/10.1046/j.1445-2197.2003.02748.x/abstract。

3. 乔安娜·布里格斯研究所类随机对照试验质量评价清单（JBI Critical Appraisal Checklist for Quasi-Experimental Studies）

乔安娜·布里格斯研究所类随机对照试验质量评价清单共9个条目，均用“是”“否”“不清楚”和“不适用”判定。乔安娜·布里格斯研究所类随机对照试验质量评价清单可在网站上下载使用，网址为：http：//www.joannbriggs.org/research/critical-appraisal-tools.html。

4. Reisch评价工具

Reisch评价工具主要是针对临床药物治疗质量的评价，因此，很多条目具有明显的临床药物特殊性。Reisch评价工具归纳了12个类别共57个条目，其中包括设计、样本量、随机化和对照组的相关内容。该工具的每个条目都以确定的问题形式出现，回答方式包括“是”“否”“不知道或不清楚”或“没有合适的答案”。

（三）观察性研究质量评价工具

1. 美国医疗保健研究与质量局（The Agency for Healthcare Research and Quality，AHRQ）横断面研究质量评价清单

此清单包括11个质量条目，针对每个条目问题回答“是”“否”和“不清楚”（表4-7）。

表4-7　AHRQ量表评价条目

序号	条目
1	是否明确了资料的来源(调查、文献回顾)
2	是否列出了暴露组和非暴露组(病例和对照)纳入及排除标准或参考以往的出版物
3	是否给出了鉴别患者的时间阶段
4	如果不是人群来源的话,研究对象是否连续
5	评价者的主观因素是否掩盖了研究对象其他方面的情况
6	描述了任何为保证质量而进行的评估(如对主要结局指标的检测/再检测)
7	解释了排除分析的任何患者的理由
8	描述了如何评价和(或)控制混杂因素的措施
9	如果可能,解释了分析中是如何处理丢失数据的
10	总结了患者的应答率及数据收集的完整性
11	如果有随访,查明预期的患者不完整数据所占的百分比或随访结果

2. 乔安娜·布里格斯研究所的横断面研究的质量评价工具（Checklist for Quasi-Experimental Studies）

该工具包括8个条目，从研究对象、疾病、影响因素和混杂因素的测量及资料分析等方面评价分析性横断面研究的总体质量，均用“是”“否”“不清楚”和“不适用”判定（表4-8）。

表4-8 分析性横断面研究的质量评价工具

条目	评价结果			
	是	否	不清楚	不适用
1. 是否清晰界定了样本的纳入标准				
2. 是否详细描述了研究对象和研究场所				
3. 暴露因素的测量方法是否具有信度和效度				
4. 疾病或健康问题的界定是否有客观、一致的标准				
5. 是否识别了混杂因素				
6. 是否采取措施控制了混杂因素				
7. 结局指标的测量方法是否具有信度和效度				
8. 资料分析方法是否恰当				

3. 环境医学横断面研究严格评价的质量评价工具（A Primer for Evaluating the Quality of Studies on Environmental Health Critical Appraisal of Cross - Sectional Studies）

该工具于2011年由加拿大环境医疗卫生合作中心（National Collaborating for Environmental Health，NCCEH）制作，评价内容涉及3大部分（标题页和前沿介绍、研究方法、结果和讨论），共11个问题。

4. 观察性空气污染研究的质量评价工具（Quality Evaluation Tool for Observational Air Pollution Study）

对于观察性空气污染研究，常采用生态学研究设计，在研究方法上以时间序列分析或病例交叉分析为主。WHO为此开发了用于评价观察性空气污染研究偏倚风险的评价工具（Risk of Bias Assessment Instrument，RoB）和相关指南，以更具针对性地评价观察性空气污染研究潜在的偏倚风险。在RoB中，每个主题（暴露和结果）都根据研究问题进行，以人口、暴露、对照、结果和研究设计（Population，Exposure，Comparator，Outcome，and Study Design，PECOS）为框架，内容包括主题（系统评价特定PECOS）、偏倚风险评价的日期、评价人员编码、研究编码及相关关键和其他/额外的潜在混杂因素评价条目。研究中使用的工具由WHO Global Air Quality Guidelines Working Group的成员迭代开发。（网址：https：//www. euro. who. int/en/health-topics/environment-and-health/air-quality/publications）。

5. 病例对照研究纽尔卡斯-渥太华评价量表（Newcastle - Ottawa Quality Assessment scale，NOS）

NOS现已被Cochrane协作组织的非随机研究方法学组用于培训中并推荐使用。NOS共包括选择、可比性和暴露3个项目、8个条目，适用于评价病例对照研究（表4-9）和队列研究（表4-10）。它通过三大块共8个条目的方法评价队列研究和病例对照研究，具体包括研究人群选择、组间可比性、暴露因素测量。NOS对文献质量的评价采用了星级系统的半量化原则，满分为9颗星。NOS有自己专用的网站（http：//www.ohri.ca/programs/clinical_epidemiology/oxford.asp）。NOS提供了量表的word及pdf版本，可免费下载。

表4-9　病例-对照研究的NOS评价标准

栏目	条目#	评价标准
研究人群选择	病例确定是否恰当(1分)	①恰当,有独立的确定方法或人员* ②恰当,如基于档案记录或自我报告 ③未描述
	病例的代表性(1分)	①连续或有代表性的系列病例* ②有潜在选择偏倚或未描述
	对照的选择(1分)	①与病例同一人群的对照* ②与病例同一人群的住院人员为对照 ③未描述
	对照的确定(1分)	①无目标疾病史(端点)* ②未描述来源
组间可比性	设计和统计分析时考虑病例和对照的可比性(2分)	①研究控制了最重要的混杂因素* ②研究控制了任何其他的混杂因素*(此条可以进行修改用以说明特定控制第二重要因素)

续表4-9

栏目	条目#	评价标准
暴露因素的测量	暴露因素的确定(1分)	①固定的档案记录(如外科手术记录)* ②采用结构式访谈且不知访谈者是病例或对照* ③采用未实施盲法的访谈(即知道病例或对照的情况) ④未描述
	采用相同的方法确定病例和对照组暴露因素(1分)	①是* ②否
	无应答率(1分)	①病例和对照组无应答率相同* ②描述了无应答者的情况 ③病例和对照组无应答率不同且未描述

注：#，给分条目；*，给分点。

表4-10　队列研究的NOS评价标准

栏目	条目#	评价标准
研究人群	选择暴露组的代表性如何(1分)	①真正代表人群中暴露组的特征 ②一定程度上代表了人群中暴露组的特征* ③选择某类人群,如护士、志愿者 ④未描述暴露组来源情况
	非暴露组的选择方法(1分)	①与暴露组来自同一人群* ②与暴露组来自不同人群 ③未描述非暴露组来源情况
	暴露因素的确定方法(1分)	①固定的档案记录(如外科手术记录)* ②采用结构式访谈* ③研究对象自己写的报告 ④未描述
	确定研究起始时尚无要观察的结局指标(1分)	①是 ②否

续表4-10

栏目	条目#	评价标准
组间可比性	设计和统计分析时考虑暴露组和未暴露组的可比性(2分)	①研究控制了最重要的混杂因素* ②研究控制了任何其他的混杂因素*(此条可以进行修改用以说明特定控制第二重要因素)
结果测量	研究对于结果的评价是否充分(1分)	①盲法独立评价* ②有档案记录* ③自我报告 ④未描述
	结果发生后随访时间是否足够长(1分)	①是(评价前规定恰当的随访时间) ②否
	暴露组和非暴露组的随访是否充分(1分)	①随访完整* ②有少量研究对象失访但不至于引入偏倚(规定失访率或描述失访情况)* ③有失访(规定失访率)但未行描述 ④未描述随访情况

注：#，给分条目；*，给分点。

6. *严格评价技能项目*（Critical Appraisal Skills Programme，CASP）

英国牛津循证医学中心文献严格评价项目除了制定了针对随机对照试验的质量评价清单外，也制定了针对观察性研究的评价清单，主要包括队列研究与病例-对照研究。CASP清单用于评价队列研究的清单包括12个问题，其中前2个问题是筛选问题，后10个问题是细节问题；问题1～7和问题10～12均用“是”“否”及“不知道”判定。用于评价病例-对照研究的清单包括问题11，其中前2个问题是筛选问题，后9个问题是细节问题；问题1～6和问题9～11均用“是”“否”及“不知道”判定。CASP清单可在网站上下载使用，网址为：http：//www.casp-uk.net/#!checklist/cb36。

7. 苏格兰院间指南网络（Scottish Intercollegiate Guidelines Network，SIGN）病例对照研究和队列研究评估清单

SIGN病例对照研究评估清单包括完成清单前考虑内容（先筛选）、内部真实性、研究总质量评估3个部分16个评价条目。SIGN队列研究评估清单包括完成清单前考虑内容（先筛选）、内部真实性、研究总质量评估3个部分20个评价条目。该清单可在网站上下载使用，网址为：http：//www.sign.ac.uk/methodology/checklist.html。

（四）个案报道与病例系列研究质量评价工具——加拿大卫生经济研究所病例系列质量评价工具（Institute of Health Economics，IHE）

2012年，加拿大卫生经济研究所制定了病例系列较为系统、全面的质量评价工具。该工具的制定共分为4步。第一步，对现有病例系列质量评价工具进行文献综述，搜集条目并按研究问题、研究人群、干预措施、结局指标测量、统计学分析和结果6个领域进行分析。第二步，确定初始条目及遴选参与确定条目的专家。第三步，应用德尔菲法形成最终条目清单。第四步，终版清单完成后，由2名评价员对一项病例系列进行预评价，专家组根据预评价结果完善解释说明文件。

考虑到对条目的符合情况进行打分可能具有一定的误导性，病例系列方法学质量评价清单不建议使用打分法，而是将每个条目都给出相应选项。虽然专家组尚没有制定相应的质量水平评价系统，但基于终版清单评价了13个病例系列，提出满足14条（70%）以上即算可接受的质量的建议。

二、系统评价质量评价工具

目前国内外报道过的系统评价的质量评价相关工具已有24种之多，但是能够经得起时间和实践考验的评价工具为数不多。这里介绍目前较为流行的用于测量系统评价/Meta分析方法学质量的评价工具。

1. 系统评价方法学质量评价工具（A Measure Tool to Assess Systematic Reviews，AMSTAR）

来自荷兰、加拿大研究机构的临床流行病学专家、循证医学专家于2007年制定并发表了系统评价方法学质量评价工具AMSTAR，在随后的10年间，AMSTAR成为国际认可、应用最为广泛的评价工具。2017年，由原研发小组专家成员联合非随机干预研究领域专家、医学统计学家、工具评价制定方法学家，在综合相关评论性文章、网站反馈意见和自身实践经验的基础上，对AMSTAR

进行了修订和更新，并在2017年9月推出AMSTAR 2（表4-11）。AMSTAR可在网站上下载使用，网址为：http：//www.sign.ac.uk/methodology/checklist.html。

表4-11　AMSTAT2量表

条目	描述及评价标准评价	选项
1.研究问题和纳入标准是否包括PICO元素？		
“是”：	备选(推荐)：	
□人群 □干预措施 □对照组 □结局指标	□随访期限	□是 □否
2.声明系统评价实施前是否确定了系统评价的研究方法？对于与研究方案不一致是否进行说明？		
“部分是”：作者声明其有成文的计划书或指导文件，包括以下内容：	“是”：在“部分是”的基础上，计划书应已注册，同时还应详细说明以下几项：	
□研究问题 □检索策略 □纳入/排除标准 □偏倚风险评估	□如果适合Meta分析/合并，则有相应的方案 □有异质性原因分析的方案 □说明与研究方案不一致的理由	□是 □部分是 □否
3.在纳入文献时是否说明了纳入研究的研究类型？		
“是”，应满足以下一项：		
□说明仅纳入RCT的理由 □说明仅纳入NRSI的理由 □说明纳入RCT和NRSI的理由		□是 □否

续表4-11

条目	描述及评价标准评价	选项
4.是否采用了系统、全面的检索策略？		
“部分是”,应满足以下各项：	“是”,还应包括以下各项：	
□至少检索2个与研究问题相关的数据库	□检索纳入研究的参考文献或书目	□是
□提供关键词和/或检索策略	□检索试验/研究注册库	□部分是
□说明文献发表的限制情况,如语言限制	□纳入/咨询相关领域合适的专家	□否
	□检索相关灰色文献	
	□在完成系统评价的前24个月内实施检索	
5.是否采用了双人重复式文献选择？		
“是”,满足以下一项即可：		
□至少应有两名评价员独立筛选文献,并对纳入的文献达成共识		□是
□两名评价者选取同一文献样本,且取得良好的一致性(Kappa值≥80%),余下可由一名评价员完成		□否
6.是否采用了双人重复式数据提取？		
“是”,满足以下任意一项：		
□至少应有两名评价者对纳入研究的数据提取达成共识*		□是
□两名评价者选取同一文献样本,且取得良好的一致性(Kappa值≥80%),余下可由一名评价员完成		□否
7.是否提供了排除文献清单并说明其原因？		
“部分是”：	“是”,还需满足以下条件：	□是
□提供了全部潜在有关研究的清单。这些研究被全文阅读,但在系统评价中被排除	□说明从系统评价中每篇文献被排除的原因	□部分是
		□否

续表4-11

条目	描述及评价标准评价	选项
8.是否详细地描述了纳入研究的基本特征?		
“部分是”,需满足以下各项:	“是”,还应包括以下各项:	
□描述研究人群	□详细地描述研究人群	
□描述干预措施	□详细地描述干预措施(包括相关药物的剂量)	□是
□描述对照措施	□详细描述对照措施(包括相关药物的剂量)	□部分是 □否
□描述结局指标	□描述研究的场所	
□描述研究类型	□随访期限	
9.是否采用合适的工具评估每个纳入研究的偏倚风险?		
RCT:		
“部分是”,需评估以下偏倚风险:	“是”,还必须评估:	
□未进行分配隐藏	□分配序列不是真随机	□是
□评价结局指标时,未对患者和评价者进行施盲(对客观指标则不必要,如全因死亡率)	□从多种测量指标中选择性报告结果,或只报告其中指定的结局指标	□部分是 □否
		仅纳入NRSI
NRSI		
“部分是”,需评估以下偏倚风险:	“是”,还需评估以下偏倚风险:	
□混杂偏倚	□用于确定暴露和结局指标的方法	□是
□选择偏倚	□从多种测量指标中选择性报告结果,或只报告其中指定的结局指标	□部分是 □否
		仅纳入RCT

续表4-11

条目	描述及评价标准评价	选项
10.是否报告了纳入各项研究的资助来源?		
“是”:		
□必须报告各个纳入研究的资助来源情况*		□是 □否
备注:评价员查找了相关信息,但纳入研究的原作者未报告资助来源也为合格		
11.做Meta分析时,是否采用了合适统计方法合并研究结果?		
RCT:		
“是”:		
□做Meta分析时,说明合并数据的理由		□是
□采用合适的加权方法合并研究结果;当存在异质性时予以调整*		□否
□对异质性的原因进行分析*		□未进行Meta分析
NRSI:		
“是”:		
□做Meta分析时,说明了合并数据的理由		□是
□采用合适的加权方法合并研究结果;当存在异质性时予以调整		□否
□将混杂因素调整后再合并NRSI的效应估计,并非合并原始数据;当调整效应估计未被提供时,需说明原始数据合并的理由		□未进行Meta分析
□当纳入RCT和NRSI时,需分别报告RCT合并效应估计和NRSI合并效应估计		
12.做Meta分析时,是否评估了每个纳入研究的偏倚风险对Meta分析结果或其他证据综合结果的潜在影响?		
□“是”:		□是
□仅纳入偏倚风险低的RCT		□否
□当合并效应估计是基于不同等级偏倚风险的RCT和/或NRSI研究时,应分析偏倚风险对总效应估计可能产生的影响		□未进行Meta分析

续表4-11

条目	描述及评价标准评价	选项
13.系统评价作者解释或讨论研究结果时是否考虑了纳入研究的偏倚风险?		
"是":		
□仅纳入低偏倚风险的RCT		□是
□RCT存在中度或重度偏倚风险或纳入非随机研究时,讨论偏倚风险对研究结果可能产生的影响		□否
14.系统评价作者是否对研究结果的异质性进行了合理的解释和讨论?		
"是":		
□研究结果不存在有统计学意义的异质性		□是
□研究结果存在异质性时,分析其来源并讨论其对研究结果的影响		□否
15.如果系统评价作者进行定量合并,是否对发表偏倚或小样本研究偏倚进行调查,并讨论其对结果的可能影响?		
"是":		□是
□采用图表检验或统计学检验评价发表偏倚,并讨论发表偏倚存在的可能性及其影响的严重程度		□否
		□未进行Meta分析
16.系统评价作者是否报告潜在的利益冲突来源,包括所接受的用于制作系统评价的资助?		
"是"		□是
□报告不存在利益冲突,或描述资助来源以及如何处理潜在的利益冲突		□否

2. OQAQ（Oxman-Guyatt Overview Quality Assessment Questionnaire，OQAQ）

OQAQ是用于评价系统评价/Meta分析的常用工具，开发较早，使用时间最长，使用范围也最为广泛。该评价标准属于量表性质，共有9个方面10个条目的评价内容（见表4-12）。前9个条目可以根据评价目的，采用定性评语的方式进行评估，如充分（报告并正确使用）、不充分（没有报告或不正确），最后一个条目是根据前9个问题的情况给1～7分。OQAQ不涉及发表质量和研究的重要性，主要针对研究过程中容易产生偏倚的几个关键环节进行评估。

表4-12　OQAQ量表

条目	描述
1	是否报告资料收集方法？
2	检索策略是否全面？
3	是否报告纳入标准和排除标准？
4	如何避免资料选择偏倚？
5	是否报告对纳入研究进行真实性评价的标准？
6	对纳入研究的质量是否全面、恰当？
7	是否报告数据合并方法？
8	数据合并是否合适？
9	评价者结论是否基于研究的数据和具体情况？
10	你认为此系统评价质量如何？

3. SQAC（Sack's Quality Assessment Checklist）

SQAC也常被用于评价系统评价/Meta分析的方法学质量，产生也比较早。SQAC包括6个方面：研究设计（8个项目）、数据可合并性（2个项目）、偏倚控制（4个项目）、统计分析（4个项目）、敏感性分析（3个项目）和结果应用（2个项目）。SQAC不仅包括方法学质量评价内容，也有一些适用性评价内容，不易把握，耗费时间较长，见表4-13。

表4-13　SQAC内容

类别	条目
1. 研究设计	1. 研究计划书
	2. 文献检索
	3. 列出要进行分析的研究
	4. 排除文献记录
	5. 研究中治疗的分配方案
	6. 患者特征范围
	7. 治疗范围
	8. 诊断标准

续表4-13

类别	条目
2. 数据可合并性	1. 数据合并的条件 2. 异质性检验和模型的选择
3. 偏倚控制	1. 选择性偏倚 2. 数据提取偏倚 3. 不同评价员间的一致性检验 4. 资助来源
4. 统计分析	1. 统计方法 2. 统计误差 3. 可信区间 4. 亚组分析
5. 敏感性分析	1. 质量评价 2. 改变分析方法 3. 发表偏倚
6. 结果应用	1. 结论 2. 经济性分析

4. CASP（Critical Appraisal Skills Programme）清单

CASP清单是英国牛津大学公共卫生研究组和北泰晤士评估研究组共同开发的。该测评工具旨在帮助证据使用者科学评估系统评价/Meta分析的方法学质量。虽然条目包括方法学质量的内容，但是同时也有一些证据重要性、适用性的评价内容（表4-14）。

表4-14　CASP清单内容

问题	内容
1	是否提出了清晰、明了的临床问题？
2	是否纳入准确、合适的研究？
3	是否尽可能检索所有相关的文献？

续表4-14

问题	内容
4	是否评价纳入研究的质量?
5	如果研究结果已经合成,是否有足够理由这样做?
6	主要结果的描述如何?
7	这些结果的精确性如何?
8	研究结果能否应用于自己的患者?
9	是否已经考虑到所有的重要结局?
10	由于考虑到证据的实用性,是否要进行决策和实践的相应变化或调整?

三、临床指南质量评价工具

1. 指南研究和评估工具Ⅱ（The Appraisal of Guidelines for Research & Evaluation InstrumentⅡ，AGREEⅡ）

指南研究和评估工具的作用是帮助评估、说明各指南的质量差别。因此，AGREE可以被看作一个评估指南开发方法是否严谨和透明的工具。通过对旧版AGREE工具的反复精炼，形成了AGREEⅡ和用户手册。AGREEⅡ评估系统（表4-15）的作用是为下列问题提供框架：（1）评估指南的质量；（2）为新指南的开发提供方法学策略；（3）明确什么信息应当在指南中加以报告及如何报告。

表4-15　AGREEⅡ指南评价工具

领域	条目
领域1:范围和目的	1.明确描述了指南的目的
	2.明确描述了指南所涵盖的卫生问题
	3.明确描述了指南所应用的目标人群(患者和公众等)
领域2:参与人员	4.指南制定小组包括了所有相关的专家
	5.指南考虑了目标人群(患者和公众等)的观点和偏好
	6.明确界定了指南的用户

续表4-15

领域	条目
领域3:制定的严谨性	7.采用系统的方法检索证据
	8.清楚描述了证据筛选的标准
	9.清楚描述了证据/证据体的质量等级和局限性
	10.清楚描述了形成推荐意见的方法
	11.形成推荐意见时考虑了健康获益、副作用和风险
	12.推荐意见和证据之间有清晰的联系
	13.指南发表前接受过外部专家的评审
	14.提供了指南的更新程序
领域4:清晰性	15.推荐建议明确,不模棱两可
	16.明确列出了针对某个情景或健康问题的不同选择
	17.关键性的推荐意见容易识别
领域5:应用性	18.描述了指南应用过程中的促进和阻碍因素
	19.提供了将推荐意见应用于实践中的建议和(或)工具
	20.考虑了推荐意见应用中可能需要的资源
	21.提供了监测和(或)审查标准
领域6:独立性	22.资金资助者的观点不影响指南的内容
	23.记录并公开了指南制定小组成员的利益冲突

2. 指南科学性、透明性和适用性评级工具（STAR）

2021年，中华医学会杂志社指南与标准研究中心、兰州大学健康数据科学研究院、世界卫生组织指南实施与知识转化合作中心联合研发了一种从指南科学性（Scientificity）、透明性（Transparency）和适应性（Applicability）三方面进行综合评级（Rankings）的工具（即STAR），并将其应用于由2021年中国学者牵头在同行评审医学期刊发表的指南和共识的评级工作。STAR工作组研发的评级文库的网址为http：//www.star-guidelines.cn。

STAR包含11个领域（注册、计划书、资助、工作组、利益冲突、临床问题、证据、共识方法、推荐意见、可及性和其他）的39个条目，合计100分，见表4-16。与指南研究与评估工具（AGREE Ⅱ）和卫生保健实践指南的报告条目（RIGHT）等评价工具相比，STAR增加了“注册”“计划书”和“可及性”等新的领域，同时联系了指南和共识制定者提供证据总结、利益冲突等原始文件，能够更为综合地评价指南的质量。

表4-16　指南科学性、透明性和适用性评级(STAR)领域和条目的权重和分值

领域	条目	条目分值/分	指南得分比例/%	共识得分比例/%
注册	1. 进行了注册	1.5	11.7	4.1
	2. 提供注册的平台和注册号信息	3.5	19.6	4.1
计划书	3. 撰写了计划书	1.9	19.8	7.1
	4. 计划书能够在公开平台获取（例如在注册平台或网站获取到）	3.1	4.8	0.6
资助	5. 说明了资助来源	1.0	33.3	38.6
	6. 说明了资助在指南制订中的作用	0.9	3.1	1.2
	7. 说明了指南推荐意见未受资助的影响	1.3	17.9	19.0
工作组	8. 说明了参与人员所在的机构	0.9	95.2	94.1
	9. 说明了参与人员的分组情况	1.0	39.3	37.5
	10. 说明了参与人员的职责	1.3	11.3	3.5
	11. 明确提出纳入除本专业以外的其他2个及2个以上专业的人员	1.3	37.1	28.1
	12. 明确提出工作组包含方法学家或循证医学专家	2.8	16.5	4.4
利益冲突	13. 说明有无利益冲突	4.4	49.8	39.1
	14. 提供详细的利益冲突管理办法	4.8	4.3	1.0
临床/卫生问题	15. 明确提出指南拟解决的临床问题	6.4	13.4	4.3
	16. 说明了通过文献调研（指南、系统评价及原始研究）、用户调查或专家咨询收集临床问题	2.5	26.1	11.0

续表4-16

领域	条目	条目分值/分	指南得分比例/%	共识得分比例/%
证据	17. 说明了临床问题遴选的方法	3.4	16.8	3.3
	18. 临床问题以PICO（P：人群/患者；I：干预措施；C：对照/比较；O：结局指标）形式解构	4.8	13.2	2.6
	19. 主要推荐意见有明确的参考文献	1.7	95.5	97.0
	20. 说明了系统检索证据	2.2	25.3	16.3
	21. 说明了证据纳入标准和排除标准	1.5	15.8	4.5
	22. 评价证据的偏倚风险或方法学质量	1.9	11.7	2.1
	23. 对证据结果进行汇总分析	2.1	23.2	11.5
	24. 说明了证据质量分级标准	2.2	51.2	23.3
	25. 提供了证据总结表或分级依据	2.4	7.2	1.7
	26. 可追溯到系统评价全文	1.7	29.6	14.7
	27. 列出了缺乏证据的临床问题，提供未来研究方向	1.2	62.5	62.1
共识方法	28. 说明了推荐意见的共识方法(德尔菲法、名义群体法、共识会议、GRADE网格法等)	5.1	24.6	15.9
	29. 说明了如何基于证据质量以外的其他因素(经济学、患者偏好和价值观、利弊权衡、可及性、公平性、可接受性等)达成共识	3.8	33.0	19.3
	30. 提供了完整的共识过程记录	1.8	21.8	18.1
推荐意见	31. 明确列出了推荐意见，例如以图表、放大或加粗字体、下画线等方式呈现	4.1	75.4	70.9
	32. 说明了每条推荐意见的推荐强度	6.3	51.4	22.5
	33. 提供了每条推荐意见的解释说明	3.9	69.4	67.6
	34. 说明了推荐意见实施过程中的注意事项	2.8	94.8	93.0

续表4-16

领域	条目	条目分值/分	指南得分比例/%	共识得分比例/%
可及性	35. 通过指南文库、会议、网络等多平台发布指南	2.5	21.0	14.2
	36. 提供不同用户版本的指南	1.4	2.6	0.7
	37. 以图片、视频等其他形式发布指南或推荐意见	1.1	1.9	2.3
	38. 指南可被免费获取	2.3	54.0	53.3
其他	39. 提供指南的推荐意见路径图	1.2	29.6	33.4

STAR的研发完善了指南的评价体系，具有良好的信度和效度，提升了指南评价人员的效率，可用于指南的综合评价和分级，进而推动高质量指南的制订、传播和应用，图4-1。

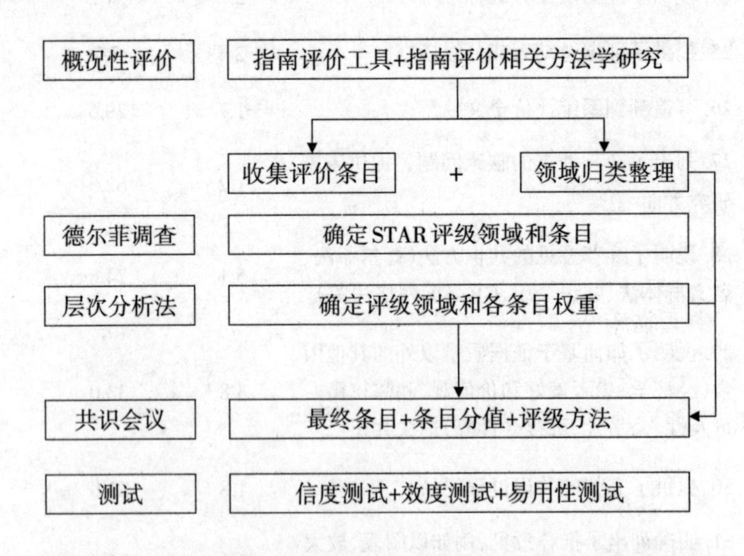

图4-1 指南科学性、透明性和适用性评级(STAR)研发技术路线

第三节　中医药证据质量评价现状与挑战

一、中医药证据的特殊性

中医药有着数千年的历史，是中国人民长期同疾病做斗争的丰富经验总结，是我国优秀文化传统的一部分。中医文献，汇集着中医在探索和研究人类保健及医疗事业中所积累的宝贵经验和学术思想，它不仅是中医学习的资料、提高的阶梯和临床的指南，而且是医学科学研究的重要情报来源以及从事科研活动的向导。因此，它成为中医研究中不可缺少的一个重要组成部分。

但是随着西学东渐，中医的发展面临着困境。这种困境一定程度上来源于将西医的认识论和方法论作为评价中医理论和方法不科学的“唯一准绳”。因此，我们不能简单地用西医的理论和方法去评价中医理论和方法是否科学。

近代科学技术在确立其主导和统治地位的过程中方法论起着关键作用。中医学与西医学最根本的区别是各自文化背景所导致的思维方式不同，从而形成了各自的认识论和方法论。

中医理论作为一种有别于西医理论的理论体系，应在此基础上，建立中医特色质量评价体系。

二、中医药证据质量评价的瓶颈

目前，中医临床文献评价发展还处于初步阶段，主要借鉴了循证医学和临床流行病学方法。采用的评价方法主要是国际上通行的临床文献质量评价方法，还没有形成能够反映中医自身特色的评价体系。针对中医临床治疗性文献的评价，目前主要使用以下评价方法：CONSORT声明、Jadad标准、Delphi清单和Chalmers量表。其中，越来越多的研究者开始使用CONSORT声明作为评价标准。这些方法主要关注中医临床治疗性文献的质量评价，对于其他类型的中医临床文献（如预防、诊断、中药治疗等），目前还需要进一步发展相应的评价方法和标准。

此外，从循证医学的角度来看，专家意见和病例报告由于不是严格科学试验的结果，被视为主观评价或描述性研究，进而被归类为低级别证据，无法作为推荐的依据。在中医药学领域，经典文献、医案医话、专家经验等长期以来一直指导着中医的临床实践，记录着中医药学科的发展。实践证明，这些资料在有效地指导中医临床实践、评价中医临床疗效和记录中医药学科发展方面发挥着重要作用。因此，对中医古籍资源以及人用经验等证据评价的难题仍未得到解决。

中医是一门具有独特规律特点的实践医学，中医临床文献是中医自身实践经验总结和规律记录的重要来源。传统的中医文献记录模式对于传承中医临床实践经验起了巨大的推动作用，是不可忽视的宝贵财富。因此，在评价中医临床文献质量时，我们需要考虑循证医学中从文献到评价再到疗效的严格评判过程，同时也必须兼顾中医发展的自身规律特点。我们不能完全照搬循证医学对现代医学的文献评价标准，而是要根据中医临床特点的地方实际结合科学评价体系，建立适合中医临床特点并促进中医临床发展的文献评价体系。

三、中医药证据质量评价工具现状

（一）中医古籍证据质量评价标准

中医古籍证据循证评价的关键是筛选出适合中医古籍证据评价的指标，但是由于中医古籍文献的特殊性，该项研究具有一定的困难。目前，相关研究多是建议或阐述研究思路，如刘迈兰等在其研究中，对中医古籍证据的评价提出2条建议：一是借鉴现代期刊中引用率的计算，并可按照引用率的计算结果排序后作为证据分级的依据；二是对研究方法的建议，即在研究过程中组织国内外相关领域专家结合其经验研制相对客观的标准，然后对古籍证据进行分级。该建议结合现代研究中的思路与手段，从具体细节即引用率的计算及总体的研究方法即专家咨询法提供研究思路，对中医古籍证据的质量评价研究具有很好的启发性。

在针灸证据研究方面，有学者应用现代循证医学思想及方法初步构建了针对针灸证据的评价体系。在其构建过程中认为，古代针灸医籍中包含的临床诊疗经验是针灸临床决策中不可忽视的重要证据，因此提出在其评价体系中将中医古籍关于针灸的证据与现代针灸临床证据结合进行证据质量的评价与分级。在其研究中，将中医古籍中的证据称作“古籍转录证据”。

（二）中医古籍证据质量分级标准的研究进展

现代研究证据的报告形式与内容较为规范，证据的研究类型也较为明确，在循证研究中对证据级别的划分主要根据临床研究类型进行分级。在中医药证据研究领域，部分研究者借鉴其思路，将中医古籍证据作为证据塔的某一级别。

如刘建平将“长期在临床上广泛应用的史料记载”即有关中医古籍证据划分为Ⅳ级，但其在近期更新的研究中强调，中医古籍证据与现代临床研究证据由于内容、体例等多方面差异，两者用同一尺度来衡量是不恰当的，所以新版主要针对中医药现代临床研究证据制定了分级标准，并对现代临床研究证据的分级及升级、降级标准给予了详细说明。

（三）中医药真实世界研究技术规范

2020年国家药品监督管理局发布的《真实世界证据支持药物研发与审评的指导原则（试行）》（可以从网站下载，网址：https：//www.nmpa.gov.cn/xxgk/ggtg/qtggtg/20200107151901190.html），是我国首个关于真实世界证据支持药物研发与审评的指导文件。同年，国家药品监督管理局公布《中药注册管理专门规定（征求意见稿）》，强调了中药的研制应当符合中医药理论，注重体现整体观及中医药原创思维，注重临床实践基础；特别提出中药人用经验是指在长期临床实践中积累的用于满足临床需求，具有一定规律性、可重复性的关于中医临床诊疗认识的概括总结。

依据《真实世界证据支持药物研发和审评的指导原则（试行）》，评价真实世界证据应依从两个主要原则：一是真实世界证据是否可以支持需要回答的临床问题；二是已有的真实世界数据是否通过科学的研究设计、严谨的组织实施及合理的统计分析得到所需的真实世界证据。对真实世界证据的质量评价，首先应明确研究类型及生成证据的类型；其次评估其研究设计类型可能存在的偏倚风险和证据综合时需要考虑的方法学要素，本规范在不同类型真实世界证据质量的评价方法中所列各种评价工具分别体现了各研究类型中需着重考虑的偏倚风险；最后充分考虑证据的内部真实性和外部真实性，根据评价原则、设计类型和证据综合的评价方法进行综合评价。中医药真实世界证据评价还需要结合中医药自身的特点进行。

评价真实世界证据的质量，可以分为内部真实性评价和外部真实性评价。内部真实性评价主要通过对产生各种证据的研究进行方法学偏倚风险评价来实现。外部真实性评价，即对于外推性的优劣，需要结合产生证据的人群、干预或暴露、对照、结局和研究场所与拟外推情境的符合程度来判断。真实世界证据质量评价需区分针对经典研究设计类型直接形成的真实世界证据的评价和针对经典研究设计类型改良后形成的真实世界证据的评价两种类型。真实世界证据质量评价工具和报告规范汇总表见表4-17。

表4-17　经典临床研究设计与真实世界研究设计

分类	经典临床研究设计	限定/改良	真实世界研究设计
观察性研究设计	前瞻性队列研究（使用真实世界研究数据）	真实世界日常或医疗数据	真实世界前瞻性队列研究设计
	回顾性队列研究设计	—	回顾性队列研究设计
	双向性队列研究设计（使用前瞻性真实世界研究设计）	前瞻性真实世界日常或医疗数据	真实世界双向性队列研究设计
	注册研究	—	注册研究
	病例对照研究设计	—	病例对照研究设计
	巢式病例对照研究设计（使用真实世界研究数据）	真实世界日常或医疗数据	真实世界巢式病例对照研究设计
	横断面研究设计	—	横断面研究设计
	病例系列研究	—	病例系列研究
	病例报告设计	—	病例报告设计
干预性研究设计——基于随机对照设计	实用性随机对照试验设计	—	实用性随机对照试验设计
	随机交叉临床试验设计	非安慰剂对照的研究数据	真实世界随机交叉临床试验设计
	单病例随机对照试验设计	非安慰剂对照的研究数据	真实世界单病例随机对照试验设计
	随机征求许可试验设计	非安慰剂对照的研究数据	真实世界随机征求许可试验设计
	基于患者意愿的随机对照试验设计、技能型随机对照试验设计	非安慰剂对照的研究数据	真实世界基于患者意愿的随机对照试验设计、技能型随机对照试验设计
干预性研究设计——基于非随机对照设计	单臂试验设计	无对照/使用真实世界数据、非安慰剂研究数据或观察性研究数据作为对照	无对照单臂试验/使用真实世界数据/非安慰剂研究数据/观察性研究数据作为对照的单臂试验

续表4-17

分类	经典临床研究设计	限定/改良	真实世界研究设计
	同期非随机对照试验	非安慰剂对照的研究数据	真实世界同期非随机对照试验
	历史对照试验	非安慰剂对照的研究数据	真实世界历史对照试验
	自身对照试验	非安慰剂对照的研究数据	真实世界自身对照试验
	交叉试验设计	非安慰剂对照的研究数据	真实世界交叉试验设计

第五章　中医药证据合成

循证医学是医学发展的必然趋势，中医药也需要遵循循证医学的理念和方法实现现代化和国际化。循证医学的原则和方法可以指导中医药领域的科学研究和临床实践，包括设计严谨的临床试验方案和根据最佳证据指导临床实践。这是中医药临床和科研发展的趋势。

Cochrane协作网提倡“我们都是循证医学的实践者”。医务工作者和医学生在中医药研究方面也是循证医学的实践者。循证医学的实践可以采用两种模式：一种是“有证、查证、用证”模式，即通过查找现有证据解决实践中的问题，医生/医学生在这种模式下是证据的使用者，需要培养检索和使用证据的能力；另一种是“无证、创证、用证”模式，即在没有现成证据可用时，制作证据供使用，医生/医学生可以作为循证医学证据的提供者。

系统评价/Meta分析目前被认为是最高等级的循证医学证据，在中医药领域也得到广泛应用，为中医药循证实践提供了证据资源。

第一节　系统评价概述

有人将循证医学与系统评价的概念相混淆，认为系统评价与实践循证医学相等同，这种想法是不正确的。系统评价只是为循证医学提供证据的一种工具，是鉴定并获取证据的最佳方法。但证据有多重级别，除了系统评价外，还有别的研究类型。

一、简介

（一）系统评价的基本概念

系统评价（Systematic Review，SR），也叫系统综述，针对有意义的医疗卫生保健问题（如各种临床问题，包括病因、诊断、治疗、预防和护理等），系统、全面地搜集国内外所有发表或未正式发表的研究结果，遵循正确的文献评价原则，采用恰当的文献评价方法和流程，筛选出符合纳入标准的研究文献及相关数据，并对其进行定量和定性的分析、综合，最终得出综合、可靠的结论。

（二）系统评价与传统综述的区别

尽管系统评价与传统综述都属于文献综述，但是两者在方法、数据搜集、分析、结果表达等方面存在显著的区别：传统综述（Narrative Review）的方法受限于作者个人的知识和信念，缺乏客观的方法，在方法方面，传统综述采用定性方法，依赖作者的主观理解和解释；在数据搜集方面，传统综述仅搜集某一领域的相关文献资料，并不要求全面；在分析方面，传统综述依赖作者的综合分析、归纳整理和提炼研究现状、最新进展、学术见解或建议；在结果表达方面，传统综述提供对领域研究概况和发展方向的主观介绍和阐述。相对于传统综述，系统评价更加严格和客观，通过系统性的方法进行文献筛选和分析，旨在提供可靠的证据来回答特定的研究问题。系统评价对于指导决策、制定指南和推动实践具有更高的权威性和可信度。这也为什么我们把“Systematic Review”翻译成系统评价，因为“评价”一词更为贴近这一方法的内涵。

（三）系统评价与Meta分析的区别

作为公认最好的二次研究方法，系统评价和Meta分析也被认为是产生高质量循证医学证据的重要方法。那么这两者之间的关系是怎样的呢？

在循证医学中，系统评价分为定性系统评价（Qualitative Systematic Review）和定量系统评价（Quantitative Systematic Review），其中，Meta分析属于定量系统评价。Meta分析是一种统计分析方法，能够对多个独立且可合并的临床研究进行定量分析。然而，仅仅采用统计方法合并多个临床研究，并不能保证结论的真实性和可靠性，而是需要恰当、合理、科学的方法来搜集、选择和评估临床研究数据。目前，Meta分析与系统评价常常被混淆使用，但它们在方法和目标方面存在明显的区别。系统评价是一个更广泛的概念，包括系统性搜集、评估和综合所有相关研究证据的过程，而Meta分析是系统评价中一种特定的统计分析方法。系统评价和Meta分析的关系见图5-1。

另外，在应用方面，如果纳入研究间不存在临床异质性，且能够获取恰当的定量数据，则可进行Meta分析。但如果纳入的研究间存在临床异质性，不能合并，或者研究数据不完整，则无法进行Meta分析。

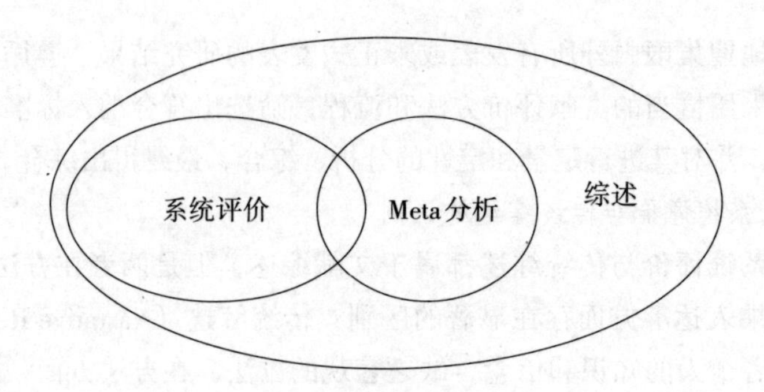

图5-1 系统评价和Meta分析的关系

二、系统评价的偏倚来源及其控制

系统评价的偏倚主要来源于文献检索、研究选择和数据提取等过程中产生的偏倚以及所纳入的各个研究内在的偏倚。由于系统评价采取了诸如制订检索策略、进行“倒漏斗”分析、预先确立研究选择的纳入与排除标准以及评估纳入研究的方法学质量等有效措施对可能存在的偏倚进行控制、识别以及描述，因而能够大大地减少偏倚。

（一）偏倚的来源

偏倚的来源可主要归纳为以下几类，其中前3类是综述撰写过程中来源的偏倚。

1. 文献检索过程中产生的偏倚

在文献检索过程中可能会出现以下几种偏倚：

（1）发表性偏倚：相较于阴性结果，阳性结果的研究容易得到报道或发表，因此会导致对干预措施效果的片面夸大；

（2）定位性偏倚：定位性偏倚指所制定的检索策略或采用的检索工具不具有代表性，如仅检索中文数据库或英文数据库；

（3）语种性偏倚：语种性偏倚指仅将检索范围限定在某种特定语种，忽略其他语种的文献；

（4）索引性偏倚：由于数据库数据标引不准确，导致所需文献未被正确检出；

（5）查找性偏倚：由于检索用词不当或检索策略失误，导致检索结果偏离目标；

（6）引用性偏倚：在扩大检索范围时，由于阳性结果更容易被引用，导致阴性结果的文献相对不易被检出；

（7）多重发表偏倚：研究结果以多种形式多次发表，导致结果在文献中重复出现，引发偏倚。

2. 文献选择过程产生的偏倚

（1）选择者偏倚：选择者偏倚指由于选择者在纳入研究时的主观判断不准确而导致的偏倚；

（2）纳入标准偏倚：纳入标准偏倚指由于文献纳入标准与排除标准不准确而产生的偏倚。

3. 数据提取过程中产生的偏倚

（1）提取者偏倚：提取者偏倚指由于研究者在数据提取过程中存在不准确的操作而导致的偏倚；

（2）质量评分偏倚：质量评分偏倚指由于对纳入研究的方法学质量评分不恰当而产生的偏倚；

（3）报告偏倚：报告偏倚指由于纳入的研究未提供所需数据（如阴性结果或无统计学差异的结果）而导致的偏倚。

4. 所选择的研究本身的偏倚

（1）选择性偏倚：选择性偏倚指由于随机分组过程中的偏倚导致的偏倚现象；

（2）实施性偏倚：实施性偏倚指在提供给研究对象干预措施时存在系统偏差而导致的偏倚；

（3）测量性偏倚：测量性偏倚是指由于结局测量时组间差异引起的偏倚；

（4）退出性偏倚：也称排除偏倚，是指由于试验中研究对象退出试验而导致的差异性偏倚。

（二）常见偏倚的控制

对于上述各种来源的偏倚，系统评价均采取各种相应措施尽量予以控制。

1. 文献检索过程中的偏倚控制

（1）系统评价与传统综述的关键区别之一是制定检索策略进行全面检索。传统综述往往在检索过程中存在随意性，较少考虑文献检索的系统性、全面性、完整性和合理的检索策略。相比之下，系统评价通过明确的文献来源渠道和科学规范的检索策略，如电子检索，减少了检索过程中的偏倚。具体措施如下：

①广泛的文献来源和检索方式：系统评价采用多种多样的文献资源和检索方式。例如，对于研究前列腺癌内分泌治疗的检索，可以包括Cochrane Library、

Medline、Embase、CANCERLIT和CBM等电子文献资源和网上文献资源（无语种限制），手工查询可以包括相关专业书籍和期刊，同时可以使用电子检索、手工检索、扩大检索和个人通信等多种方式。

②科学、规范的检索策略：制定科学、规范的检索策略是系统评价的重要步骤。检索策略根据需要选择相关数据库，确定检索途径和检索词，按照一定的逻辑关系组合检索途径和词语，并在检索过程中进行修改和完善。制定科学、规范的检索策略，可以提高查全和查准的程度，并使研究具有良好的可重复性。

这些措施可以减少文献检索过程中的大部分偏倚。例如，发表性偏倚是文献综述中的主要问题之一。为了控制这种偏倚，一种有效的方法是将未发表的研究纳入检索范围。个人通信交流通常是获取未发表研究的重要途径和来源，而其他灰色文献，例如，技术报告、会议文章汇编和研究生论文，也可能包含一些未全文发表的研究。因此，进行多途径检索显然有助于减少发表性偏倚。另外，根据统计数据，在MEDLINE收录的文献中，英语为主要语种，而德语文章更倾向于发表阴性结果的研究。如果仅仅检索MEDLINE，可能会忽略这些阴性结果的研究，受到发表性偏倚的影响。此时，对包括Embase在内的其他重要数据库进行检索是必要的。

（2）数据分析处理过程中对发表性偏倚的识别和控制

系统评价在数据处理过程中特别关注发表性偏倚的识别和控制。其中一种用于检查发表性偏倚的方法是采用漏斗图（Funnel Plot）进行分析。漏斗图的基本思想是，随着研究样本量的增加，纳入研究的效应值精度也增加。其通过以单个研究的治疗效应估计值（X轴）对应各个研究样本大小的量值（Y轴）构成散点图，展示效应值的分布情况。小样本研究的效应值散布在图形下方，而大样本研究的效应值在图中则逐渐变窄，形成类似倒漏斗的形状。在没有偏倚存在的情况下，漏斗图呈对称形态。如果漏斗图呈不对称或不完整的形状，则可能存在发表性偏倚，通常是由未发表的阴性结果引起的。倒漏斗图形的不对称程度可以通过回归分析来确定——直线在X轴的截距大小表示不对称的程度，如果直线经过原点，即截距为零，表示完全对称。如果截距不经过原点，则截距越大，不对称程度越高。

2. 文献选择过程中的偏倚控制

传统综述在文献选择方面缺乏严格、统一的标准。通常情况下，作者倾向于选择与自身观点一致的文献来支持他们要阐明的观点。这种基于选择性偏倚的综述可能导致错误的结论。为了减少文献筛选时的选择性偏倚，系统评价采取了以下措施：

（1）制定科学、统一的文献纳入标准和排除标准，根据标准而不是作者偏好选择研究。

（2）由两个研究者独立进行文献选择，并进行核对。如果存在不同意见，则由第三方，最好是专家来进行决定，或通过讨论解决。

（3）在数据处理过程中进行敏感性分析。敏感性分析主要对选用不同模型时效应合并值点估计和区间估计的差异进行分析，以考察结论是否会有变化。同时，根据研究质量评价标准，剔除质量较差的文献，并重新进行Meta分析，以考察结论是否会发生变化。改变文献纳入标准和排除标准，也可以用来观察结论是否会发生变化。如果变化较大，则应警惕可能存在偏倚。如果变化不大，则表示结论较为稳定。

3. 数据提取过程中的偏倚控制

（1）进行数据提取和质量评价的两个研究者应独立进行，对于意见不一致的情况，可以通过讨论解决或由第三方进行决定。

（2）在进行质量评价时，严格遵循临床流行病学或循证医学的相关方法和原则。

（3）合理设计用于提取数据信息的表格，确保数据提取的准确性和完整性。

4. 所纳入研究的偏倚控制

在传统综述中，通常只关注所引用文献的结果和结论，忽视了文献质量、样本大小的科学性以及设计方法的论证强度等因素。对所引用文献的真实性、可靠性和方法学质量进行科学评价的研究较少，这可能导致忽视存在的偏倚。相比之下，系统评价对纳入的研究进行方法学质量评估，根据科学、统一的标准排除低质量文献，并将符合条件的高质量研究结果进行合并（进行定量处理Meta分析）。这在很大程度上减少了偏倚的影响，避免了发生明显的错误。因此，进行方法学质量评估是判断研究质量的一个标准。随机化和分配隐藏是避免选择性偏倚的最佳方法。同样，对医生、病人甚至研究者等实施盲法是避免实施性偏倚和测量性偏倚的有效方法。此外，系统评价要求研究者对退出病例进行定义和报告，以避免退出偏倚的产生。因此，退出和失访情况的报告也是质量评价的一个标准。意向治疗分析方法和最差情况分析法（“Worst Case” Scenario Analysis）是避免退出偏倚的有效方法。这些方法和标准有助于提高系统评价的质量，并减少偏倚的影响。

目前尚无质量评价的“金标准”方法，常用的是Jadad量表（Jadad Scale）。

根据Jadad量表评分，1～2分表示低质量研究，4～5分表示高质量研究。然而，Jadad量表未强调随机方案的隐藏这一质量因素，因此，在进行系统评价时，通常在Jadad量表的基础上加入随机隐藏。Cochrane系统评价将分配隐藏按照恰当（A级）、不清楚（B级）和不恰当（C级）进行分级。A级：恰当，即采用了足够措施隐藏分配，如中心随机化，连续编号的、不透光的、密封的信封；或其他令人信服的关于隐藏的描述；B级：不清楚，即不清楚隐藏的试验，指作者未报道分配隐藏或报道的隐藏不属于A类；C级：不恰当，即隐藏措施不够，在试验中分配未隐藏，如采用交替分配或按病案号分配。

方法学质量评价在系统评价中具有以下意义：作为纳入研究的标准；解释研究结果间的差异性（异质性）；作为敏感性分析的依据；为研究结果的统计学分析赋予权重，即结果越精确（可信区间越窄），权重越大。

（三）控制系统评价偏倚的其他方法

1.按科学、统一、规范的过程进行系统评价

在进行系统评价之前，需要先完成研究方案，以确保系统评价的方法是预先确定的。这样可以保持系统评价的严格性和精确性，尽管它是回顾性研究，但所纳入的研究通常是已经完成并公开发表的。这种前瞻性的方法有助于保持系统评价的科学性和统一性。

2.纳入研究数据的Meta分析

Meta分析是对研究数据进行合并和计算总体效应的方法。通过增加样本量，Meta分析可以增加结论的可靠性，解决研究结果的不一致性。

3.对缺失资料的处理

系统评价应尽可能妥善处理缺失资料。常见的处理方法包括与纳入研究的作者联系以获取所需资料，采用“最差情况”分析将缺失资料按全无效处理，以及进行敏感性分析，排除缺失资料研究以检验结果的效应强度。

4.系统评价对结果的判断和解释

系统评价对结果的判断和解释应非常谨慎，尽量接近客观，避免受到作者固有观点的影响。在讨论和结论部分，应对以下方面进行阐明，以帮助读者做出决策：

（1）证据的强度

讨论纳入研究的方法学质量及其不足之处、系统评价本身的方法和结论的稳定性以及未纳入系统评价的其他有意义的研究结果。这有助于读者在做出医疗决策时进行权衡。

（2）结果的实用性

阐明系统评价的结论适用于哪些特定人群，干预效果受哪些因素的影响。例如，某种治疗方案可能只适用于特定阶段的患者，其疗效可能受到种族差异、疾病特征等因素的影响。读者需要根据纳入研究对象的背景来判断证据是否适用于个体患者。

（3）提供其他相关信息

系统评价还应提供与决策有关但不能同时兼顾的信息，如干预措施在临床实践中的现状、风险和危害以及成本-效益等。

（4）结论的描述

系统评价应总结其结果对临床实践和下一步临床试验研究的指导意义，供读者参考。鉴于不同人根据相同证据可能做出不同决策，系统评价的目的通常是提供信息，而不是急于得出结论或提出具有倾向性的建议和意见。讨论和结论应有助于人们正确理解证据的含义及其与实际决策的关系。

（5）改进和更新系统评价

系统评价在一定时间后应进行改进和及时更新，纳入新的相关研究结果进行重新汇总分析，观察其对原结论的影响，以得出更新和更准确的结论。

总之，系统评价撰写规范，采取质量保证措施，较好地控制偏倚，是回答相关临床实践问题的最佳证据。

三、系统评价的前瞻性注册

系统评价和Meta分析被广泛认为是为临床决策提供最佳证据的方法。为了确保研究的透明性、稳定性和最小偏倚化，每个利益相关者都有责任采用更优的方法和手段。在1993年，Cochrane协作网成立时就要求研究者注册系统评价的题目并提交计划方案，这一模式至今仍在使用。2010年，莎伦·施特劳斯和大卫·默赫呼吁所有系统评价都应该进行注册，以减少发表偏倚并促进制作过程的透明化和合作化。2012年，莱利斯·斯图尔特等介绍了系统评价和Meta分析注册的意义，以及对研究者、委托者和资助方、指南制定者、同行评议者、期刊编辑和公众的意义。系统评价和Meta分析注册平台的推出与临床试验注册平台的推出目的一致。总体来说，系统评价和Meta分析注册的作用包括：避免偏倚、降低重复研究、保证透明化、便于检索和使用、加强国际合作。注册平台有助于同行和公众更好地了解研究信息和资料，获取参与国际同行研究的机会，并发表高水平的研究报告。

(一) 已有注册平台简介

已有的系统评价和Meta分析注册平台包括：Cochrane协作网、PROSPERO国际化注册平台、JBI循证卫生保健中心、Campbell协作网和环境证据协作网（CEE)。Campbell协作网主要关注社会领域如教育、犯罪司法和社会福利；JBI循证卫生保健中心主要关注质性研究和护理领域；CEE主要关注环境政策与管理领域；而Cochrane协作网和PROSPERO国际化注册平台是医学领域应用最广泛的机构。

1. Cochrane 协作网

Cochrane协作网系统评价注册的基本过程为：选择主题、联系相关CRG、提起标题注册申请、获得批准、获取账号、完成计划书、发表计划书、完成全文、发表全文。选题可自选后申请，亦可从各CRG网站中公布的空标题中进行选择申请，还可以申请处于“Withdraw”状态的标题。

目前，Cochrane协作网系统评价主要关注5大领域：干预性、诊断试验准确性、方法学、定性研究和预后研究。这类系统评价从注册标题开始，使用统一的专用软件Review Manager进行撰写及管理。Cochrane协作网系统评价的研究方案是必须发表在Cochrane图书馆，亦可发表于其他刊物，如*Systematic Reviews*、*BMJ Open*等。制作完成的系统评价优先发表于Cochrane图书馆，亦可在得到相关的CRG批准后发表于其他刊物。

2. PROSPERO国际化注册平台

PROSPERO国际化注册平台是由英国国家健康研究所（National Institute for Health Research，NIHR）与评价和传播中心（Centre for Reviews and Dissemination，CRD）合作创建的平台。它于2011年2月18日在加拿大温哥华举行的启动仪式上正式推出。PROSPERO国际化注册平台的主要目标是进一步确保非Cochrane协作网系统评价具备客观性和真实性，为循证决策提供更有力的证据支持。

PROSPERO国际化注册平台的创建是为了填补系统评价注册领域的空白，特别是在非Cochrane协作网系统评价的范围内。它旨在提高系统评价的透明度和可追溯性，减少选择性报道和发表偏差的风险，从而为决策制定者、研究者和医疗保健专业人员提供更全面、准确和可靠的证据。通过注册系统评价的计划，PROSPERO国际化注册平台促进了对系统评价的全球范围内的识别、跟踪和公开透明化，有助于减少重复工作、提高研究质量，并促进卫生领域的知识共享和合作。

PROSPERO国际化注册平台的推出对于推动循证医学的发展和实践具有重要的意义，它为系统评价的质量和可信度提供了更高的保障，并推动了全球范围内的系统评价活动的发展。通过这一平台，研究者和决策制定者可以更容易地找到和访问当前正在进行或已完成的系统评价项目，从而更好地了解现有证据和研究进展。

PROSPERO国际化注册平台致力于接受广泛类型的系统评价和Meta分析，涵盖人类和动物实验等多个领域。然而，以下情况不符合注册要求：(1) 方法学的系统评价和Meta分析必须至少涵盖一个与患者或临床直接相关的结局指标。如果没有相关或直接相关的指标，则不接受注册。(2) 已经完成数据提取步骤的系统评价和Meta分析也不接受注册。只有在数据提取步骤之前注册的项目才被允许。(3) 不接受范围性系统评价和传统综述（Scoping Reviews and Literature Reviews）的注册。(4) 已在Cochrane协作网成功注册的系统评价和Meta分析不接受在PROSPERO国际化注册平台重复注册。注册机构会检测注册是否重复，如果发现已在Cochrane协作网上注册过，该研究的注册将被拒绝。相反，已在PROSPERO国际化注册平台注册的研究计划可以在Cochrane协作网中注册。在PROSPERO国际化注册平台注册的研究计划也可以选择在*Systematic Reviews*等相关期刊上发表。这有助于研究人员向全球范围内的科学界传播他们的研究计划和协议，增加透明度和可追溯性，并避免重复工作。

（二）PROSPERO平台注册流程

PROSPERO的注册流程与其他类似机构相似，包括申请注册、获取注册账号、填写系统评价计划书、审核合格并完成注册。PROSPERO注册平台的网址为https：//www.crd.york.ac.uk/PROSPERO/。在主页界面的右上角，可以找到“Search”“Log in”和“Join”三个选项，分别用于检索已注册的计划书、登录PROSPERO平台和申请注册PROSPERO账号。如果是第一次使用该平台，需要先进行账号注册。点击“Join”后，在随后的界面中按照要求填写相关信息，包括个人信息和专业、学科和研究方向，最后点击下方的“Save details”即可完成注册。完成注册后，可以进行登录操作。

在开始注册之前，建议先输入准备研究的主题词，查询是否已经有相同主题的注册记录。也可以使用主界面右侧的“Search PROSPERO”栏进行检索，可以按照关键词或注册号进行查询。如果检索结果中没有相关主题的记录，就可以继续进行注册计划书的填写。PROSPERO的研究计划注册共有40个条目，每个条目的具体内容和要求可以参考表5-1。

请注意，以上描述是对PROSPERO注册流程的简要概括，具体的步骤和要求可能随时间而有所变化。在进行注册之前，建议访问PROSPERO注册平台网站并阅读最新的指南和说明，以确保按照最新要求完成注册过程。

表5-1 PROSPERO研究方案注册的条目及要求

序号	条目及内容	要求
1	Review title：系统评价/Meta分析标题	必填
2	Original language title：制作者所在国家/母语的标题	选填
3	Anticipated or actual start date：预期或实际开始的日期	必填
4	Anticipated completion date：预期完成的时间	必填
5	Stage of review at time of this submission：在注册时的进度情况	必填
6	Named contact：联系人，就是通信作者但不一定是文章发表的通信作者	必填
7	Named contact e-mail：联系人的邮箱，与条目6相对应	必填
8	Named contact address：联系人地址，与条目6和7相对应	选填
9	Named contact phone number：联系人电话，与条目6至8相对应	选填
10	Organizational affiliation of the review：系统评价/Meta分析隶属于的团体组织	必填
11	Review team members and their organizational affiliations：联系人之外的制作团队成员及其单位	选填
12	Funding sources /sponsors：基金/赞助情况	必填
13	Conflicts of interest：利益冲突	必填
14	Collaborators：合作者	选填
15	Review question：系统评价/Meta分析的评价问题	必填
16	Searches：检索	必填
17	U R L to search strategy：检索策略的链接	选填
18	Condition or domain being studied：研究的疾病、干预、暴露或状态等，即研究的简要背景	必填
19	Participants /population：研究对象，也就是合格标准中的人群或疾病	必填
20	Intervention(s), exposure(s)：干预或暴露	必填

续表5-1

序号	条目及内容	要求
21	Comparator(s)/control：对照/比较	必填
22	Types of study to be included：纳入研究设计类型	必填
23	Context：研究环境	选填
24	Primary outcome(s)：主要结局指标	必填
25	Secondary outcome(s)：次要结局指标	必填
26	Data extraction (selection and coding)：资料提取	选填
27	Risk of bias (quality) assessment：风险偏倚评价	必填
28	Strategy for data synthesis：资料合成方法	必填
29	Analysis of subgroups or subsets：亚组或子集分析	必填
30	Type and method of review：系统评价/Meta分析用到的方法学类型	必填
31	Language：语种，主要填写英语之外的语种	选填
32	Country：国家，通过下拉菜单选择	选填
33	Other registration details：其他注册信息，即填写该系统评价/Meta分析还在什么平台上进行了注册	选填
34	Reference and/or URL for published protocol：该系统评价/Meta分析研究方案发表的引文和/或链接	选填
35	Dissemination plans：传播计划	选填
36	Keywords：关键词	选填
37	Details of any existing review of the same topic by the same authors：该系统评价/Meta分析制作团队已制作完成的相同主题的系统评价/Meta分析的详情	选填
38	Current review status：当前系统评价/Meta分析的状态，通过下拉框选择5种状态中的一种	必填
39	Any additional information：其他任何相关的信息，如更新等	选填
40	Details of final report/publication(s)：本系统评价/Meta分析的最终全文或发表的详情，本条目一般在系统评价/Meta分析制作完成之后来完善	选填

（四）系统评价注册与临床试验注册的异同

临床试验和系统评价/Meta分析均是服务于人类健康保健的重要手段，这两类研究开展方法方面的差别就决定了其注册步骤及内容方面的差异。系统评价是基于原始研究进行定性分析或定量分析合成的二次研究，此类研究的样本相对原始研究而言就大很多。将临床试验的结果或其结局选择性地报告会直接影响到患者的照护，而系统评价是基于一个科学、严谨的步骤，因此其结果可为临床实践指南或健康决策制定提供更为权威的证据。无论是作为原始研究的临床试验的注册还是作为二次研究的系统评价的注册，其目的均是减少发表偏倚和选择性报告结果偏倚、减少不必要的重复工作、加强合作并行辅助优化，都是推动医学研究走向规范化、透明化和全球化的重要手段。

其次，系统评价/Meta分析的开展本身就晚于临床试验，因此对此类研究的注册也相对较晚。由上文的描述不难发现，就注册机构的数量及注册研究的数量而言，临床试验的注册平台明显多于系统评价/Meta分析的注册平台，这与系统评价/Meta分析的发展相对较晚和研究者对此类研究的认识程度不及临床试验是有关联的；就注册机构的成熟性而言，临床试验注册平台发展早，重要的平台间形成了良好的合作，建立了注册的统一标准和规范制度，具有很好的兼容性，而这一点是系统评价/Meta分析注册机构仍有待完善之处。当前，临床试验的注册已经成为一种规范化的制度，得到全球各大期刊的积极响应。虽然系统评价的注册制度还没有得到规范化，但“*PLoS Medicine*”在2011年时已明确表示，该刊在接到系统评价与Meta分析的投稿时，会要求作者提交注册号和计划书，这也预示着系统评价的注册将逐步像临床试验注册一样走向规范化。

再者，系统评价与Meta分析的制作是基于原始研究的，通过对临床试验进行注册，在提高原始研究质量的同时，也是对系统评价质量的提升，可以提供更多的信息确保制作系统评价时进行数据提取、质量评价及分析等。对系统评价的注册，是对其质量的进一步保证；且高质量的系统评价与Meta分析可以反过来指导临床试验的选题及研究方案的设计。因此它们之间是相互促进的。毋庸置疑，系统评价和临床试验的注册在提高研究质量的同时，也能保证报告的规范性。

第二节　系统评价制定的步骤与方法

系统评价是一种严格、系统的研究方法，定期更新，用于为医疗实践和卫生决策提供科学依据。其基本方法和步骤如下：

一、确立题目、制订系统评价计划书

系统评价的题目是临床医疗实践中存在不确定性和争议的重要临床问题。在确定题目之前，需要进行全面且系统的检索，以了解是否已有针对同一临床问题的系统评价或Meta分析，并对其质量和时效性进行评估。题目的确立应明确研究对象的类型、干预措施或比较措施、主要研究结果类型以及研究设计方案。明确这些要素，可以精确定位研究的范围和目标，从而使系统评价的题目更加具体和明确，有助于指导后续的文献检索和研究方法的选择。

二、检索文献

系统评价需要系统、全面地搜集所有相关的文献资料。为避免出版和语言偏倚，应按照预先制定的检索策略，采用多种渠道和系统的检索方法，包括使用文献检索工具和电子光盘检索工具，与同事、专家和药厂联系以获取未发表的文献资料。

三、筛选文献

根据事先确定的纳入标准和排除标准，从搜集到的文献中筛选出能够回答研究问题的相关文献资料是系统评价的重要步骤。选择标准应该根据研究问题的要素进行制定，这包括研究对象、干预措施、主要研究结果和研究设计方案等方面。筛选文献通常包括以下步骤：

1.初筛

根据检索出的引文信息（如题目和摘要），筛除明显不符合要求的文献。对于肯定或不能确定是否符合要求的文献，应查找全文进行进一步筛选。

2.阅读全文

对可能符合要求的文献资料，逐一阅读和分析，以确定是否满足纳入标准。这需要对文献的内容进行仔细审查，以确保其与研究问题相关并符合研究要求。

3.与作者联系

对于一些被排除的文献，如果由于文献中提供的信息不完整、无法确定是否符合要求，或者存在疑问和分歧，可以先将其纳入候选文献，然后与作者联系以获取更多的相关信息。通过与作者的交流，可以补充文献中的信息，并帮助研究者做出最终的选择。

以上筛选过程的目的是确保选取的文献符合事先设定的要求，并具有回答研究问题的潜力。这样可以提高研究的可信度和可靠性，并减少偏倚的影响。图5-2中展示了这一筛选过程的流程。

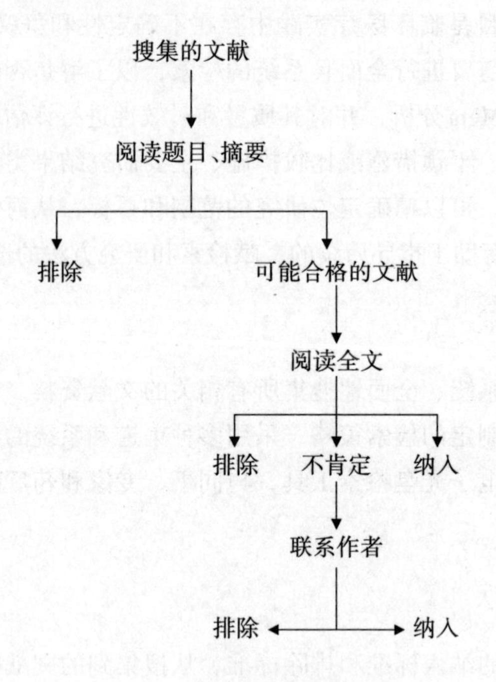

图5-2　选择文献的基本步骤

四、评价文献质量

纳入文献的质量评价是指对临床试验进行质量评估以确定其在研究设计、实施和数据分析过程中是否减少了系统误差和随机误差。对文献的评价应包括3个方面：

（1）内在真实性：即研究结果接近真实值的程度，受到选择偏倚、实施偏倚、失访偏倚和测量偏倚等偏倚因素的影响。

（2）外在真实性：即研究结果是否可以推广到其他人群，与研究对象特征、研究措施的实施方法和结果的选择标准密切相关。

（3）影响结果解释的因素：如药物剂量、剂型、用药途径和疗程等因素，在治疗性试验中起着重要作用。

详细内容已在第四章中进行全面阐述，此处不再赘述。

五、搜集数据

根据制订的调查表和需要搜集的内容，收录有关的数据资料，可参考表5-2，包括：

（一）研究的一般资料

如评价的题目、评价者的姓名、原始文献编号和来源、评价的日期等。

（二）研究特征

如研究的合格性、研究对象的特征和研究地点、文献的设计方案和质量、研究措施的具体内容和实施方法、有关偏倚防止措施、主要的试验结果等，样本量、性别、年龄、疾病分型等（目的：可用于寻找各研究异质性原因、进行敏感性分析）。样本量可用于分析各文献在合并效应里所占的权重，研究特征也可以作为因素，对不同特征进行结局效应量合并，从不同角度对Meta分析的结果进行解读。

（三）结果测量

Meta分析的基本目的就是对结局效应进行估计及对可信区间进行计算，这部分结局效应的提取也是Meta分析的核心。如随访时间、失访和退出情况、分类资料应收集每组总人数及各种事件发生率、连续资料应搜集每组研究人数、均数和标准差或标准误等。结局效应数据：二分类数据、连续型数据、有序数据、单样本率、时间-事件数据（用于结局效应的合并）。原始研究方法学：随机化、盲法、失访等（用于文献的质量评价）。

下面介绍二分类数据、连续型数据、诊断性试验数据、生存-分析数据在原始文献中的表现形式，提取数据的形式及结果分析指标。

1. 二分类数据提取

这类数据在Meta分析中最常见，常用比值比（Odds Ratio, OR）值、相对危险度（Relative Risk, RR）值进行合并效应量的描述。

（1）数据提取形式：数据提取较为简单，只要找到各组的事件发生数和总人数。

（2）合并效应量计算：根据以上搜集到的数据可以计算出相对危险度、比值比或危险差（Risk Difference，RD），最终计算合并效应量（合并RR、OR或RD）。RR：干预组结局发生的频率除以对照组结局发生的频率（随机对照试验、队列研究、横断面研究）；OR：在病例组中暴露的可能性除以对照组中暴露的可能性（病例对照、横断面研究）；RD：干预组和对照组结局发生频率的差值（随机对照试验、队列研究、横断面研究）。

2. 连续型数据提取

这类数据在Meta分析中也比较常见，常用WMD、SMD进行合并效应量的描述。

（1）数据提取形式：数据主要有各组总样本量、均数、标准差。

（2）合并效应量计算：根据以上搜集到的数据可以计算两组的差值，最终计算合并效应量。

3. 诊断性试验数据提取

这类数据的提取和上面两种有明显的区别，常用诊断比值比反映诊断的准确性。诊断性试验数据包括真阳性的例数、假阳性的例数、假阴性的例数、真阴性的例数。

（1）数据提取形式：主要提取诊断试验阳性数、金标准阳性数、诊断试验阴性数、金标准阴性数。

（2）合并效应量计算：根据搜集的数据，计算诊断比值比，它是诊断性试验Meta分析中一个常用的综合评价指标。它将灵敏度和特异度、阳性似然比和阴性似然比等指标融入一个指标中，用来说明某种试验阳性结果的机会是阴性结果的倍数。

4. 生存-时间数据提取

生存-时间数据是时间相关事件的一类数据，既能反映事件发生状态，也能反映这一结果经历的时间。这一类数据的特点是会出现删失数据，一般我们会用风险比来描述这一类数据。

（1）数据提取形式：如果有事件的时间，可利用Cox回归计算风险比的对数及其标准误差，不过一般研究都会列出风险比及可信区间，可以用RevMan软件将其转化为风险比的对数和标准误差。

（2）合并效应量计算：风险比指某一种干预措施的应用所产生的风险率与不采用该干预措施对照时所生的风险率比值，该指标同时考虑到了删失数据对结局的影响。

表5-2　资料提取表

系统评价标题：　　　　　　　　　　文献编号：

基本信息表		
原始研究代码		报告代码
评价者代码		评价日期
作者联系方式		
中英文献引用格式（全部作者、题目、杂志名称、发表年份、卷、期、页等）		
方法学特征表		
随机化序列产生及分配序列隐藏	随机对照试验：是 □ 否□ 半随机对照试验：是 □ 否□ 非随机对照试验 是 □ 否□ 交叉试验 是 □ 否□	随机分配序列产生方法： 随机序列隐藏：是 □ 否□ 随机序列隐藏方法： 半随机分配序列方法：
盲法实施对象	患者（受试者）：是□ 否□ 干预者：是□ 否□ 结局评价者：是□ 否□ 统计分析者：是□ 否□	判断依据： 判断依据： 判断依据： 判断依据：
失访/脱落/退出（n：失访人数；N：病例数）	是否随访：是 □ 随访_____周；否 □；未说明 □ 失访人数：试验组_____例，失访原因________________________； 对照组_____例，失访原因________________________________； 脱落/退出：试验组_____例；原因：________________________； 对照组_____例。原因：________________________________；	
选择性报告结局	是 □ 否□ 判断依据：	
意向性分析	是 □ 否□ 判断依据：	
基线资料	是否可比：可比 □；不可比 □；无法判断 □ 判断依据：	
其可偏倚	是 □ 否□ 判断依据：	
参与者特征		
项目	试验组	对照组

续表5-2

基本信息表								
性别(男/女)								
年龄(Mean±SD)			平均:± 岁			平均:± 岁		
被试者来源								
被试者特征			健康人群:是 □ 否□ 患病人群:是 □ 否□;所患疾病名称:________; 诊断标准:					
研究持续时间								
干预措施								
	人数		干预措施描述		具体方法描述 (干预强度、频率及持续时间等)			
试验组								
对照组								
应急处理								
结局指标表								
结局指标	定义(诊断方法、量表名称、阈值设定等)						评定时间及标准	
结果数据表								
计量资料 (结局指标)	治疗组				对照组			测量 时间
指标名称	单位	例数	均值	标准差	例数	均值	标准差	
计数资料 (结局指标)	试验组				对照组			

续表5-2

基本信息表									
指标名称	总例数	显效	有效	无效	加重	总例数	显效	有效	无效	加重
经济学指标(成本)										

注：原始研究代码（第一作者的姓和研究发表年份组成）。

评价者代码：资料提取者的姓名或代码

评价日期：填写该表格的时间

文献引用：刊登该文的全部作者，题目，杂志名称、发表年份，卷、期、页等

六、分析资料和报告结果

对于搜集的资料，可采用定性或定量的方法进行分析，以获得相应的结果。

（一）定性分析（Qualitative Synthesis）

定性分析是采用描述的方法，将每个临床研究的特征按研究对象、干预措施、研究结果、研究质量和设计方法等进行总结并列成表格，以便浏览纳入的研究情况、研究方法的严格性和不同研究间的差异，计划定量合成和结果解释，因此，定性分析是定量分析前必不可少的步骤。

定性资料综合是进行定性研究系统评价的关键环节。定性研究系统评价是系统地对研究证据进行审查以评价其真实性、有效性和关联性的过程。针对研究问题，进行系统检索后纳入定性研究并对其客观地评价、分析，通过资料综合得出结论，根据纳入不同的研究采用不同的证据合成方法。其主要资料综合方式可大体归纳为两类。一类是通过综合原始研究资料，提出新的学说，发展新的概念与理论，例如Meta-民族志与CIS；另一类是对原始研究进行资料概括，其结果是以分析主题的方式，形成描述性或者分析性观点，通过综合各研究之间的观点，对分析的研究提出新的解释与说明，如主题综合法。此外，还有扎根理论、Meta-整合等多种综合方法。

（二）定量分析（Quantitative Synthesis）

定量分析涵盖Meta分析、异质性检验和敏感性分析三个方面。

1. Meta分析

根据数据类型和评价目的，选择适当的效应量和统计方法进行Meta分析。对于分类变量，可以选择比值比、相对危险度、危险度差值和治疗需要的人数等作为效应量来综合结果；对于连续变量，若结果测量采用相同的单位，可以选择加权均数差值；而若结果测量采用不同的单位，例如疼痛评分采用不同的量表，应选择标准化的均数差值。在进行Meta分析时，可以使用固定效应模型或随机效应模型，这取决于研究间的异质性。Meta分析的结果通常使用森林图来表示，用于显示每个研究的效应估计值及其置信区间，以及合并效应的估计值和置信区间。

（1）效应指标的选择

Meta分析是对同一问题的多个独立的研究结果进行的定量综合分析。通过合并效应量（Effect Size，ES）来反映各研究处理效应的大小。若效应指标为均数，ES为加权均数差（Weighted Mean Difference，WMD）或标准化均数差（Standardized Mean Difference，SMD）；若效应指标为率，ES为对数相对危险度；若效应指标为较大的率，ES为两个率的差值；若效应指标为比值比（Odds Ratio，OR），ES为对数优势比；若效应指标为回归系数，ES仍为回归系数；若效应指标为相关系数，ES为半对数两个率之间的比值。Stata中Meta命令还需计算效应量及其标准误差。

Meta统计分析方法分为固定效应模型和随机效应模型两种方法。固定效应模型要求各研究的效应指标间不存在随机误差（Q检验，$P> 0.05$），随机效应模型的各研究总体效应指标间存在随机误差（Q检验，$P< 0.05$），要求资料搜集的研究个数比较大。

①比值比是衡量疾病与暴露之间联系强度的重要指标。它表示某一组中某事件的比值与另一组中该事件的比值之间的比率。比值比为1，表示比较的两组之间没有差异。当研究的结局是不利事件时，比值比小于1表示暴露可能会降低该结局的风险。

比值表示某样本中发生该事件的人数与没有发生该事件的人数之间的比率。例如，在一个由100人组成的样本中，有20人死亡，80人存活，那么该样本中死亡者与存活者的比值为20/80，即1/4或0.25。比值也可以定义为某事件发生的概率与不发生的概率之间的比率。

表5-3为常见的研究暴露（干预）与疾病关系时候的资料总结表。根据流行病学不同的研究设计类型，可以获得以下三种比值比。

表5-3　暴露与疾病关系的四格表

	暴露/exposure	暴露/un-exposure	合计
疾病/disease	a	b	$a+b$
非疾病/non-disease	c	d	$c+d$
合计	$a+c$	$b+d$	

a. 发病比值比：对于队列研究或随机对照试验，可以获得发病比值比。其计算如公式（5-1）～公式（5-3）：

$$暴露（干预）组发病的比值=\frac{a/(a+c)}{c/(a+c)}=\frac{a}{c} \tag{5-1}$$

$$非暴露（非干预）组发病的比值=\frac{b/(b+d)}{d/(b+d)}=\frac{b}{d} \tag{5-2}$$

$$发病比值比=\frac{ad}{bc} \tag{5-3}$$

b. 暴露比值比：病例对照研究不能得到发病比值比，只能得到暴露比值比。其计算如公式（5-4）～公式（5-6）：

$$病例组暴露的比值=\frac{病例中暴露的比值}{病例中非暴露的比值}=\frac{a/(a+b)}{b/(a+c)}=\frac{a}{b} \tag{5-4}$$

$$对照组暴露的比值=\frac{对照中暴露的比值}{对照中非暴露的比值}=\frac{c/(c+d)}{d/(c+d)}=\frac{c}{d} \tag{5-5}$$

$$暴露比值比=\frac{病例暴露的比值}{对照暴露的比值}=OR_{\mathrm{E}}=\frac{a/c}{b/d}=\frac{ad}{bc} \tag{5-6}$$

c. 患病比值比：对于横断面研究，既不能获得发病比值比，也不能得到暴露比值比。横断面研究可以获得患病比值比。其计算如公式（5-7）：

$$患病比值比=\frac{a/c}{b/d}=\frac{ad}{bc} \tag{5-7}$$

由于横断面研究的因果论证强度非常低，因此在使用和解释患病比值比时务必谨慎。

②相对危险度是衡量两组事件率之比的指标。它是反映暴露（干预）与事件关联强度的最有用指标。相对危险度为1，表示比较的两组之间没有差异。当研究的结局是不利事件时，相对危险度小于1表示干预可以降低该结局的风险。

$$相对危险度 = \frac{a}{a+c} / \frac{b}{b+d}$$

需要注意的是，只有队列研究和随机对照试验结果可以直接获得相对危险度。

③危险差也称为归因危险度、绝对风险差或绝对风险降低率，是指干预（暴露）组和对照组结局事件发生概率的绝对差值。例如，干预组感染某种疾病的风险为10%，而对照组为15%，则研究的危险差为-5%。危险差反映了暴露（干预）组中由暴露（干预）因素导致的发病水平（从暴露组的角度考虑）。危险差为0，表示比较的两组之间没有差异。当研究的结局是不利事件时，危险差小于0表示干预可以降低该结局的风险。

通常只有队列研究和随机对照试验结果可以计算危险差。

④加权均数差用于Meta分析中所有研究具有相同连续性结局变量（如体重）和测量单位时。计算加权均数差时，需要了解每个原始研究的均数、标准差和样本量。每个原始研究均数差的权重由其效应估计的精确性决定，例如，每个研究对Meta分析合并统计量的影响大小。Cochrane协作网的RevMan统计软件设定计算加权均数差的权重为方差的倒数。

⑤标准化均数差是将两组估计的均数差值除以平均标准差而得。由于消除了量纲的影响，因此结果可以被合并。风险是指观察对象中发生研究事件的人数与总观察人数之比，而比值是观察对象中发生研究事件人数与未发生研究事件人数之比。例如，24人去滑雪，其中6人跌倒，那么跌倒的风险为6/24=0.25=25%，而跌倒的比值为6/18≈0.33 = 33%。

2. 异质性检验

（1）Meta分析中异质性的定义和分类

纳入同一个Meta分析的所有研究都存在差异，这种差异称为异质性。Cochrane将异质性定义为：广义上描述参与者、干预措施和一系列研究间测量结果的差异和多样性，或那些研究中内在真实性的变异；专指统计学异质性，用来描述一系列研究中效应量的变异程度，也用于表明除仅可预见的偶然机会外研究间存在的差异性。

在Meta分析中，进行异质性检验是为了评估研究间的异质性。常用的异质性检验方法包括χ^2检验和I^2统计量。χ^2检验用于检验各研究效应量是否存在显著的差异，而I^2统计量检验则用于评估异质性的程度。如果异质性检验结果显示存在显著的异质性，可能需要进一步探索异质性存在的原因，并进行亚组分析或敏感性分析。

Cochrane Handbook将Meta分析的异质性分为临床异质性、方法学异质性和统计学异质性。临床异质性是由参与者的不同、干预措施的差异以及研究终点指标的不同引起的变异。方法学异质性是由试验设计和质量方面的差异引起的，例如盲法的应用和分配隐藏的不同，或者由于试验过程中对结局的定义和测量方法的不一致而出现的变异。统计学异质性是指不同试验中被估计的治疗效应的变异，它直接反映了研究在临床和方法学方面的多样性。统计学计算异质性基于数据，其原理是根据各研究的可信区间重合程度来判断是否存在统计学异质性。如果各研究的可信区间重合程度较高，则表示存在较小的统计学异质性可能性；相反，如果各研究的可信区间重合程度较低，则表示存在较大的统计学异质性可能性。临床异质性、方法学异质性和统计学异质性相互独立又相互关联，临床或方法学方面的异质性不一定会在统计学方面表现出异质性，反之亦然。

（2）异质性的识别

按照统计原理，只有在研究之间不存在异质性时，才能对多个研究的统计量进行合并分析；如果研究间差异过大，就不能将它们合并在一起。因此，在进行Meta分析时，必须进行异质性检验。

传统的异质性检验通常是使用Q统计量检验进行。另一个用于定量化异质性的有用统计量是I^2，I^2=[（$Q-df$）/Q]×100%。

这里Q是χ^2统计量，df是自由度（即研究总数减去1）。I^2指标描述了研究间变异占总变异（包括研究间变异和抽样误差的残差）的百分比。如果I^2=0，则研究间变异仅由抽样误差引起；如果I^2<0.25，则研究间存在轻度异质性；如果I^2在25和0.5之间则研究间存在中度异质性；如果I^2>0.5，则研究间存在高度异质性。

除了Q统计量和I^2指标外，还有一些图表法可用于展示异质性或异常值，常见的有标准化Z分值图、星状图、森林图和L'Abbe图等。

需要注意的是，异质性检验方法的检测效能通常较低，当纳入的研究数量较少时，即使存在异质性，也可能无法检测出来。当纳入的研究数量较大时，即使这些研究的效应量是同质的，异质性检验结果可能具有统计学意义。因此，在进行Meta分析时，应综合考虑异质性检验和图形法的结果，并做出综合评价。

(3) 异质性的处理

当进行Meta分析时，如果存在异质性，可以采取以下一系列措施：

①使用多元回归模型获得研究数据

如果可以获得每个研究的原始数据，可以探讨异质性的来源，并对每个研究采用统一的多元回归模型进行分析，以避免由于使用不一致的模型而导致异质性。

②使用随机效应模型的统计方法

采用随机效应模型估计合并效应量，可以部分纠正异质性。在异质性不明显的情况下，与固定效应模型方法计算的结果相似；如果异质性明显，则可以提高估算的可信区间精度，并同时增加检验效能。

③探索异质性

亚组分析：将数据分成更小的单元进行比较，例如按照不同的设计方案、研究质量、发表年代等进行亚组分析。

例如，在一研究非传统抗精神病药对精神分裂症治疗效果的Meta分析中，纳入了52个随机对照试验，其中干预组为非传统抗精神病药，其药物因研究而异，包括氨磺必利、氯氮平、奥氮平、喹硫平、利培酮、沙美特罗羟基萘甲酸盐，对照组为传统抗精神病药（主要为氟哌啶醇、氯丙嗪），文中按干预组药物种类将纳入的研究分为6个亚组进行分析，从而减小了因药物不同而造成的异质性。

亚组分析每次只能对一个变量进行亚组分析，并且对每个亚组都要进行效应量的合并。若要对两个以上的变量进行分析，则应采用Meta回归。

Meta回归：过建立回归方程来反映解释变量与结果变量之间的关系。Meta回归适用于随机对照试验和病例对照研究以及敏感性分析。然而，Meta回归容易受到聚集性偏倚的影响。在数据不齐或纳入的研究数量较少（少于10个试验）时通常不被考虑进行Meta回归。目前Meta回归虽然在RevMan中没有被运用，但在STATA软件中通过"metareg"宏能很好地实现。

Meta回归模型可以表示为：

$$T_i=\beta_0+\beta_1 X_{il}+\cdots+\beta_p X_{ip}+\varepsilon_i$$

其中，T_i为结果变量；X_{il}，…，X_i为影响变异的混杂因素（协变量）；β_0为常数项；β_1，…，β_p为偏回归系数。

当通过建立严格的原始文献纳入与排除标准时，可基本控制异质性来源，使$\beta_1\cdots\beta_p$=0，则Meta回归模型可简化为固定效应模型。

混合效应模型：当纳入模型的混杂因素无法完全解释研究间的变异时，可以在模型中加入随机效应项，形成混合效应模型，即

$$T_i=\beta_0+\beta_1X_{il}+\cdots+\beta_pX_{ip}+\cdots+u_i+\varepsilon_i$$

其中 u_i 为随机效应项，其他与Meta回归模型相同。模型估计采用加权最小二乘法或极大似然估计法，该模型能最大限度地解释异质性来源。但同样存在两大缺点：一是纳入分析的研究数目较小时，不能建立混合效应模型；二是不能进行剂量、反应关系的回归分析。

3. 敏感性分析

敏感性分析是用于评价结果稳定性的一种方法。评价敏感性可从以下几方面考虑：纳入原始研究质量的影响、改变分析方法对结论的影响以及选择性偏倚的存在与否。敏感性分析旨在评估Meta分析结果的稳健性和可靠性。通过在分析过程中对不同的假设、方法或数据进行变化，可以评估这些变化对结果的影响。常见的敏感性分析方法包括排除单个研究、限制特定类型的研究、改变分析模型、重新计算效应量等。敏感性分析的结果可以帮助评估Meta分析结果的稳定性和可靠性，并提供更全面的证据评价。

其常见办法主要有：

（1）根据试验类型、试验对象、干预措施和结果的测量方式调整纳入标准：根据这些因素对不确定是否纳入的试验重新进行排除或纳入，以确保纳入研究的一致性。

（2）比较发表文献和未发表文献：对发表的文献和未发表的文献进行比较，观察加入未发表文献后对原始合并结果的影响程度。

（3）采用不同统计方法和处理方式对同一组研究进行分析：例如，分别使用固定效应模型和随机效应模型进行分析，并将Meta分析结果与原始结果进行比较。

（4）使用分层分析方法：将独立研究根据不同的研究特征分为不同组别，比较各组分层后的结果与合并效应的差异是否具有统计学意义。

（5）对于结果如何报告存在争议或测量方法存在分歧的情况：当对结果如何报告难以达成一致意见，或者无法通过与作者联系解决争议，或者存在对结果的定义或测量方面的分歧时，可以合理地重新分析部分研究结果，并在一定范围内重新分析失访数据。

如果敏感性分析结果与原始分析结果一致，那么该结果加强了原始结果的可信度。如果敏感性分析结果得出不同的结论，这可能提示存在与干预措施相

关的潜在重要因素，需要进一步研究来解决干预效果存在争议的问题。

不做Meta分析：如果异质性过大，特别是效应方向极其不一致，引用平均效应可能会导致误导。在这种情况下，应该考虑放弃Meta分析，只进行一般的定性描述。

4.发表偏倚检验

发表偏倚是对Meta分析结果产生重要影响的因素之一。有多种方法可用于检测发表偏倚，其中最常用的方法是通过观察漏斗图的对称性来判断是否存在发表偏倚。已有的量化方法用于检测发表偏倚的思想各不相同，因此得到的分析结果也有所不同。

（1）线性回归法

为了克服漏斗图只能提供定性判断的限制，Egger等人提出了一种使用线性回归模型来检验漏斗图对称性的方法，称为线性回归法。该方法基于漏斗图的基本原理，通过线性回归模型来评估漏斗图的对称性。具体而言，该方法使用每个纳入Meta分析研究的标准正态离差和精度来构建线性回归模型。在该回归模型中，截距用于度量对称性，其绝对值越大，表示偏倚的可能性越高。斜率表示效应值的大小。从理论上讲，如果数据不来自具有偏倚的样本，那么散点的分布将形成一条通过原点的直线，即截距应为0。

（2）漏斗图回归

为了解决线性回归法中标准差估计存在抽样误差的限制，PetraMacaskill等人提出了漏斗图回归法。该方法的原理是直接使用效应值作为因变量，样本量作为自变量，建立回归方程。如果没有发表偏倚存在，回归直线的斜率应为0，截距则代表总效应值。如果通过假设检验发现回归方程的斜率不等于0，那么提示可能存在发表偏倚的情况。漏斗图回归法能够提供更直接的信息来评估发表偏倚的存在。

（3）秩相关法

Begg等人提出了秩相关检验法用于检验标准化效应值和效应值方差之间的相关关系，或者标准化效应值和样本量的关系。该方法利用秩相关系数来评估这些变量之间的关联程度。通过计算秩相关系数以及进行假设检验，可以确定标准化效应值和效应值方差（或样本量）之间是否存在显著的相关性。秩相关法提供了一种统计工具，用于评估Meta分析中效应值和其相关变量之间的关系，以帮助发现潜在的发表偏倚。

（4）剪补法

剪补法最早由Taylor和Tweedie于1998年提出，但该方法的原始论文并未公开发表。直到2000年，Duval等人在*Biometrics*杂志上发表了一篇关于剪补法的文章，引起了广泛的关注。Duval等人的研究使得剪补法在学术界得到了认可和更多的应用。剪补法是一种用于处理Meta分析中潜在发表偏倚的方法，它通过估计缺失的研究数据，对合并效应进行调整和修正，从而得到更准确的结果。这种方法的提出对于提高Meta分析结果的可靠性和准确性具有重要意义。

作为一种非参数统计方法，其基本思想是先估计潜在的遗漏研究的数量，然后去除漏斗图中不对称的部分，接着估计去除后的中心值。在该中心值周围，将去除的部分和其对称部分填充回去，再次估计这个新的“中心值”，如此反复迭代直至结果稳定。Taylor等人提出了相关的迭代算法，并证明了该算法的收敛性。

剪补法建立在漏斗图严格对称的假设基础上。然而，实际情况往往不是严格对称的，漏斗图可能受到其他因素的影响而导致不对称，例如试验设计的差异可能会引起漏斗图的偏倚。此外，剪补法存在两个缺点：首先，采用不同的方法来表达效应值可能会得出不同的结论；其次，剪补法容易受到极端值的影响。

作为一种非参数统计方法，需要注意的是，剪补法在Meta分析中仅作为一种估计和调整发表偏倚的方法之一，研究人员在应用该方法时应慎重考虑其假设和限制，并结合其他相关的评估方法进行综合分析和解释结果。

（5）Richy法

Richy提出的新方法引入了物理学中的杠杆原理，并计算了X统计量。该方法通过计算X的值来判断是否存在发表偏倚，如果X的值超出了特定的区间范围，就认为存在发表偏倚的可能。

这种方法的基本思想是利用杠杆原理来衡量每个研究对Meta分析结果的影响程度。根据杠杆原理，具有较大杠杆的研究对结果产生的影响较大。因此，通过计算X统计量，可以评估每个研究的杠杆程度，进而判断是否存在发表偏倚。

需要注意的是，这种方法是一种相对较新的方法，其具体计算方式和判断标准可能会因研究领域和具体研究设计的不同而有所变化。因此，在应用该方法时，研究人员需要仔细考虑其原理、限制和适用范围，并结合其他方法和指标来综合评估发表偏倚的可能性。

七、解释系统评价的结果

在解释系统评价时，必须基于研究的结果，内容应包括：

1. 系统评价的论证强度

论证强度取决于纳入研究的设计方案、每个研究的质量、存在的方法学局限、合成结果的效应值大小和方向以及是否存在剂量-效应关系等因素。评估这些因素有助于确定系统评价结果的可靠性和证据的强度。

2. 推广适用性

在确定系统评价结果的应用价值时，首先要考虑干预措施对患者的利、弊关系。其次，要考虑纳入系统评价的研究与患者情况是否相似，包括生物学和社会文化背景、依从性、基础危险度、病情等方面的差异。这有助于确定系统评价结果在不同患者群体中的推广适用性。

3. 卫生经济分析

对干预措施的利、弊和费用进行卫生经济分析。这一分析可以评估干预措施的成本-效益，帮助决策者更好地理解干预措施的经济影响，并在资源有限的情况下做出明智的决策。

4. 医疗和研究意义

评估系统评价结果对临床医师和卫生决策者的实用价值以及对今后研究的指导意义。这有助于医务工作者和决策者做出正确的选择，为未来的研究方向提供指导，推动医疗实践和卫生政策的发展。

（一）森林图解读

森林图是一种基于统计指标和分析方法的图形表示方式。它以平面直角坐标系为基础，在其中以一条垂直的无效线（横坐标刻度为1或0）为中心，使用平行于横轴的多条线段来表示每个纳入研究的效应量和可信区间（Confidence Interval，CI），并使用一个菱形（或其他图形）来表示多个研究合并的效应量及可信区间。森林图简洁而直观地呈现了Meta分析的统计结果，是Meta分析中最常用的结果展示形式。

1. 相对危险度和比值比的森林图

在临床研究中，二分类变量（如发生与不发生）是最常见的数据类型之一。因此，在统计分析中，相对危险度和比值比是经常使用的统计指标。

（1）统计学意义

相对危险度在前瞻性研究（如随机对照试验）中用于比较试验组和对照组之间某事件发生率的差异。它表示试验组某事件发生率相对于对照组的倍数关系，用于评估试验因素与结果之间的联系强度，以及在临床疾病的病因、诊断、治疗和预后中的重要性。

当研究事件的发生率较低时（即四格表中的a和c均较小），比值比与相对危险度近似，而且比值比的可信区间与相对危险度的可信区间也相似。因此，在临床研究中为了简化计算过程，常用比值比来估计相对危险度，并用比值比的可信区间来估计相对危险度的可信区间。因此，从临床实践的角度来看，可以简单地将比值比的临床意义和解释理解为与相对危险度相同。

当总体相对危险度等于1（某个研究的相对危险度的95%置信区间包含1）时，或在森林图中，当某个研究的相对危险度的95%置信区间与无效竖线（横坐标刻度为1）相交时，表示试验组和对照组之间事件发生率的差异在统计学上没有意义，无法确定试验组和对照组的事件发生率是否不同。

当总体相对危险度大于1（或某个研究的相对危险度的95%置信区间的上、下限都大于1）时，在森林图中，某个研究的相对危险度的95%置信区间的横线与无效竖线不相交，并且该横线落在无效竖线右侧，可以认为试验组某事件的发生率大于对照组的发生率，即试验因素可能会增加某事件的发生率。

当总体相对危险度小于1（或某个研究的相对危险度的95%置信区间的上、下限都小于1）时，在森林图中，某个研究的相对危险度的95%置信区间的横线与无效竖线不相交，并且该横线落在无效竖线左侧，可以认为试验组某事件的发生率小于对照组的发生率，即试验因素可能会减少某事件的发生率。

（2）临床意义

当某个研究的相对危险度的95%置信区间包含1时，在森林图中，该研究的95%置信区间的横线与无效竖线相交。这表示试验组的发生率与对照组的发生率相等，无法确定试验因素是否有效。

当某个研究的相对危险度的95%置信区间的上、下限都大于1时，在森林图中，该研究的95%置信区间的横线不与无效竖线相交，并且该横线落在无效竖线右侧。这意味着试验组的发生率大于对照组的发生率。如果研究者所研究的事件是不利事件（如发病、患病、死亡等），试验因素会增加该不利事件的发生，即试验因素为有害因素（危险因素）。如果研究者所研究的事件是有益事件（如有效、缓解、生存等），试验因素会增加该有益事件的发生，即试验因素为有益因素。

当某个研究的相对危险度的95%置信区间的上、下限都小于1时，在森林图中，该研究的95%置信区间的横线不与无效竖线相交，并且该横线落在无效竖线左侧。这意味着试验组的发生率小于对照组的发生率。如果研究者所研究的事件是不利事件（如发病、患病、死亡等），试验因素会减少该不利事件的发生，即试验因素为有益因素（保护因素）。如果研究者所研究的事件是有益事件（如有效、缓解、生存等），试验因素会减少该有益事件的发生，即试验因素为有害因素。

2. 连续型变量的森林图

当分析指标是连续型变量（也称数值变量）时，可选择加权均数差（Weighted Mean Difference，WMD）或标准化均数差（Standardized Mean Difference，SMD）为合并统计量。WMD是指多个研究中两个均数之间的差异，考虑每个研究的权重。它的优势在于保留了原始单位，因此可以直观地反映试验效应的大小，以实际量度的方式进行解释。WMD消除了不同研究之间均数绝对值大小的影响。SMD是指多个研究中两个均数之间的差异除以合并标准差的商。SMD不仅考虑了均数之间的差异，还考虑了不同研究中测量单位的不同。因此，它适用于单位不同或均数相差较大数据的汇总分析。由于SMD是一个无单位的值，因此在解释SMD的结果时需要谨慎，通常依赖专业领域的背景知识和对研究结果的全面理解。

选择使用WMD还是SMD取决于研究的特点和所关注的问题。通常情况下，如果研究中的测量单位相同并且均数差异容易理解，那么使用WMD更为直观。而如果研究中的测量单位不同或均数之间的差异不容易直观理解，那么使用SMD可以更好地综合考虑这些因素。

需要注意的是，无论选择哪种合并统计量，都需要结合其他信息，如置信区间、样本量、研究质量等进行综合评估和解释。此外，对于连续型变量的分析，还可以考虑其他统计量，如加权标准差、平均差异百分比等，以提供更全面的信息。

（1）统计学意义

WMD是指试验组均数减去对照组均数的差异，表示了两组之间在特定连续型变量上的平均差异。WMD等于0表示两组的均数相等，差异无统计学意义。在WMD的森林图中，无效竖线通常位于横坐标刻度为0的位置，表示无差异的基准线。临床工作者可以将SMD的临床意义和解释理解成与WMD相同。SMD是通过将均数差异除以合并标准差来消除不同研究之间的绝对值大小和测量单位的影响。因此，在解释SMD的结果时，可以参考与WMD相似的思路。

总体WMD等于0或某个研究的95%置信区间包含0表示试验组和对照组在特定指标上的均数差异无统计学意义，不能认为试验组和对照组在该指标上不相等。

当总体WMD大于0或某个研究的95%置信区间上限大于0时，在森林图中，若某个研究的95%置信区间的横线不与无效竖线相交且落在无效线右侧，可以认为试验组在该指标上的均数大于对照组在该指标上的均数，即试验因素可能会增加该指标的均数。

当总体WMD小于0或某个研究的95%置信区间下限小于0时，在森林图中，若某个研究的95%置信区间的横线不与无效竖线相交且落在无效线左侧，可以认为试验组在该指标上的均数小于对照组在该指标上的均数，即试验因素可能会减少该指标的均数。

（2）临床意义

当某个研究的95%置信区间包含0时，在森林图中，该研究的95%置信区间的横线与无效竖线（横坐标刻度为0）相交，表示试验组和对照组在该指标上的均数没有统计学差异，即试验因素可能无效。

当某个研究的95%置信区间上限大于0，且在森林图中该研究的95%置信区间的横线不与无效竖线相交且落在无效线右侧时，可以认为试验组在该指标上的均数大于对照组在该指标上的均数。如果研究的指标是不利事件，那么试验因素可能是有害因素（危险因素）；如果研究的指标是有益事件，那么试验因素可能是有益因素。

当某个研究的95%置信区间下限小于0，且在森林图中该研究的95%置信区间的横线不与无效竖线相交且落在无效线左侧时，可以认为试验组在该指标上的均数小于对照组在该指标上的均数。如果研究的指标是不利事件，那么试验因素可能是有益因素（保护因素）；如果研究的指标是有益事件，那么试验因素可能是有害因素。

八、更新系统评价

系统评价的更新是指在系统评价发表以后，定期收集新的原始研究，按前述步骤重新进行分析、评价，以及时更新和补充新的信息，使系统评价更完善。

如果是Cochrane review，一般要求最少两年就要更新，但是如果有最新的RCT发表，也可以提前更新。

第三节　常用Meta分析软件简介

一、RevMan软件

（一）简介

Review Manager（RevMan）软件是Cochrane协作网开发的Cochrane系统评价计划书（Protocol）或全文制作专用软件。采用RevMan软件制作的Cochrane系统评价基本格式包括大纲、摘要、背景、目的、纳入标准、检索策略、方法学描述、纳入研究的描述、纳入研究的方法学质量、结果、讨论和结论等项目。该软件的统计分析功能操作简单易学、结果直观，可便捷地实现数据录入并进行Meta分析，以森林图形式呈现分析结果以及对系统评价进行更新。

（二）下载和安装

Cochrane协作网向系统评价制作者免费提供RevMan软件，RevMan软件是目前Meta分析专用软件中较成熟的一款，下载网址为：https：//training.cochrane.org/online-learning/core-software/revman/revman-5-download，选择与所使用电脑匹配的版本，通过安装向导完成安装。本节以RevMan软件5.4版本为例进行介绍。

（三）操作界面简介

RevMan 5.4主操作界面中由上至下依次为版本号、操作栏、工具栏、大纲栏和内容栏（图5-3）。左侧是以树形目录结构显示的大纲栏，右侧是与大纲栏逐条对应的内容栏。

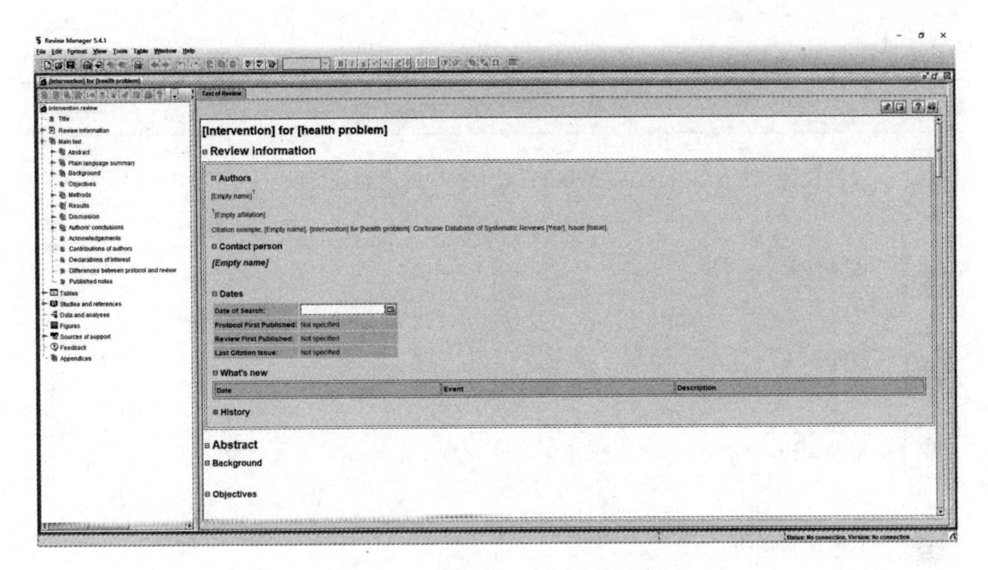

图5-3　RevMan 5.4的主操作界面

Revman软件中快捷功能按钮按顺序介绍如下（表5-4）。

表5-4　Revman软件快捷功能按钮

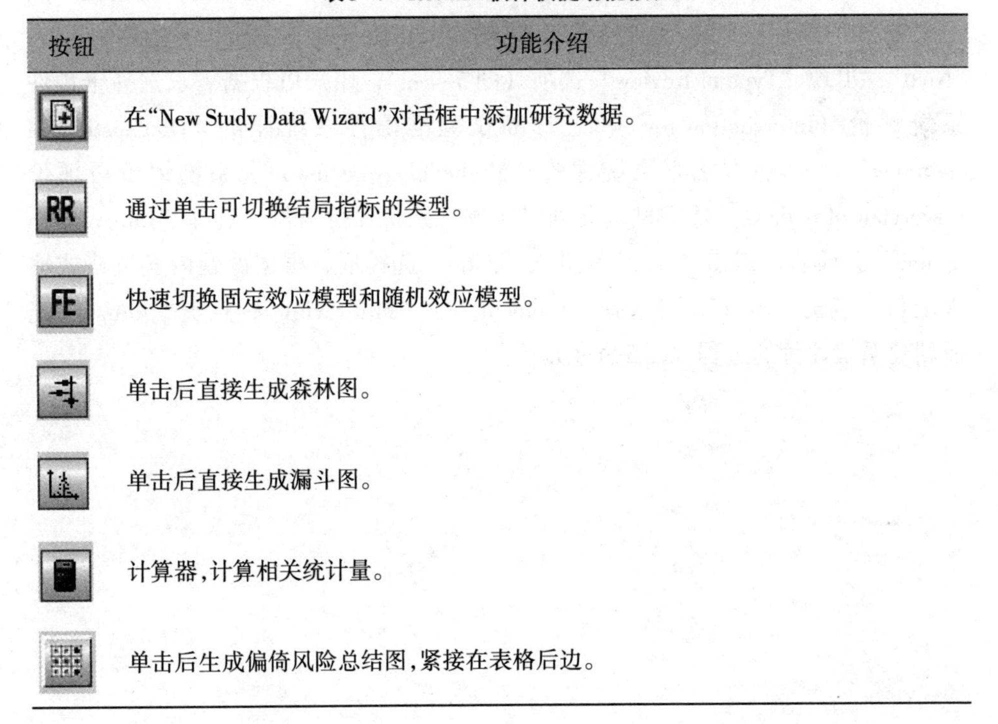

按钮	功能介绍
	在“New Study Data Wizard”对话框中添加研究数据。
RR	通过单击可切换结局指标的类型。
FE	快速切换固定效应模型和随机效应模型。
	单击后直接生成森林图。
	单击后直接生成漏斗图。
	计算器，计算相关统计量。
	单击后生成偏倚风险总结图，紧接在表格后边。

续表5-4

按钮	功能介绍
	属性设置,对"New Outcome Wizard"对话框中的内容进行设置。
	添加注释。
	打印。
	帮助文档。
	表格左右移动。

（四）数据分析与结果解释

1. 新建系统评价

运行RevMan 5.4软件后，从菜单栏中依次选择File→New（或在工具栏中点击最前方的新建按钮）新建项目，出现“New Review Wizard”对话框，点击“Next”，出现“Type of Review”选项（图5-4-a），用户可根据需求选择干预性系统评价（Intervention review）、诊断试验准确性系统评价（Diagnostic test accuracy review）、方法学系统评价（Methodology review）和系统评价再评价（Overview of reviews）等类型。此处以干预性系统评价为例，选择“Intervention review”选项后，点击“Next”，进入“Title”选择框，根据课题内容按格式输入题目，点击“Next”，可选择“Protocol”或“Full review”，点击“Finish”完成新建系统评价的过程（图5-4-b）。

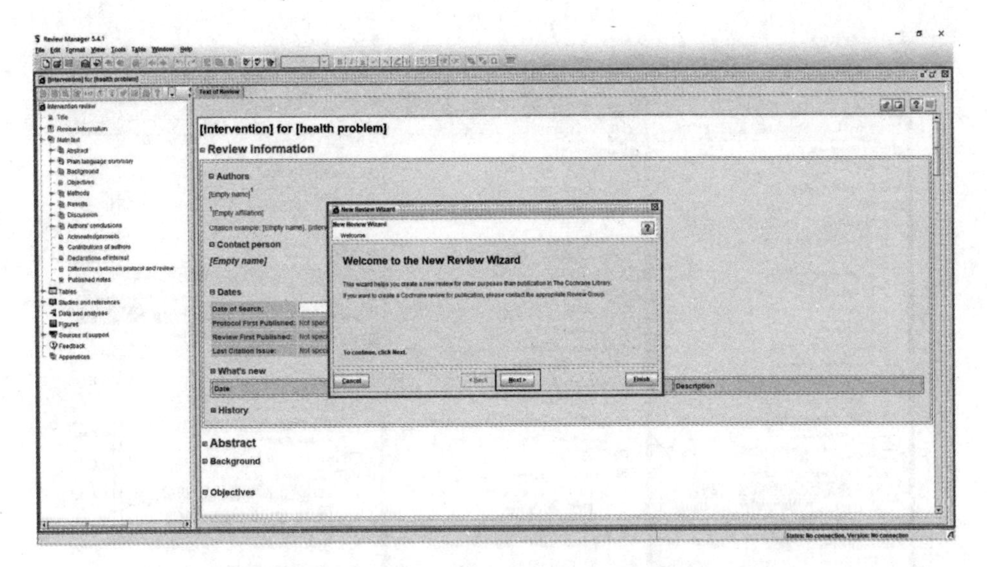

图5-4-a　“New Review Wizard”对话框

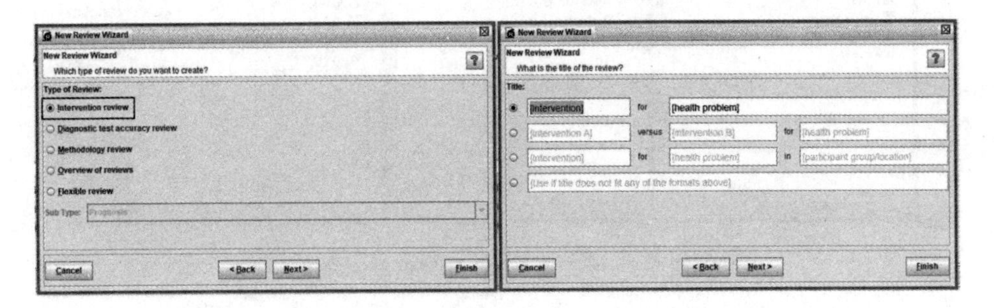

图5-4-b　新建系统评价类型及题目输入格式

2. 输入纳入研究的信息

（1）输入纳入研究的基本信息

输入纳入研究和排除研究信息时，需先给每个研究创建一个研究ID，再添加相关参考文献信息。研究ID格式通常为第一作者的姓氏+研究发表年份，如遇相同ID可通过添加a、b等字母区分，如Smith 2016a，Smith 2016b。RevMan 5.4提供3种输入纳入研究的方法，可以手工输入（图5-5），也可以导入已有文件。每一条参考文献可添加作者、题目、期刊等具体信息（图5-6），也可实现参考文献在纳入研究、排除研究、在研研究和待评价研究间的移动（图5-7）。

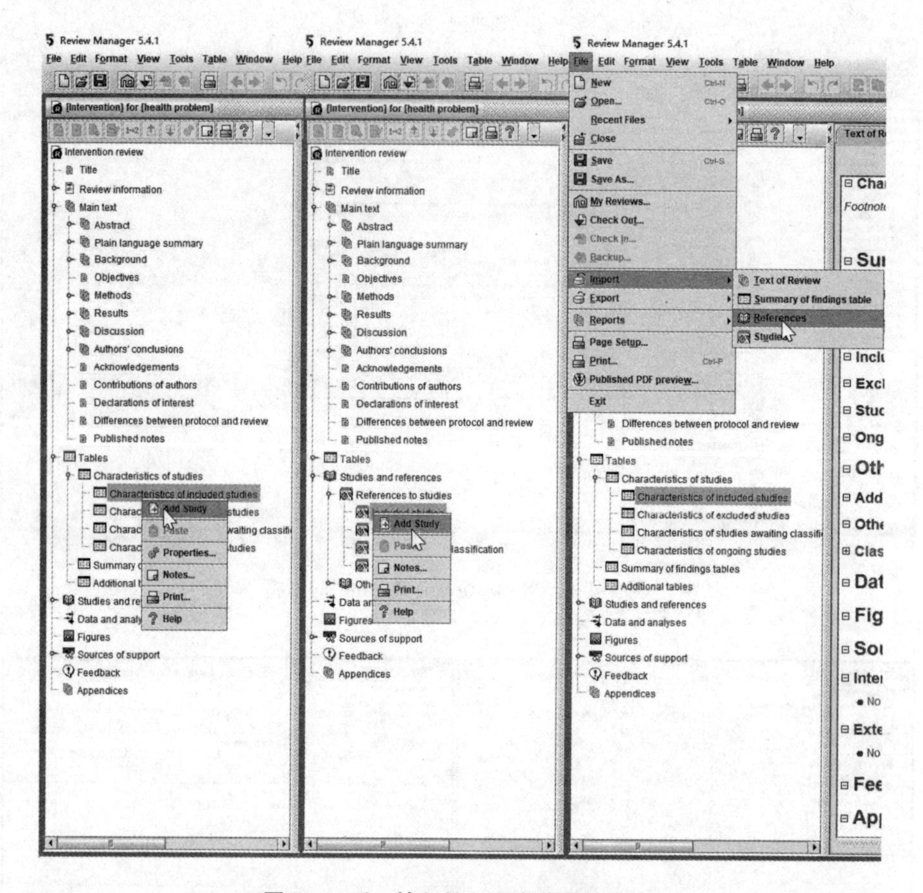

图5-5　手工输入纳入研究信息的方法

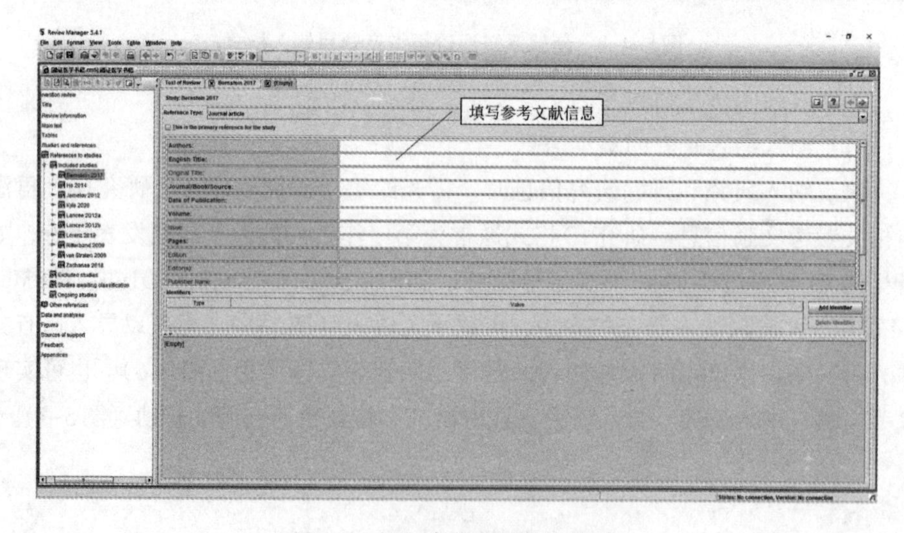

图5-6　添加参考文献具体信息

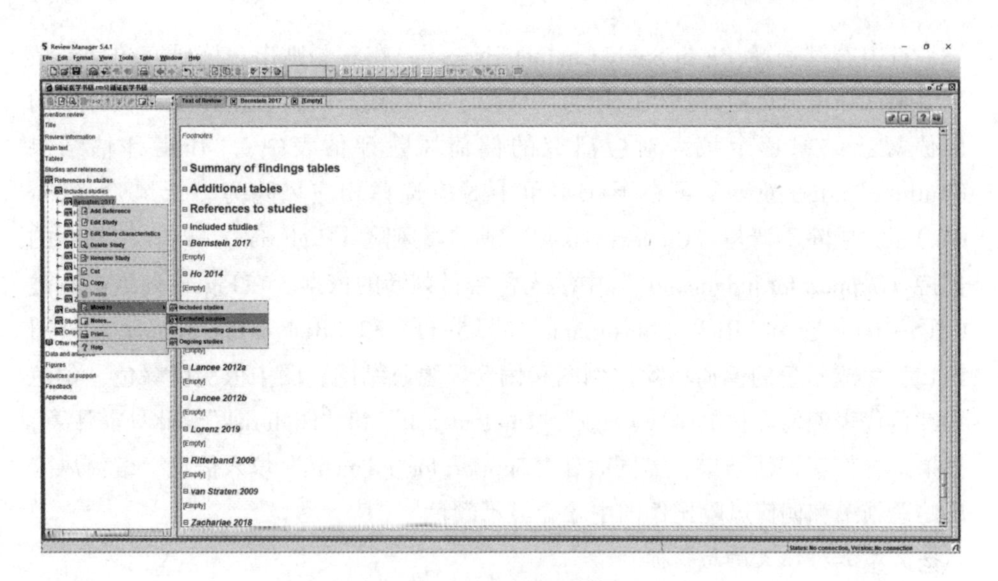

图5-7　移动参考文献

（2）编辑纳入研究的一般情况、特征及偏倚风险评估表

若需进一步定义每个研究的基本信息，可在树形目录中选中某个研究，双击左键或点击右键，选择“Edit Study”，便会出现该研究的基本信息编辑区（图5-8）。

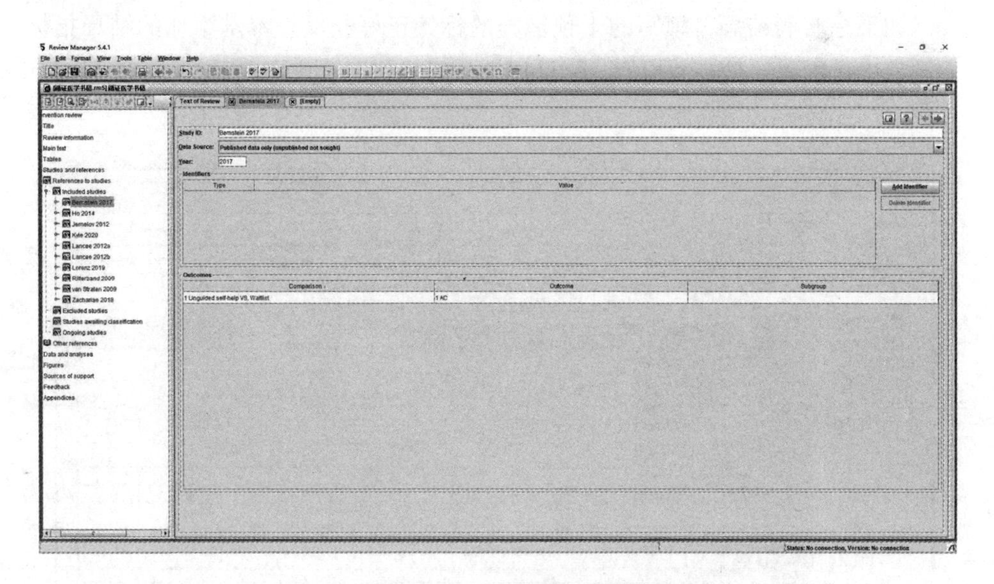

图5-8　纳入研究的基本信息编辑界面

点击右键选择“Edit Study Characteristics”，在右侧则出现该研究的特征情况编辑区和偏倚风险评估表的填写区（图5-9），用户可将根据ROB工具评估的偏倚风险结果逐个填入对应研究的偏倚风险评估表中。“作者评估结果（Authors' judgment）”可在下拉菜单中对应选择相应风险为“低风险（Low risk）”“风险不清楚（Unclear risk）”或“高风险（High risk）”，在“判断的支持（Support for judgment）”中填入各条目判断的依据。在Figure处点击右键（图5-10），选择“Risk of bias graph”（图5-11）和“Risk of bias summary”（图5-12）生成彩色的偏倚风险比例图和偏倚风险总结图，图中依次以绿色、黄色和红色代表偏倚评估的“Low risk”“Unclear risk”和“High risk”。此处需注意，如果选择作者评估结果，需同时在“Support for judgment”填入信息，偏倚风险评估总结图和偏倚风险比例图中才会显示颜色。

3. 添加对比及结局指标

实施数据分析需首先添加对比的干预措施，一个系统评价可以有一组或多组比较（图5-13）。对于每组比较，可根据数据类型添加对应结局指标（图5-14），添加结局指标名称（图5-15），进行属性设置，选择适合的分析方法及图形选项（图5-16）。其中，结局指标可以是计数资料（二分类变量），也可以是计量资料（连续型变量）。需要注意的是，RevMan软件默认不利结局标签的输入，如果是有利结局，填写的干预措施的标签正好相反。本例添加的结局指标是干预接受程度，是有利指标，因此图5-15和图5-16填写的标签刚好相反。

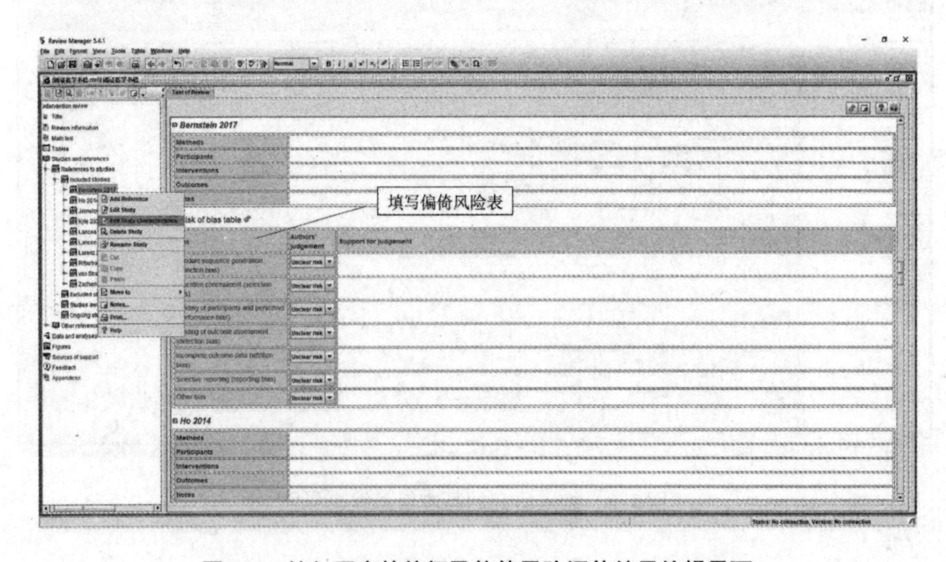

图5-9　纳入研究的特征及偏倚风险评估结果编辑界面

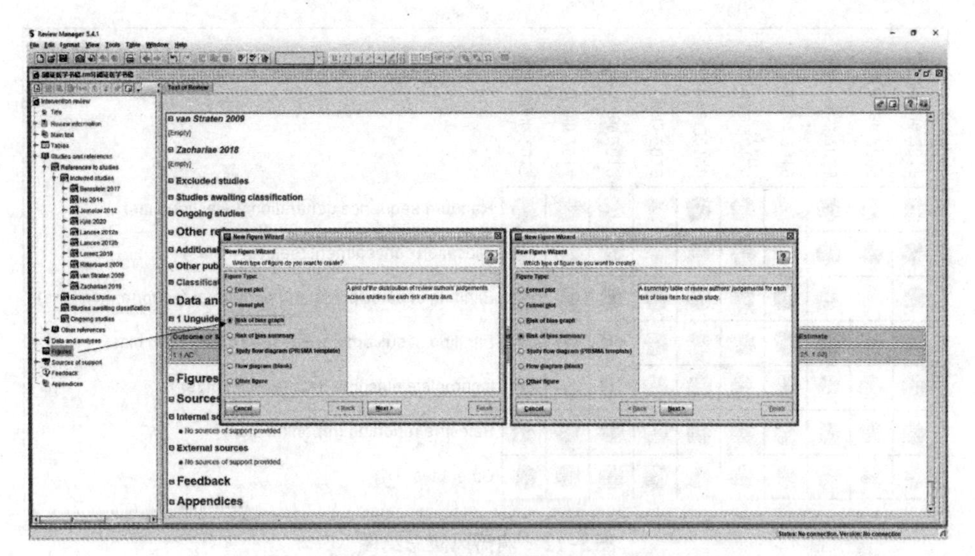

图5-10　添加偏倚风险总结图和偏倚风险比例图

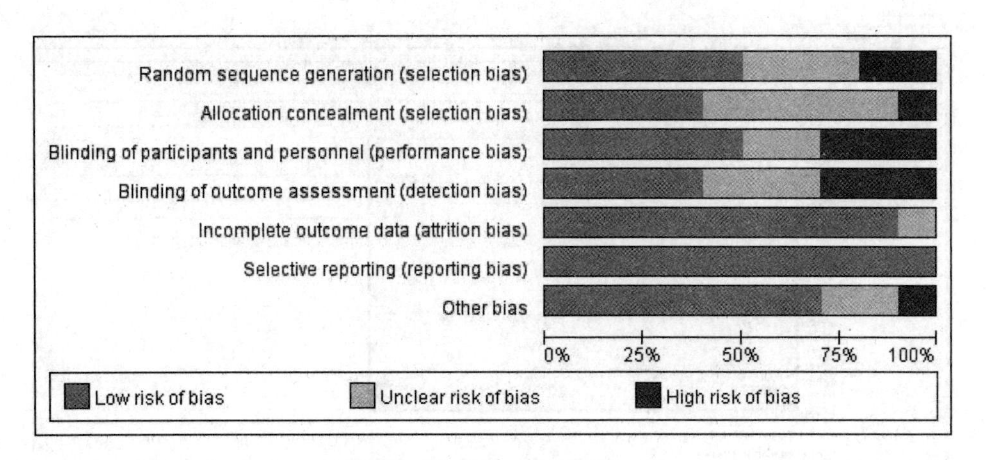

图5-11　偏倚风险比例图

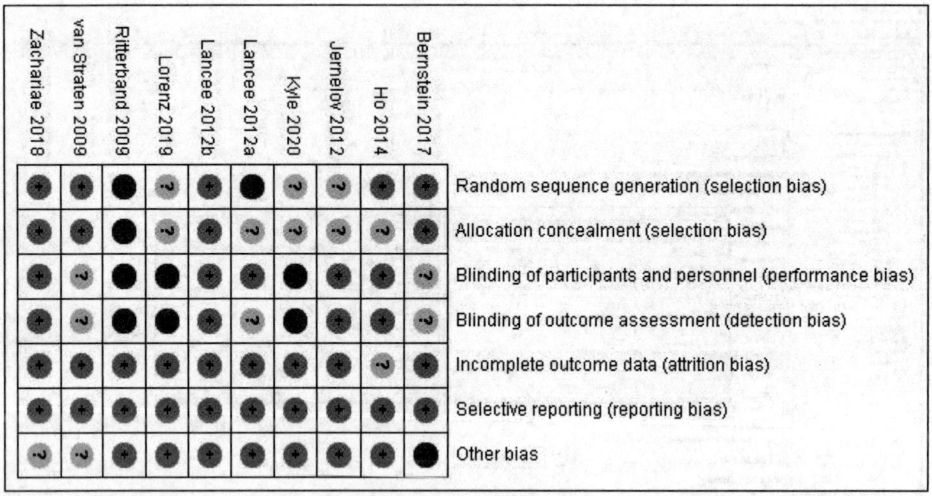

Zachariae 2018
van Straten 2009
Ritterband 2009
Lorenz 2019
Lancee 2012b
Lancee 2012a
Kyle 2020
Jernelov 2012
Ho 2014
Bernstein 2017
Random sequence generation (selection bias)
Allocation concealment (selection bias)
Blinding of participants and personnel (performance bias)
Blinding of outcome assessment (detection bias)
Incomplete outcome data (attrition bias)
Selective reporting (reporting bias)
Other bias

图 5-12　偏倚风险总结图

New Comparison Wizard
New Comparison Wizard
What name should the comparison have?
Name:
Unguided self-help vs. Wsitlist
Cancel
< Back
Next >
Finish
Additional tables
References to studies
Included studies
Bernstein 2017

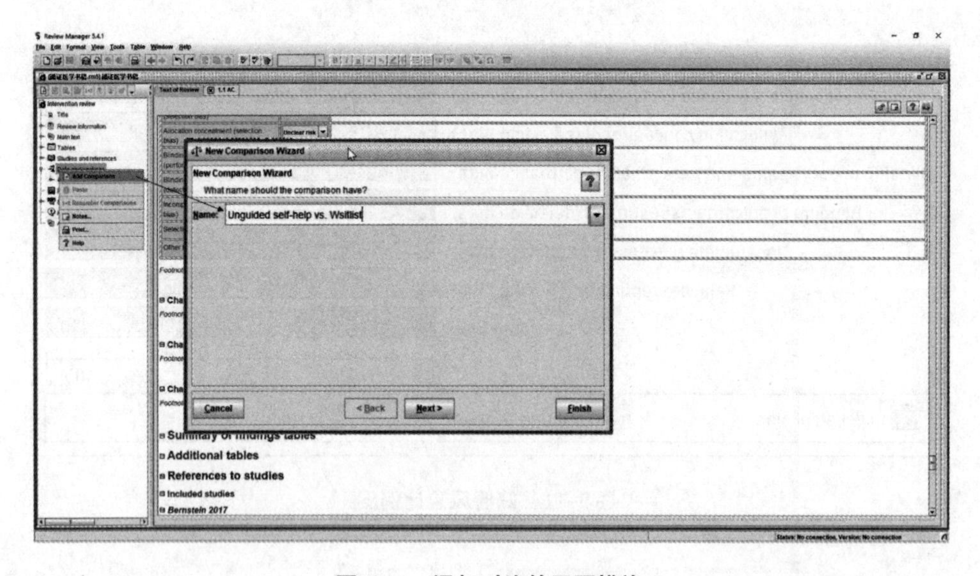

图 5-13　添加对比的干预措施

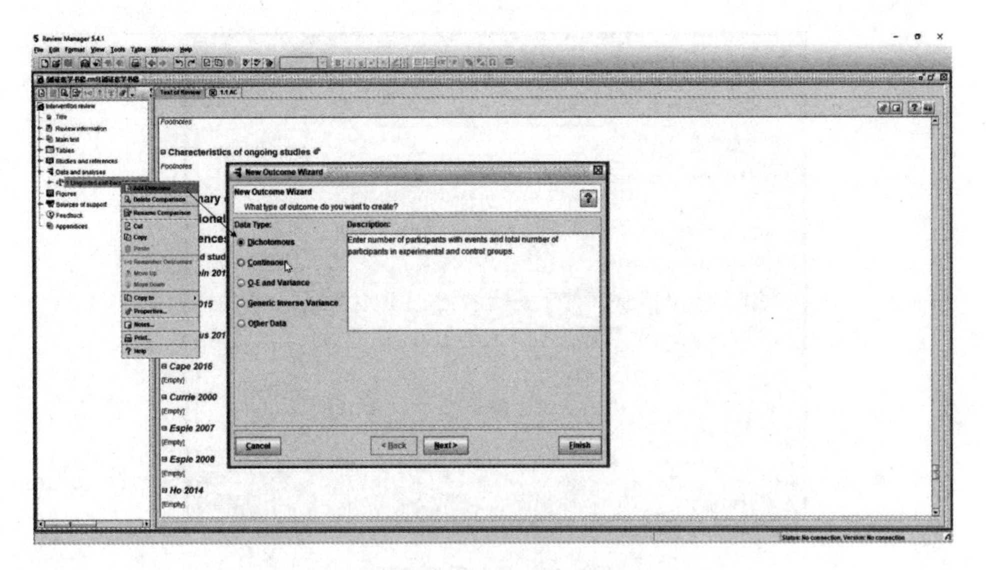

图5-14　添加结局指标和数据选择类型

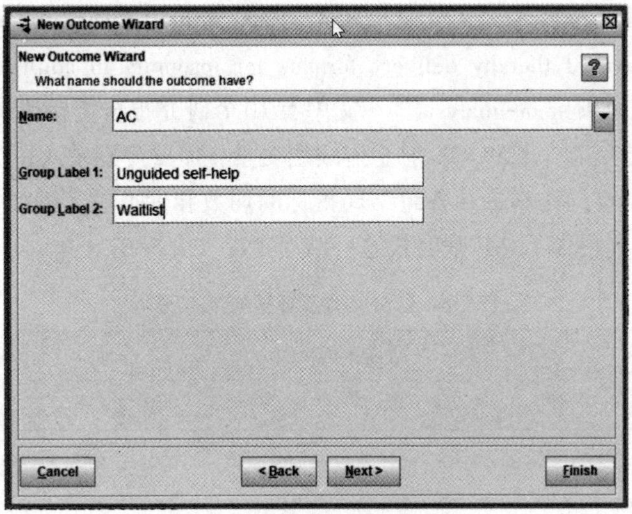

New Outcome Wizard

New Outcome Wizard
What name should the outcome have?

Name: AC

Group Label 1: Unguided self-help

Group Label 2: Waitlist

Cancel　< Back　Next >　Finish

图5-15　添加结局指标名称

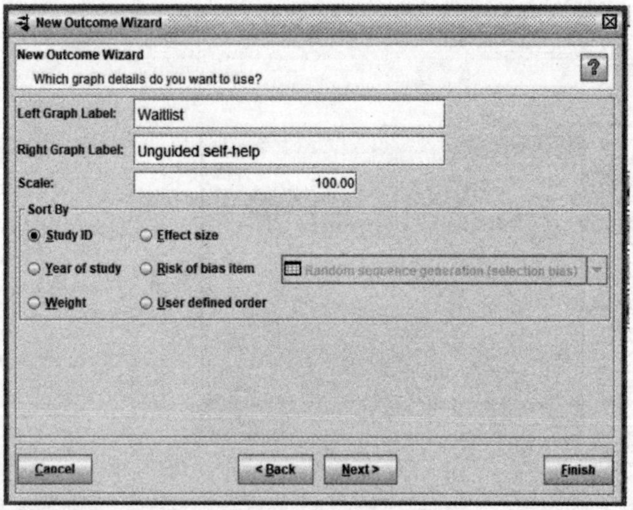

New Outcome Wizard
New Outcome Wizard
Which graph details do you want to use?
Left Graph Label: Waitlist
Right Graph Label: Unguided self-help
Scale: 100.00
Sort By
Study ID
Effect size
Year of study
Risk of bias item
Random sequence generation (selection bias)
Weight
User defined order
Cancel
< Back
Next >
Finish

图5-16　添加图形选项

（四）数据分析与结果解释

对于二分类变量双臂Meta分析，需要分别录入每个纳入研究的试验组和对照组的样本量及其事件发生人数。例如“Comparative efficacy and acceptability of cognitive behavioral therapy delivery formats for insomnia in adults: A systematic review and network meta-analysis”一文中有10个研究报告了接受度这一结局指标，为二分类变量（表5-5）。对于连续型变量，需要分别录入每个纳入研究的试验组和对照组的样本量及各组结局指标的均数和标准差。例如《CBT》一文中，有4个研究报告了总睡眠时长这一结局指标（表5-6）。

表5-5　二分类变量数据的Meta分析

Study ID	Unguided self help		Waitlist	
	Event	Total	Event	Total
Bernstein 2017	18	43	10	45
Ho 2014	42	104	34	105
Jernelov 2012	2	45	1	44
Kyle 2020	50	205	24	205
Lancee 2012a	48	216	9	101
Lancee 2012b	26	205	9	101
Lorenz 2019	4	29	0	27

续表5-5

Study ID	Unguided self help		Waitlist	
	Event	Total	Event	Total
Ritterband 2009	1	22	1	23
van Straten 2009	25	126	27	121
Zachariae 2018	30	133	22	122

表5-6　连续型变量数据的Meta分析

Study ID	Guided self help			Unguided self help		
	Mean	SD	Total	Mean	SD	Total
Ho 2014	23.9	89.93086	103	11.9	91.21973	104
Jernelov 2012	57.6	76.08653	44	43.8	55.61906	45
Lancee 2013	31.1	61.6619	129	14.3	74.13437	133
Mimeault 1999	29.66	73.58164	18	57.69	84.36088	18

在选择数据类型时，二分类变量数据应该选择“Dichotomous”，连续型变量数据应该选择“Continuous”（图5-17）。在设置属性时，除了统计模型（固定效应模型和随机效应模型）的选择之外，二分类变量可以选择“Peto”“Mantel-Haenszel”“Inverse Variance”三种统计分析方法，连续型变量只有“Inverse Variance”一种方法（图5-18）。

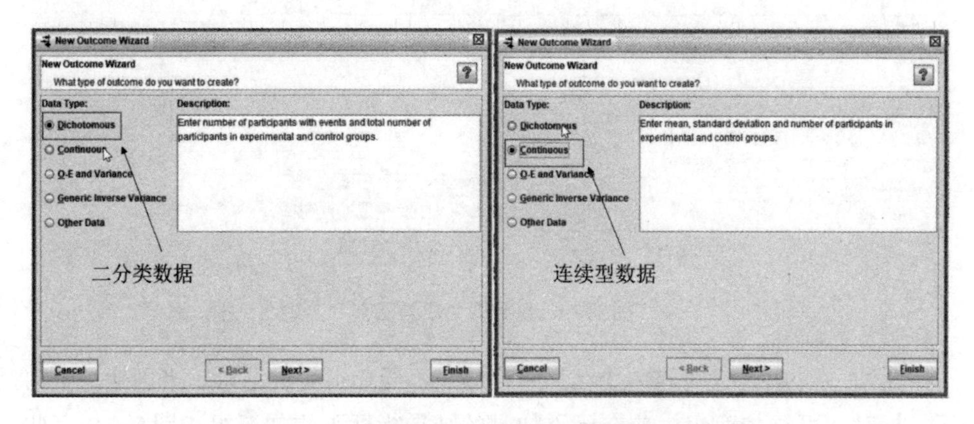

图5-17　二分类变量和连续型变量数据类型的选择

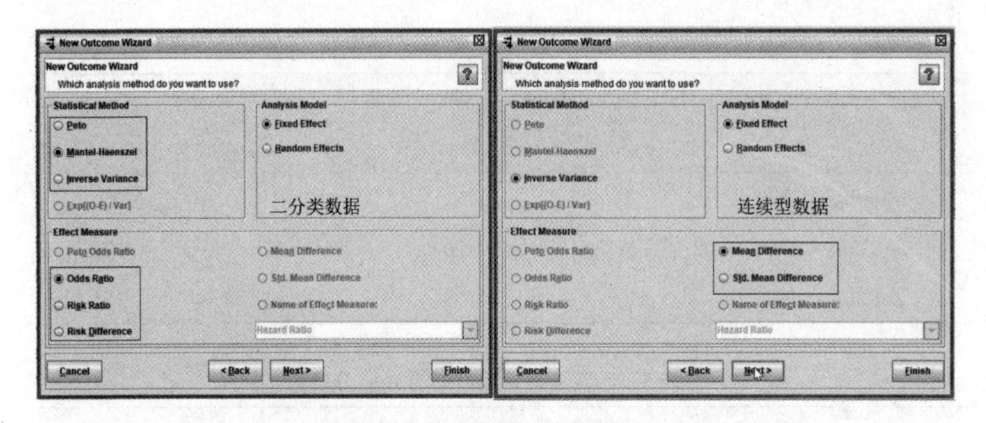

图5-18 二分类变量和连续型变量属性的选择

数据录入后，软件会自动生成分析结果，RevMan软件以森林图形式呈现分析（图5-19）并可以以不同格式的形式保存（图5-20）。结果显示，固定效应模型RR值及其95%置信区间为1.51（1.25,1.82），异质性为27%。

Comparison: 1 Unguided self-help VS. Waitlist, Outcome: 1.1 AC

Study or Subgroup	Unguided self help Events	Unguided self help Total	Waitlist Events	Waitlist Total	Weight	Risk Ratio M-H, Fixed, 95% CI
Bernstein 2017	18	43	10	45	6.7%	1.88 [0.98, 3.61]
Ho 2014	42	104	34	105	23.3%	1.25 [0.87, 1.79]
Jernelov 2012	2	45	1	44	0.7%	1.96 [0.18, 20.80]
Kyle 2020	50	205	24	205	16.6%	2.08 [1.33, 3.26]
Lancee 2012a	48	216	9	101	8.5%	2.49 [1.27, 4.88]
Lancee 2012b	26	205	9	101	8.3%	1.42 [0.69, 2.92]
Lorenz 2019	4	29	0	27	0.4%	8.40 [0.47, 149.04]
Ritterband 2009	1	22	1	23	0.7%	1.05 [0.07, 15.70]
van Straten 2009	25	126	27	121	19.0%	0.89 [0.55, 1.44]
Zachariae 2018	30	133	22	122	15.8%	1.25 [0.76, 2.05]
Total (95% CI)		1128		894	100.0%	1.51 [1.25, 1.82]
Total events	246		137			
Heterogeneity: Chi² = 12.34, df = 9 (P = 0.19); I² = 27%						
Test for overall effect: Z = 4.28 (P < 0.0001)						

图5-19 数据录入界面

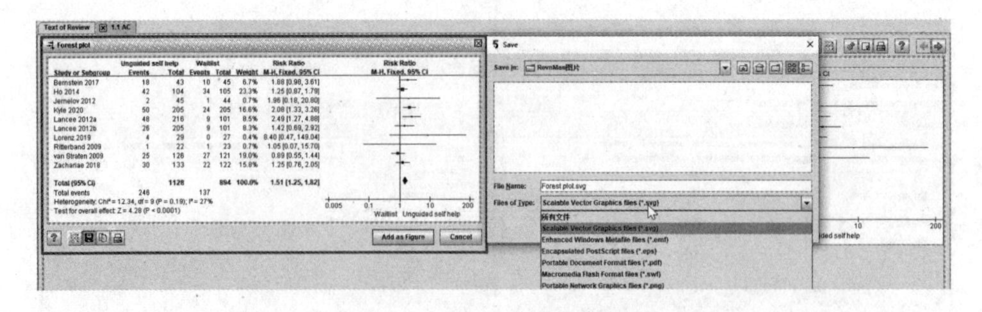

图5-20 森林图生成与保存

此外，RevMan还可将一个结局指标分成不同亚组生成结果。当创建一个结局指标时，可添加亚组，或在已添加过的结局指标下添加亚组（图5-21），此处设置了2个亚组："Unguided self-help"和"Group"。录入各亚组数据（图5-22）后，生成并保存森林图。

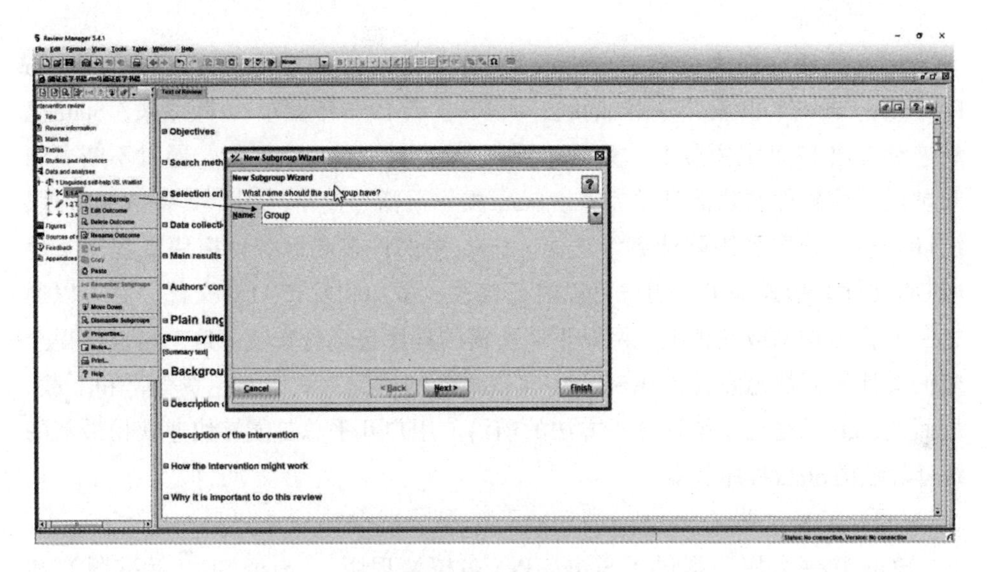

图5-21　添加亚组

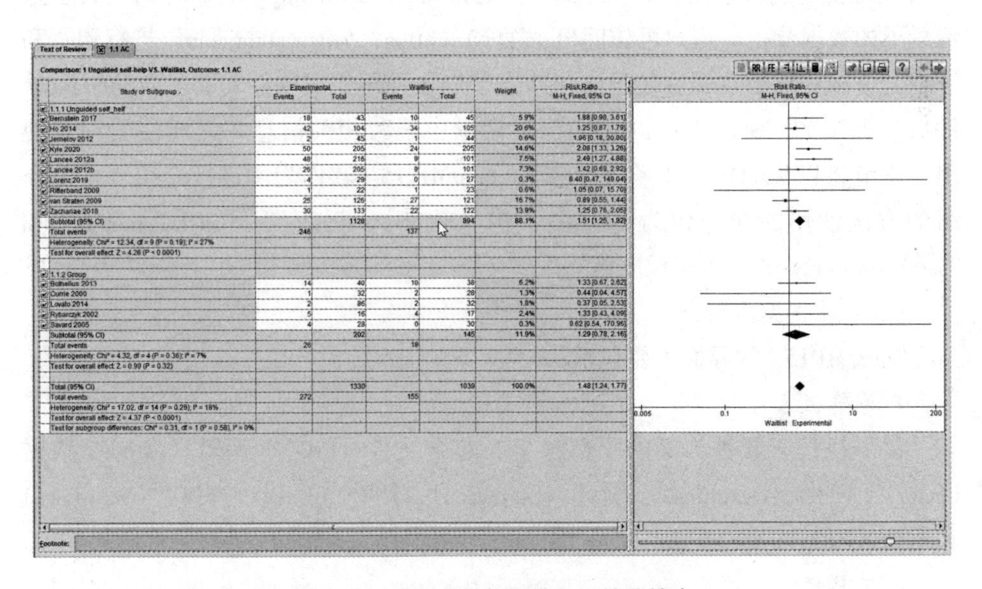
Comparison: 1 Unguided self-help VS. Waitlist, Outcome: 1.1 AC

Study or Subgroup	Experimental Events	Experimental Total	Waitlist Events	Waitlist Total	Weight	Risk Ratio M-H, Fixed, 95% CI
1.1.1 Unguided self_helf						
Bernstein 2017	18	43	10	45	5.9%	1.88 [0.98, 3.61]
Ho 2014	42	104	34	105	20.6%	1.25 [0.87, 1.79]
Jernelov 2012	2	45	1	44	0.6%	1.96 [0.18, 20.80]
Kyle 2020	50	205	24	205	14.6%	2.08 [1.33, 3.26]
Lancee 2012a	48	216	9	101	7.5%	2.49 [1.27, 4.88]
Lancee 2012b	26	205	9	101	7.3%	1.42 [0.69, 2.92]
Lorenz 2019	4	29	0	27	0.3%	8.40 [0.47, 149.04]
Ritterband 2009	1	22	1	23	0.6%	1.05 [0.07, 15.70]
van Straten 2009	25	126	27	121	16.7%	0.89 [0.55, 1.44]
Zachariae 2018	30	133	22	122	13.9%	1.25 [0.76, 2.05]
Subtotal (95% CI)		1128		894	88.1%	1.51 [1.25, 1.82]
Total events	246		137			
Heterogeneity: Chi² = 12.34, df = 9 (P = 0.19); I² = 27%						
Test for overall effect: Z = 4.28 (P < 0.0001)						
1.1.2 Group						
Bothelius 2013	14	40	10	38	6.2%	1.33 [0.67, 2.62]
Currie 2000	1	32	2	28	1.3%	0.44 [0.04, 4.57]
Lovato 2014	2	86	2	32	1.8%	0.37 [0.05, 2.53]
Rybarczyk 2002	5	16	4	17	2.4%	1.33 [0.43, 4.09]
Savard 2005	4	28	0	30	0.3%	9.62 [0.54, 170.96]
Subtotal (95% CI)		202		145	11.9%	1.29 [0.78, 2.16]
Total events	26		18			
Heterogeneity: Chi² = 4.32, df = 4 (P = 0.36); I² = 7%						
Test for overall effect: Z = 0.99 (P = 0.32)						
Total (95% CI)		1330		1039	100.0%	1.48 [1.24, 1.77]
Total events	272		155			
Heterogeneity: Chi² = 17.02, df = 14 (P = 0.25); I² = 18%						
Test for overall effect: Z = 4.37 (P < 0.0001)						
Test for subgroup differences: Chi² = 0.31, df = 1 (P = 0.58), I² = 0%						

图5-22　亚组分析数据录入及结果输出

二、Stata软件

（一）简介

Stata是一款强大的统计软件，最初由美国计算机资源中心（Computer Resource Center）开发，并由Stata公司发布。自1985年发布1.0版以来，Stata已经连续推出17个主要版本，并从4.0版开始支持Windows平台。通过不断更新和扩展，该软件的功能日益完善。Stata操作灵活、简单易用，具备数据管理、统计分析、绘图和矩阵计算等功能。Stata中的许多高级统计模块以程序文件（ADO文件）形式提供。用户可以自行修改、添加和发布ADO文件，并可以通过Stata官方网站或其他个人网站下载所需的程序包进行安装。这一特点使得全球的统计学家都愿意首先在Stata中实现最新的研究算法，并免费分享和下载，从而使Stata始终处于统计分析方法的前沿。用户几乎总是能够快速获得最新的统计算法的Stata程序版本。

（二）下载和安装

Stata软件为用户提供了Stata/MP（多核处理版）、Stata/SE（标准版）和Stata/BE（基本版）等版本。版本间的区别主要体现在能够处理的数据集大小以及处理速度（能否利用多核处理器）。通常Stata/SE和Stata/BE即可满足大多数情景下的数据分析。用户可访问Stata官网（https：//www.stata.com）进行购买和下载。下载完成后点击安装程序包按安装向导即可完成软件安装。启动Stata软件后在弹出的“Stata Initialization”对话框中填写相关信息并完成注册即可使用。本节将以MacOS操作系统计算机Stata/MP 15.1软件为例进行介绍。本节介绍的方法使用的命令包为meta命令包（软件），运行“ssc install metan”和“ssc install network”可完成安装。

（三）操作界面简介

Stata/MP15.1的界面主要包括：

1. 菜单栏

菜单栏位于软件界面的顶部位置，包含文件（File）、编辑（Edit）、数据（Data）、图形（Graphics）、统计（Statistics）、用户（User）、窗口（Windows）和帮助（Help）等选项。

2. 工具栏

工具栏提供了打开文件、保存、打印、数据编辑、数据编辑浏览、变量管理等功能的一组工具。

3. Stata运行窗口

（1）命令回顾窗口（Review）：位于界面左侧，按照执行顺序显示所有执行过的命令，单击命令可自动复制到命令窗口中，双击命令可重复执行。

（2）结果窗口（Stata Results）：位于界面中上部，显示软件运行期间的信息，包括执行的命令、执行结果和出错信息等。不同的文本使用不同的颜色标识，例如白色表示命令，红色表示错误信息，绿色和黄色表示结果输出和注释。

（3）命令窗口（Stata Command）：位于结果窗口的下部，类似于DOS中的命令行界面，用于输入要执行的命令。执行命令后，相应的结果会显示在结果窗口中。

（4）变量名窗口（Variables）：位于界面右侧，列出当前数据集中的所有变量名称。

（四）数据分析与结果解释

1. 双臂Meta分析

（1）数据准备

Stata软件中可用于实现双臂Meta分析的方法很多，本节以表5-5数据为例介绍使用metan命令实现二分类变量的Meta分析。将数据导入Stata前，需将数据整理为metan命令数据录入格式（表5-7）。其中，evente为试验组事件发生数，ne为试验组样本量；eventc为对照组事件发生数，nc为对照组样本量。

表5-7　Stata软件实现双臂Meta分析数据录入格式

Study	evente	ne	eventc	nc
Bernstein,2017	18	43	10	45
Ho,2014	42	104	34	105
……				
van Straten,2009	25	126	27	121
Zachariae,2018	30	133	22	122

（2）数据录入

①导入数据文件

进入Stata软件后，在工具栏点击“File”→“Import”，并选择数据格式，如*.xls格式（图5-23）。点击后，在弹出的对话框中找到目标文件并导入Stata

即可。导入其他格式文件方法类似。

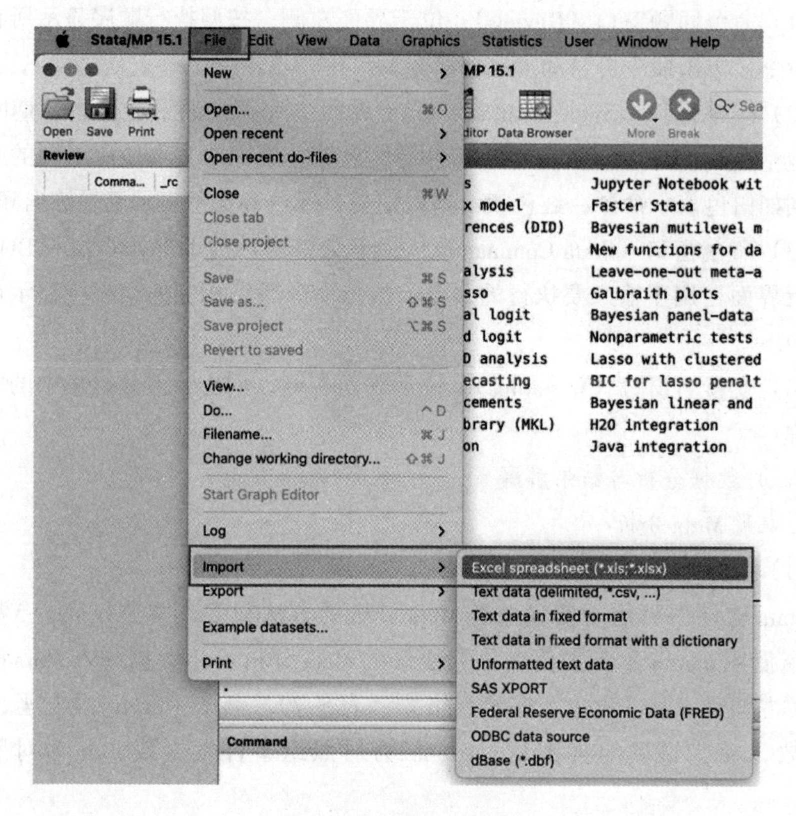

图5-23 导入数据文件

②直接复制和粘贴

对于Meta分析，多数情况下研究者可直接将准备好的数据粘贴进Stata软件中。操作方法如下：点击主界面中的“Data Editor”，调出数据编辑器；返回准备好的数据文件，选择数据并复制进剪切板；点击数据编辑器左上角第一个单元格，粘贴数据；选择粘贴变量名为表头。进行上述操作后，我们可以将数据导入Stata软件中。

（3）数据分析

①分析运算

输入并运行命令“metan evente ne eventc nc, random second（fixed）label（namevar=Study）”可实现对相对效应的合并（图5-24），并同时绘制森林图（图5-25）。效应值默认为RR值，若需更改，可在命令中添加“or”“rd”等指令，以指定效应值，如“metan evente ne eventc nc, or random second（fixed） label（namevar=study）”。如若对连续型变量进行Meta分析，将命令修改为“metan n1 mean1 sd1 n2 mean2 sd2”即可。

```
             Study     |     RR    [95% Conf. Interval]     % Weight
-----------------------+-----------------------------------------------
Bernstein,2017         |  1.623       0.821     3.209          8.26
Ho,2014                |  1.176       0.798     1.733         25.10
Jernelov,2012          |  1.915       0.180    20.390          0.69
Kyle,2020              |  1.871       1.190     2.942         18.54
Lancee,2012a           |  2.222       1.130     4.370          8.39
Lancee,2012b           |  1.376       0.667     2.835          7.34
Lorenz,2019            |  7.412       0.417   131.852          0.47
Ritterband,2009        |  1.043       0.069    15.717          0.53
van,Straten,2009       |  0.908       0.553     1.488         15.59
Zachariae,2018         |  1.205       0.729     1.991         15.11
-----------------------+-----------------------------------------------
D+L pooled RR          |  1.369       1.125     1.667        100.00
M-H pooled RR          |  1.414       1.164     1.718        100.00
-----------------------+-----------------------------------------------

  Heterogeneity chi-squared =   9.08 (d.f. = 9) p = 0.430
  I-squared (variation in RR attributable to heterogeneity) =   0.9%
  Estimate of between-study variance Tau-squared =  0.0009

  Test of RR=1 : z=   3.13 p = 0.002
```

图5-24　双臂Meta分析结果

由图5-24可知，随机效应模型合并结果为RR=1.369（1.125，1.667）；异质性检测结果I^2值为0.9%，提示未发现显著异质性；结果显著性检测*P*值为0.002，提示与对照组相比，试验组事件发生的相对风险显著更高。

②检测发表偏倚

metafunnel命令可绘制Egger检验漏斗图。在此之前，需先运行“gen logrr=log（_ES）”“gen loglci=log（_LCI）”“gen loguci=log（_UCI）”和“gen selogrr =（loguci-loglci）/3.92”命令计算logRR值和selogRR值。随后，运行“metafunnel logrr selogrr, egger”和“metabias logrr selogrr, egger”命令可输出Egger线性回归检验发表偏倚的漏斗图（图5-26）和检验结果（图5-27）。如图5-26所示，可见漏斗图总体对称。从检验结果上看（图5-27），*P*值为0.310，未见显著发表偏倚。

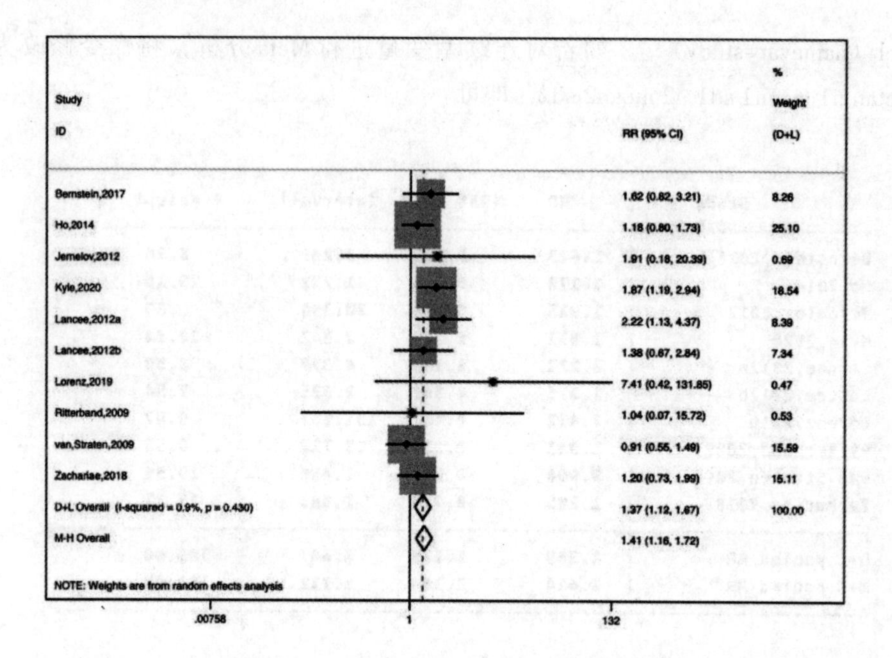

图5-25　Meta分析森林图

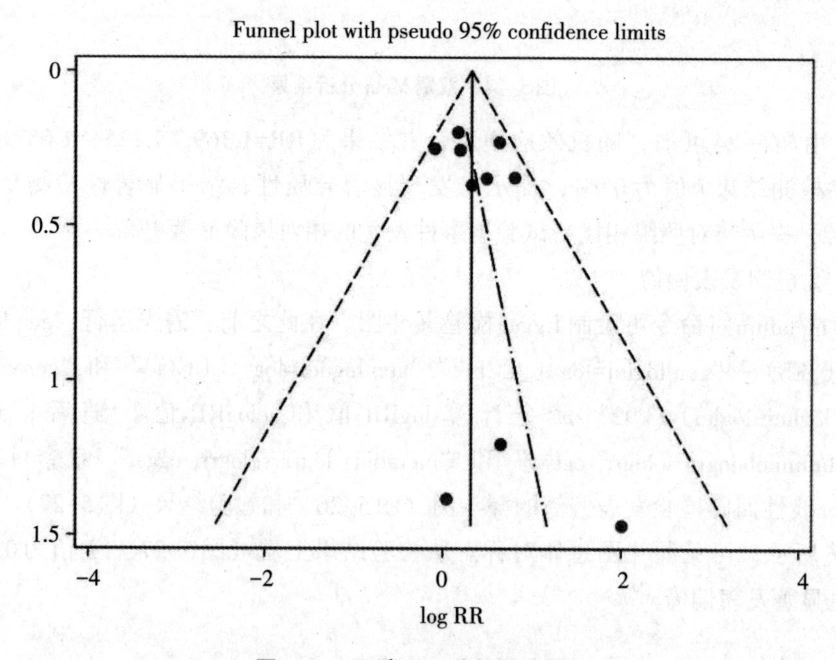

图5-26　双臂Meta分析漏斗图

```
. metabias logrr selogrr, egger

Note: data input format theta se_theta assumed

Egger's test for small-study effects:
Regress standard normal deviate of intervention
  effect estimate against its standard error

.
Number of studies =  10                         Root MSE      =   .9887
------------------------------------------------------------------------------
     Std_Eff |      Coef.   Std. Err.      t    P>|t|     [95% Conf. Interval]
-------------+----------------------------------------------------------------
       slope |   .1155198   .2075654     0.56   0.593    -.3631269    .5941665
        bias |   .7146346    .659235     1.08   0.310     -.805564    2.234833
------------------------------------------------------------------------------

Test of H0: no small-study effects          P = 0.310
```

图5-27　Meta分析发表偏倚检测

2. 频率学网状Meta分析

（1）数据准备

本节以“Comparative efficacy and acceptability of cognitive behavioral therapy delivery formats for insomnia in adults: A systematic review and network meta-analysis”一文数据为例介绍如何使用基于频率学方法的network模块实现网状Meta分析。将数据整理为如表5-8所示格式（节选）。

表5-8　网状Meta分析数据录入格式

ID	study	treatment	mean	sd	n
Arnedt,2020	1	DA	24	66.81317	33
Arnedt,2020	1	Individual	24	73.72923	32
Bastien,2004	2	Individual	6.15	73.12982	15
Bastien,2004	2	Group	6.99	47.37373	16
Bastien,2004	2	Telephone	2.07	80.88394	14
Blom,2015	3	Group	32	65.39113	24
Blom,2015	3	GSF	8	53	24
Cape,2016	4	Group	83.75	124.8527	92
Cape,2016	4	TAU	54.75	124.3875	100

续表5-8

ID	study	treatment	mean	sd	n
Casault,2015	5	GSF	48.34	62.0761	17
Casault,2015	5	NT	20	63.06461	18
Chao,2021	6	Telephone	-9.6	69.40576	39
Chao,2021	6	Waitlist	8.4	110.901	46
……					
Zheng,2015	52	Group	46	50.80148	45
Zheng,2015	52	TAU	20	63.97414	48

（2）数据分析

①数据预处理

在读取数据后，运行命令“network setup mean sd n, studyvar（study）trtvar（treatment）ref（Placebo）format（standard）”，可对数据进行预处理，并输出如图5-28所示信息。其中，“ref（Placebo）”表示设置干预措施“Placebo”为参照；“format（standard）”表示将数据转换为标准形式。连续型变量的默认效应值为MD值，如需更改则可添加如“smd”命令以指定效应值，即“network setup mean sd n, studyvar（study）trtvar（treatment）smd”。建立网状结构后，“Data Editor”中的数据会发生改变，以进行后续的网状Meta分析。

②输出网状图

运行“network map”命令可绘制网状图（图5-29）。

③不一致性检测

运行“network meta i”命令以使用不一致模型进行检测，在输出结果的末端会报告检测χ^2值和P值（chi2=22.00, prob>chi2=0.1847）。P=0.1847，提示不一致性不显著，可以使用一致性模型进行分析。

④分析数据

运行“network meta c”命令以使用一致性模型进行数据分析，结果输出如图5-30所示。其中，表格中字母A到J分别表示网状中涉及的干预措施，具体对应可在图5-28中查看；Coef即这些干预措施与F（即Placebo）对比后效应量的估计值；Std.Err.表示标准误；后三列分别表示差异显著性P值和95%可信区间的上、下边界。

```
. network setup mean sd n, studyvar(study) trtvar(treatment)
Treatments used
   A (reference):                     DA
   B:                                 GSF
   C:                                 Group
   D:                                 Individual
   E:                                 NT
   F:                                 Placebo
   G:                                 TAU
   H:                                 Telephone
   I:                                 USF
   J:                                 Waitlist

Measure                               Mean difference
   Standard deviation pooling:        off

Studies
   ID variable:                       study
   Number used:                       52
   IDs with augmented reference arm:  2 3 4 5 6 7 8 9 10 11 12 13 14 15 16 18 19 20 21 22 23 24 25 2
> 6 27 28 29 30 31 32 33 34 35 36 37 38 39 40 41 42 43 44 45 46 47 48 49 51 52
   - observations added:              0.001
   - mean in augmented observations:  study-specific mean
   - SD in augmented observations:    study-specific within-arms SD

Network information
   Components:                        1 (connected)
   D.f. for inconsistency:            17
   D.f. for heterogeneity:            33

Current data
   Data format:                       augmented
   Design variable:                   _design
   Estimate variables:                _y*
   Variance variables:                _S*
   Command to list the data:          list study _y* _S*, noo sepby(_design)
```

图5-28 建立网状结构

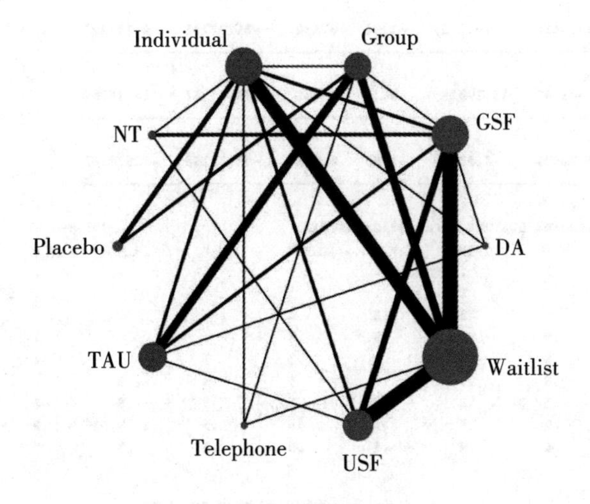

图5-29 网状图结果

```
. network meta c
Command is: mvmeta _y _S  , bscovariance(exch 0.5) longparm suppress(uv mm)  vars(_y_A _y_B _y_C _y_D _y_
> E _y_G _y_H _y_I _y_J)
Note: using method reml
Note: using variables _y_A _y_B _y_C _y_D _y_E _y_G _y_H _y_I _y_J
Note: 52 observations on 9 variables
Note: variance-covariance matrix is proportional to .5*I(9)+.5*J(9,9,1)

initial:       log likelihood = -627.99523
rescale:       log likelihood = -627.99523
rescale eq:    log likelihood = -626.48318
Iteration 0:   log likelihood = -626.48318
Iteration 1:   log likelihood = -626.48138  (backed up)
Iteration 2:   log likelihood = -626.23429
Iteration 3:   log likelihood = -626.23101
Iteration 4:   log likelihood =   -626.231

Multivariate meta-analysis
Variance-covariance matrix = proportional .5*I(9)+.5*J(9,9,1)
Method = reml                                   Number of dimensions     =      9
Restricted log likelihood = -626.231            Number of observations   =     52
```

	Coef.	Std. Err.	z	P>|z|	[95% Conf.	Interval]
_y_A						
_cons	8.342483	14.21025	0.59	0.557	-19.5091	36.19406
_y_B						
_cons	1.319448	11.39001	0.12	0.908	-21.00456	23.64346
_y_C						
_cons	-7.578411	10.40762	-0.73	0.467	-27.97696	12.82014
_y_D						
_cons	-8.499739	11.08837	-0.77	0.443	-30.23254	13.23306
_y_E						
_cons	-5.623589	12.38404	-0.45	0.650	-29.89587	18.64869
_y_G						
_cons	-25.42372	11.38455	-2.23	0.026	-47.73703	-3.110405
_y_H						
_cons	-28.3451	19.175	-1.48	0.139	-65.92741	9.237207
_y_I						
_cons	-3.805152	11.29918	-0.34	0.736	-25.95114	18.34084
_y_J						
_cons	-21.89929	11.0881	-1.98	0.048	-43.63156	-.1670263

Estimated between-studies SDs and correlation matrix:

	SD	_y_A	_y_B	_y_C	_y_D	_y_E	_y_G	_y_H	_y_I	_y_J
_y_A	7.522532	1	.	.	.	.	.	.	.	.
_y_B	7.522532	.5	1	.	.	.	.	.	.	.
_y_C	7.522532	.5	.5	1	.	.	.	.	.	.
_y_D	7.522532	.5	.5	.5	1	.	.	.	.	.
_y_E	7.522532	.5	.5	.5	.5	1	.	.	.	.
_y_G	7.522532	.5	.5	.5	.5	.5	1	.	.	.
_y_H	7.522532	.5	.5	.5	.5	.5	.5	1	.	.
_y_I	7.522532	.5	.5	.5	.5	.5	.5	.5	1	.
_y_J	7.522532	.5	.5	.5	.5	.5	.5	.5	.5	1

图5-30　一致性模型分析结果

⑤绘制森林图

运行“network forest”命令以绘制森林图（图5-31）。

⑥局部不一致性检测

运行“network sidesplit all, tau”命令以检测局部不一致性，包括直接证据与间接证据间的不一致。如图5-32所示，干预C对比干预F的直接证据与间接证据间存在显著不一致（P=0.009）。

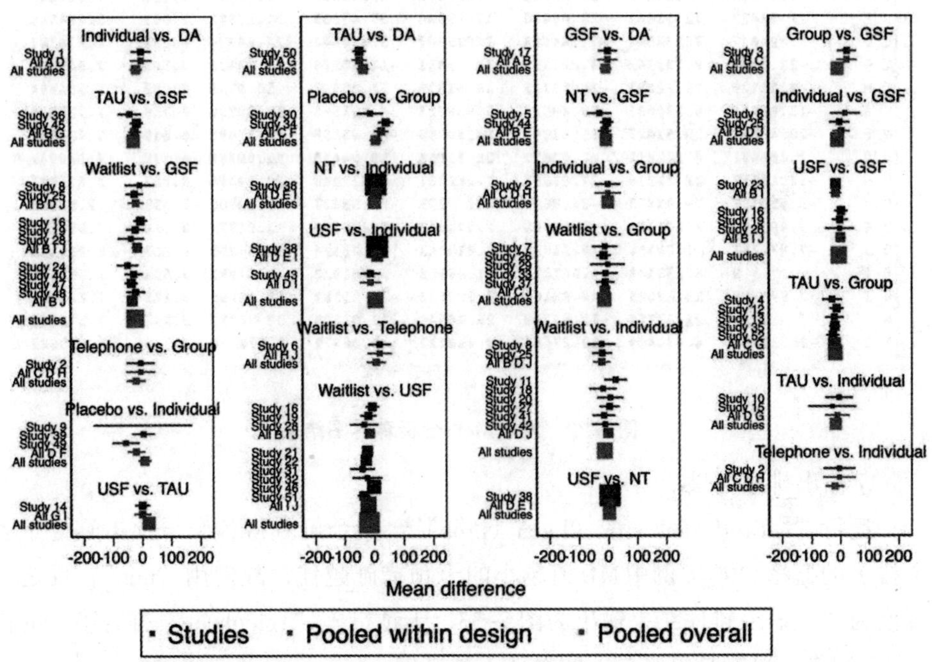

图5-31　网状Meta分析森林图结果

```
. network sidesplit all, tau
```

Side	Direct Coef.	Direct Std. Err.	Indirect Coef.	Indirect Std. Err.	Difference Coef.	Difference Std. Err.	P>|z|	tau
A B	-4.09e-09	18.27316	-10.29914	12.54148	10.29914	22.16297	0.642	7.673166
A D	-7.05e-09	18.91795	-24.4413	12.6585	24.4413	22.76239	0.283	7.262313
A G	-46.56	13.54999	-18.96309	14.63683	-27.59692	19.9459	0.166	7.163493
B C	24	18.59491	-13.59166	7.026252	37.59166	19.8781	0.059	7.110719
B D	4.003276	15.91559	-12.11174	6.521661	16.11502	17.16602	0.348	7.460628
B E	-10.63537	12.16431	-4.848178	9.257179	-5.787191	15.31836	0.706	7.988864
B G	-22.3341	11.60244	-28.93934	8.181967	6.605238	14.21625	0.642	7.635488
B I	-6.350982	7.581209	-4.130863	6.662091	-2.220119	10.08328	0.826	7.834595
B J	-24.70616	5.951176	-20.69581	7.707252	-4.010357	9.72409	0.680	7.890696
C F	27.02427	12.32681	-28.43428	17.15834	55.45855	21.17502	0.009	5.924869
C D	1.894077	23.33508	-1.164067	7.525002	3.058144	24.54994	0.901	7.634182
C G	-21.0163	6.783348	-9.823559	10.79411	-11.19274	12.74633	0.380	7.546952
C H	-8.11729	25.02351	-28.98721	20.61379	20.86992	30.8533	0.499	7.555494
C J	-11.99164	8.946081	-16.44524	8.569725	4.453598	12.38796	0.719	7.729286
D F	-20.43857	15.57427	35.01998	14.39088	-55.45855	21.17499	0.009	5.924869
D E	7.600002	8.262992	-7.94475	12.63603	15.54475	15.09789	0.303	7.379947
D G	-11.15652	22.37376	-17.67353	7.862201	6.517009	23.70414	0.783	7.655773
D H	-5.539383	29.61423	-26.0696	19.8293	20.53022	35.02008	0.558	7.66629
D I	7.495189	7.871352	2.00468	7.541512	5.490509	11.04879	0.619	7.554243
D J	-7.071281	7.89538	-19.33822	7.810342	12.26694	11.05051	0.267	8.269295
E I	3.9	8.633548	-1.841021	11.86065	5.741022	14.67015	0.696	7.792608
G I	2.84e-09	15.19695	26.95169	7.580533	-26.95169	16.98269	0.113	7.223604
H J	18	21.17168	-10.02249	25.26545	28.02249	32.96336	0.395	7.573146
I J	-20.37263	4.940409	-12.27684	8.030483	-8.09579	9.570015	0.398	8.333523

图5-32　网状Meta分析森林图结果

⑦输出排序结果

运行“network rank min, all gen（prob）”命令可获得各个干预措施处于各个排名的概率，本案例中MD值越小的干预措施越佳，故使用“min”，反之则替换为“max”。排序结果输出为图5-33，干预措施“Telephone”排为第一的概率为52.8%，可能是该结局下的最佳干预措施。

Study and rank	Treatment									
	Placebo	DA	GSF	Group	Individual	NT	TAU	Telephone	USF	Waitlist
1										
Best	0.6	0.0	0.0	0.0	0.0	0.2	35.5	52.8	0.0	10.9
2nd	1.5	0.0	0.0	0.0	0.4	0.2	43.8	12.7	0.0	41.4
3rd	3.6	0.6	0.0	4.5	6.8	4.3	19.2	16.4	0.5	44.0
4th	7.8	2.1	0.1	26.2	27.7	18.6	1.3	6.3	6.4	3.5
5th	8.6	2.7	1.3	23.1	28.9	18.5	0.2	2.9	13.6	0.2
6th	9.2	3.9	5.5	19.7	20.2	17.3	0.0	2.7	21.5	0.0
7th	10.3	4.8	15.3	13.7	10.3	16.1	0.0	1.3	28.2	0.0
8th	14.0	7.5	29.0	9.2	4.5	12.8	0.0	1.8	21.2	0.0
9th	22.0	19.1	37.3	3.3	1.0	8.5	0.0	1.7	7.1	0.0
Worst	22.4	59.2	11.5	0.3	0.2	3.5	0.0	1.4	1.5	0.0

图5-33　最佳干预措施

⑧计算SUCRA

运行“sucra prob*, lab（DA GSF Group Individual NT Placebo TAU Telephone

USF Waitlist）”命令可按指定顺序（“lab”命令可指定干预措施的顺序）呈现各个干预措施的SUCRA结果（图5-34），并同时绘制SUCRA图（图5-35）。

Treatment	SUCRA	PrBest	MeanRank
DA	26.9	0.5	7.6
GSF	10.8	0.0	9.0
Group	19.2	0.0	8.3
Individual	50.3	0.0	5.5
NT	53.7	0.0	5.2
Placebo	42.9	0.2	6.1
TAU	90.0	35.5	1.9
Telephone	84.9	53.6	2.4
USF	36.7	0.0	6.7
Waitlist	84.5	10.2	2.4

图5-34　SUCRA输出结果

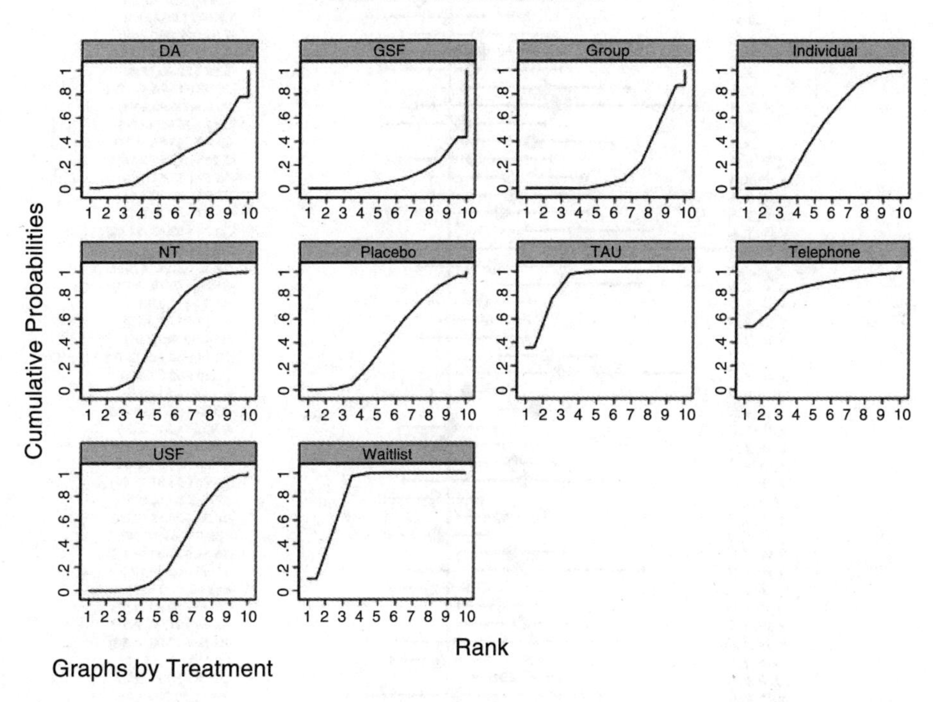

图5-35　SUCRA图

⑨制作列联表

运行“netleague”命令可制作列联表并呈现在“Data Editor”的最右侧（图5-36）。在命令中添加“export（“文件路径\文件名.csv”）”命令，即运行“netleague, export（“文件路径\文件名.csv”）”可将列联表结果以csv文件的形式保存至本地磁盘。

	Waitlist	_USF_	_Telephone_	_TAU_	_Placebo_	_NT_	_Individual_	_Group_	_GSF_	_DA_	_ref_	__y_J_
1	Waitlist	18.09 (10.30,25.89)	-6.45 (-38.24,25.34)	-3.52 (-16.54,9.49)	16.28 (2.34,30.21)	13.40 (2.92,23.88)	14.32 (2.26,26.39)	23.22 (14.09,32.34)	30.24 (9.70,50.79)	21.90 (0.17,43.63)	ref	-21.90 (-43.63,-0.1
2	-18.09 (-25.89,-10.30)	USF	-24.54 (-57.00,7.92)	-21.62 (-35.05,-8.19)	-1.82 (-15.10,11.47)	-4.69 (-15.32,5.93)	-3.77 (-16.87,9.32)	5.12 (-4.56,14.81)	12.15 (-8.62,32.92)	3.81 (-18.34,25.95)	21.90 (0.17,43.63)	_y
3	6.45 (-25.34,38.24)	24.54 (-7.92,57.00)	Telephone	2.92 (-30.48,36.33)	22.72 (-11.58,57.02)	19.85 (-12.90,52.59)	20.77 (-11.84,53.37)	29.66 (-3.05,62.38)	36.69 (-0.54,73.91)	28.35 (-9.24,65.93)	3.81 (-18.34,25.95)	-18.09 (-25.89,-10.3
4	3.52 (-9.49,16.54)	21.62 (8.19,35.05)	-2.92 (-36.33,30.48)	TAU	19.80 (2.57,37.03)	16.92 (2.46,31.39)	17.85 (6.60,29.09)	26.74 (13.70,39.78)	33.77 (14.05,53.48)	25.42 (3.11,47.74)	28.35 (-9.24,65.93)	6.45 (-25.34,38.2
5	-16.28 (-30.21,-2.34)	1.82 (-11.47,15.10)	-22.72 (-57.02,11.58)	-19.80 (-37.03,-2.57)	Placebo	-2.88 (-16.80,11.05)	-1.95 (-18.95,15.04)	6.94 (-7.04,20.93)	13.97 (-9.13,37.06)	5.62 (-18.65,29.90)	25.42 (3.11,47.74)	3.52 (-9.49,16.5
6	-13.40 (-23.88,-2.92)	4.69 (-5.93,15.32)	-19.85 (-52.59,12.90)	-16.92 (-31.39,-2.46)	2.88 (-11.05,16.80)	NT	0.92 (-13.06,14.91)	9.82 (-2.15,21.78)	16.84 (-4.01,37.70)	8.50 (-13.23,30.23)	5.62 (-18.65,29.90)	-16.28 (-30.21,-2.3
7	-14.32 (-26.39,-2.26)	3.77 (-9.32,16.87)	-20.77 (-53.37,11.84)	-17.85 (-29.09,-6.60)	1.95 (-15.04,18.95)	-0.92 (-14.91,13.06)	Individual	8.90 (-4.13,21.92)	15.92 (-5.19,37.04)	7.58 (-12.82,27.98)	8.50 (-13.23,30.23)	-13.40 (-23.88,-2.9
8	-23.22 (-32.34,-14.09)	-5.12 (-14.81,4.56)	-29.66 (-62.38,3.05)	-26.74 (-39.78,-13.70)	-6.94 (-20.93,7.04)	-9.82 (-21.78,2.15)	-8.90 (-21.92,4.13)	Group	7.02 (-13.16,27.21)	-1.32 (-23.64,21.00)	7.58 (-12.82,27.98)	-14.32 (-26.39,-2.2
9	-30.24 (-50.79,-9.70)	-12.15 (-32.92,8.62)	-36.69 (-73.91,0.54)	-33.77 (-53.48,-14.05)	-13.97 (-37.06,9.13)	-16.84 (-37.70,4.01)	-15.92 (-37.04,5.19)	-7.02 (-27.21,13.16)	GSF	-8.34 (-36.19,19.51)	-1.32 (-23.64,21.00)	-23.22 (-32.34,-14.0
10	-21.90 (-43.63,-0.17)	-3.81 (-25.95,18.34)	-28.35 (-65.93,9.24)	-25.42 (-47.74,-3.11)	-5.62 (-29.90,18.65)	-8.50 (-30.23,13.23)	-7.58 (-27.98,12.82)	1.32 (-21.00,23.64)	8.34 (-19.51,36.19)	DA	-8.34 (-36.19,19.51)	-30.24 (-50.79,-9.7

图5-36　SUCRA图

⑩绘制直接对比森林图

运行“intervalplot, null（0）”命令可绘制干预措施两两比较的森林图（图5-37）。由于本次案例效应值为MD值，故设置x=0为无效线（“null（0）”命令）。若效应值为二分类变量，可更改为“null（1）”。

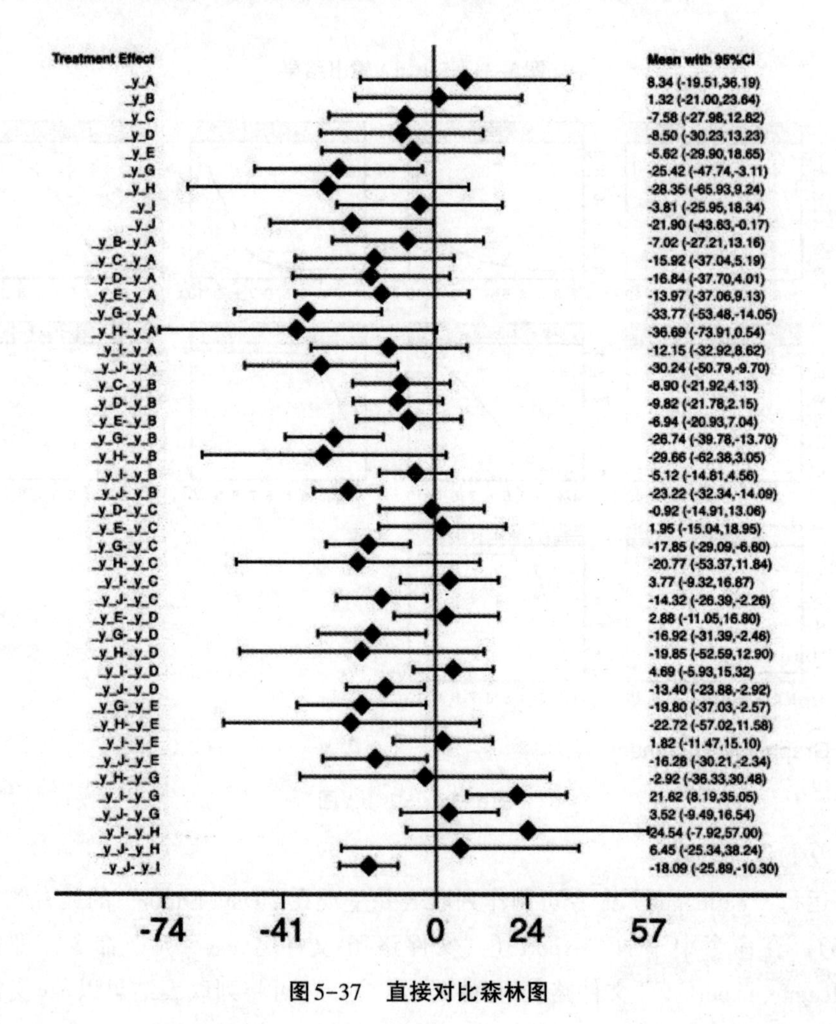

图5-37　直接对比森林图

⑪检测发表偏倚

本节关于发表偏倚的检测重点介绍使用漏斗图的方法。在进行发表偏倚检测前，用户需首先进行数据转换，运行“network convert pairs”命令可将数据转换为宽数据格式。随后运行“netfunnel _y _stderr _t1 _t2”命令可绘制漏斗图。由图5-38可见，漏斗图趋于对称，未见显著发表偏倚。

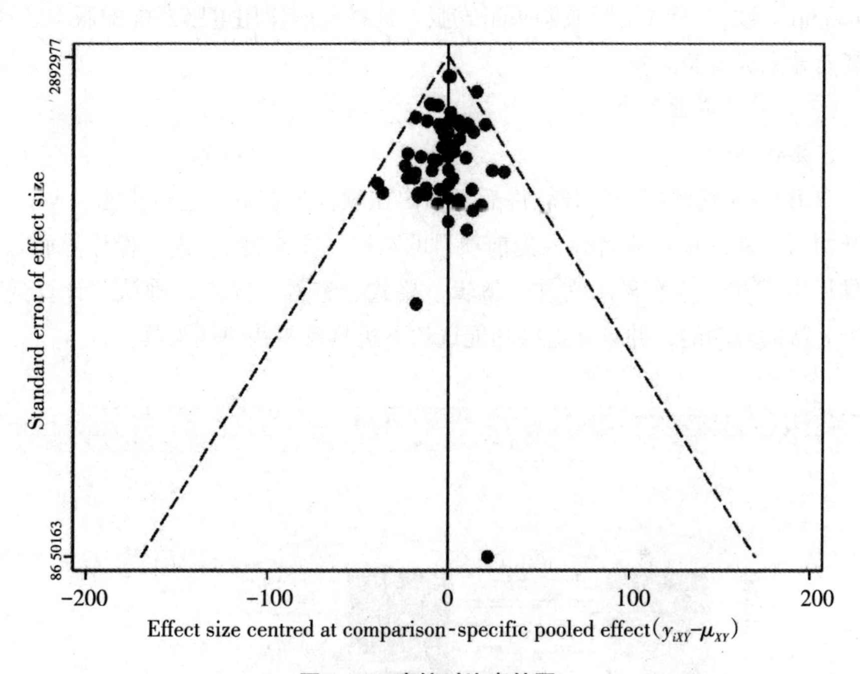

图5-38　直接对比森林图

三、Comprehensive Meta-analysis软件

（一）简介

Comprehensive Meta-analysis（CMA）软件由Biostat公司研发，该软件主要受National Institutes of Health资助，由美国和英国在Meta分析方面专家如Higgins等联合研发，第一版在2000年发布，2007年开始推出Version 2.0以上版本，目前最新版本为Version 3。CMA工作界面是通常的电子表格，软件中可直接录入数据或者从其他软件中导入数据，还可以实现多种数据格式的录入，计算结果迅速而准确，使用简单，轻点鼠标即可获得相应的结果，可以进行亚组分析、敏感性分析、Meta回归等，主要用于多种指标的Meta分析：①两个组、时间点或暴露（含相关），可以是二分类变量、连续型变量、相关系数、以人年

计算的率和生存时间；②一个时间点、一组数的均数、比例或者率的估计，可以是一组的二分类变量、连续型变量和以人年计算的率；③普通的点估计，以原始尺度分析的数据；④对数尺度的普通点估计，以对数尺度分析的数据。

（二）下载和安装

CMA是一款付费软件，用户注册后可通过www.meta-analysis.com/pages/demo.php下载10天试用版或购买正式版，选择与所使用电脑匹配的版本，通过安装向导完成安装。

（三）软件界面简介

1. 操作界面

双击CMA软件图标打开软件后显示出该软件的首页，通过点击“Next”选择开始一个新的项目或者导入先前项目的数据（图5-39）。进入操作界面之后，工具栏由左往右依次显示文件、编辑、格式、查看、插入、确认、计算选项、分析、帮助等功能，并且在这些功能选项下边具有一些快捷工具。

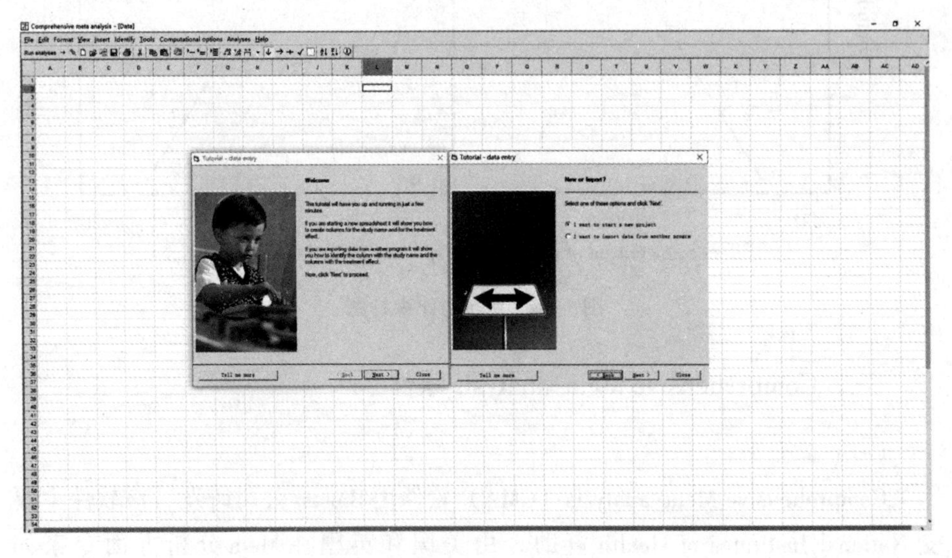

图5-39 CMA Version3操作首页

2. 操作步骤

在工具栏的“Insert”中找到“Column for ...”插入“Study names”（图5-40），研究名称列将会在第一列显示。

再次点击“Insert”，选择“Column for ...”插入“Effect size data”后（图5-41），在弹出的向导窗口中选择“仅显示常用的数据格式（show common formats only）”或者“显示所有的100种数据格式（show all 100 formats）”。点击“Next”将会提供4种可供选择的数据类型，分别为“两组、干预或暴露（包括相关性）的比较（Comparison or two groups，time-points，exposures）”“估计无对照组研究在某一时间点的平均值、比例或比率（Estimate or means，proportion，or rate in one group at one time-point）”“点估计值（Generic point estimates）”和“对数标度的点估计值（Generic point estimates，log scale）”（图5-42）。

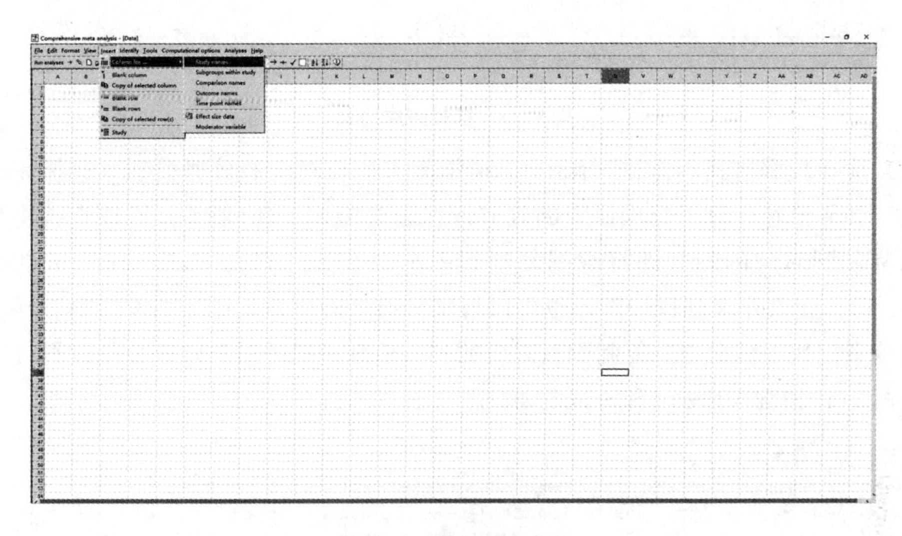

图5-40　添加研究名称

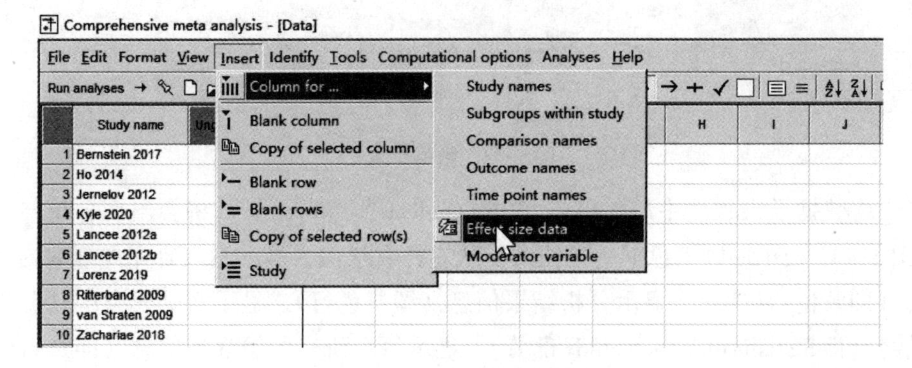

图5-41　添加效应量数据

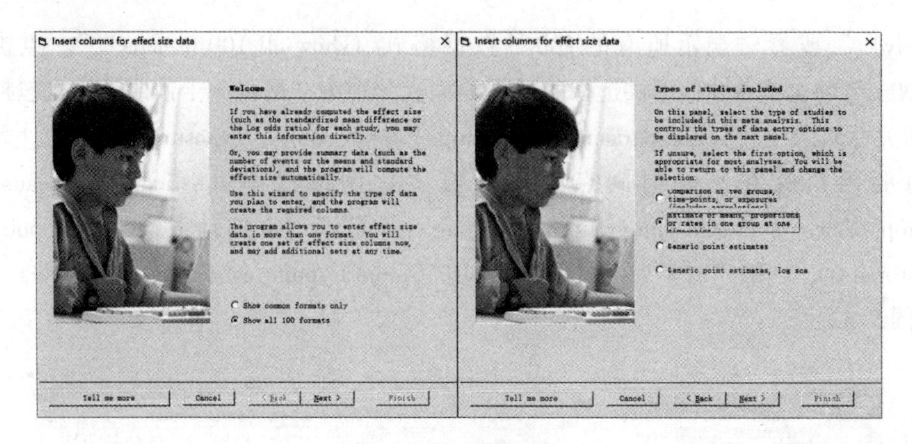

图5-42　选择数据格式

选择数据格式后点击“Next”，根据需求选择对应的数据类型，选择完成后，如果已经计算了每项研究的效应量（如SMD值、OR值等）可以直接将数据复制到对应的列（即将数据复制到图5-43中的“Logit event rate”和“Std Err”）；如果并未进行计算，也可以将整理出来的原始数据（如发生数、样本量或者均数、标准差）复制到其对应的列，由软件完成对其效应量的计算（即在图5-43种输入Events和Sample size）。

Comprehensive meta analysis - [Data]

File Edit Format View Insert Identify Tools Computational options Analyses Help

Run analyses

	Study name	Events	Sample size	Event rate	Logit event rate	Std Err	G
1	BLOM 2015	4	24	0.167	-1.609	0.548	
2	BRO 2017	3	10	0.300	-0.847	0.690	

图5-43　数据录入

将数据录入软件中后，点击“Run analysis”进行分析，将会出现分析结果（图5-44）。图5-44黑色框中按钮功能从左往右依次为显示纳入研究详细数据信息（即黄色行以上）、显示分析结果信息（即黄色行）、显示每个研究统计分析信息（即Statistics for each study部分）、显示每个研究原始数据信息（即Events/Total部分）、显示森林图（即Event rate and 95%置信区间部分）、显示每个研究在整个分析中的相对权重［即Weight（Fixed）部分］、显示每个研究在整个分析中的标准化权重［即Residual（Fixed）部分］和计算选项。此外，还可以在工具栏的“Format”对这些按钮对应的功能进行具体的设置，通过“Analyses”

进行发表偏倚检测和Meta回归分析。在分析结果界面，点击“Data entry”可以返回数据录入界面（即图5–43），点击“Next table”可显示下一个分析结果，点击“High resolution plot”可以显示高分辨率森林图（图5–45），点击“Select by ...”可以选择、修改纳入分析的研究，点击“Effect measure”可以选择效应量，分析结果显示内容可以通过右边的按钮进行修改。

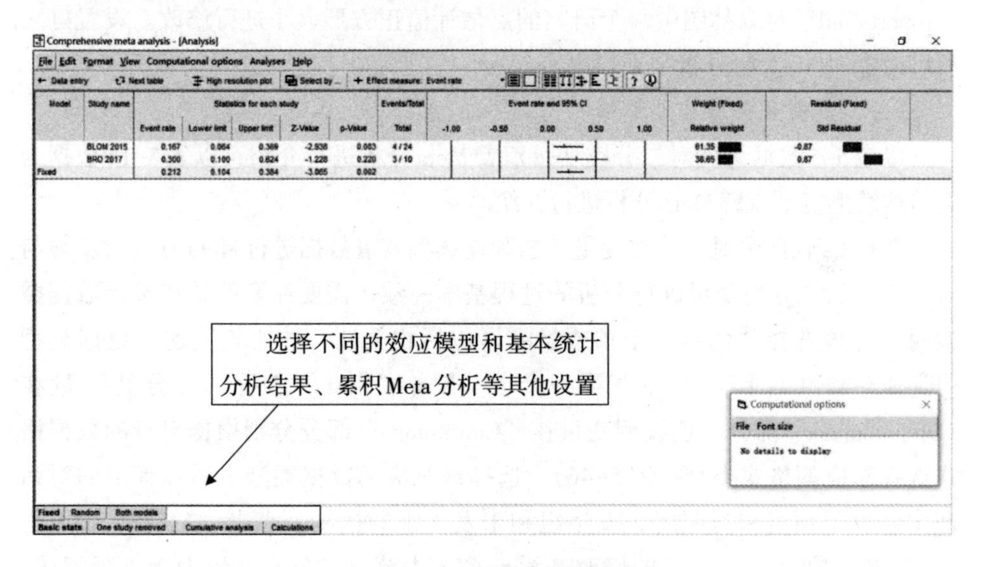

图5–44　数据分析结果

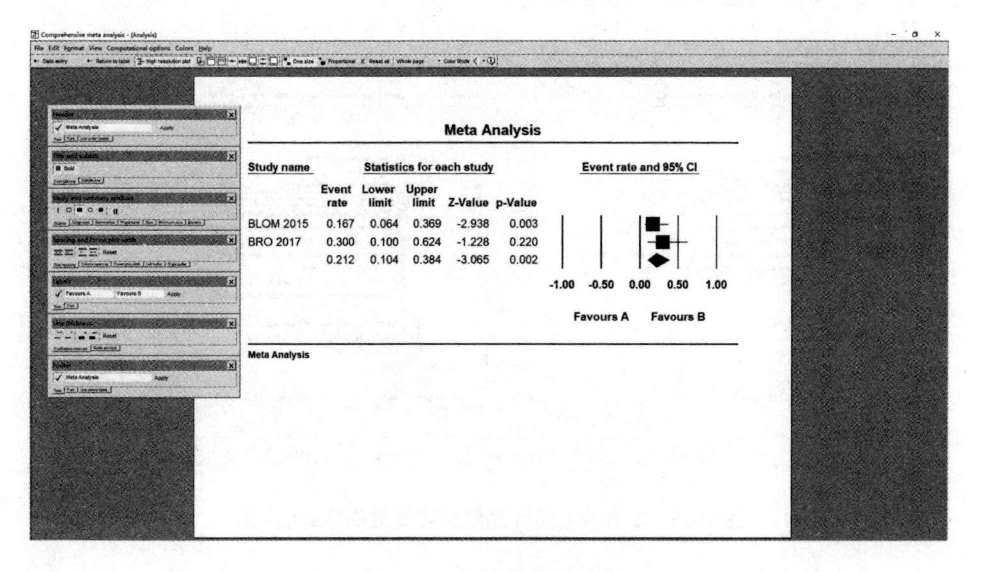

图5–45　高分辨率森林图

在数据分析结果界面点击“High resolution plot”部分查看高分辨率森林图后还可以再次点击“Return to table”返回数据分析结果界面（即图5-44）。在高分辨率森林图界面可以通过点击黑色框中的按钮依次弹出图5-45左侧的对话框对图的标题、标签等进行个性化的修改。此外，可以通过黑色框左边的按钮对森林图画布的大小进行更改，也可以通过黑色框右边的“One size”和“Proportional”对森林图中每个研究的点估计值正方形大小进行修改。设置好之后可通过“File”将分析结果导出。

（四）数据分析与结果解释

以表5-5数据为例对二分类变量双臂Meta分析进行介绍；以表5-11数据为例对连续型变量双臂Meta分析进行介绍。

在CMA软件中对二分类变量数据和连续型变量数据进行Meta分析的步骤与对无对照的二分类变量进行分析的过程基本一致，需要注意的是在选择数据类型时，应该选择“两组、干预或暴露（包括相关性）的比较”这一数据类型［即图5-42（右）从上往下第一个］，点击“Next”之后，二分类变量在“Dichotomous”部分、连续型变量在“Continuous”部分分别根据自身的数据格式选择对应的格式类型（图5-46）。选择好对应的数据类型之后在弹出的对话框中修改干预组和对照组、发生组和未发生组的标签，点击“Apply”后点击“OK”确认即完成对标签的修改（图5-47，本节以二分类变量为例进行阐述，连续型变量与二分类变量操作相同）。

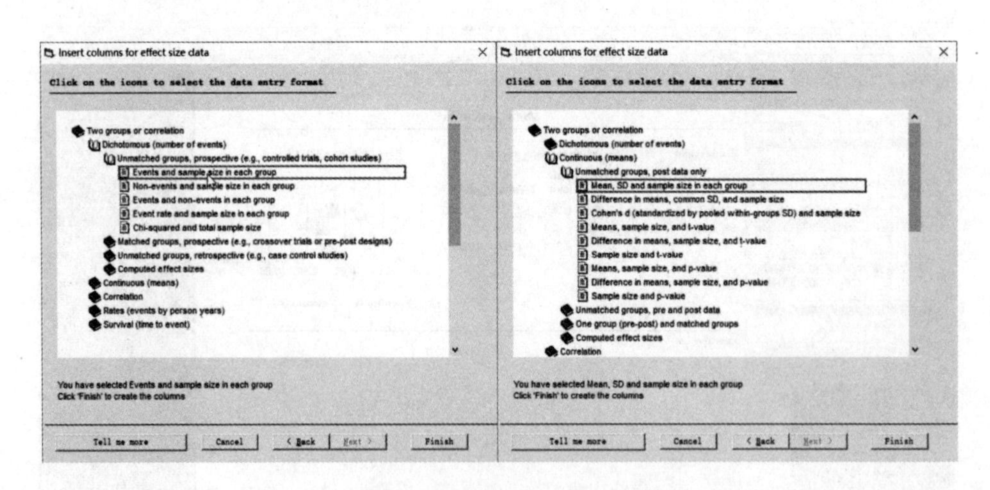

图5-46 二分类变量和连续型变量数据格式的选择

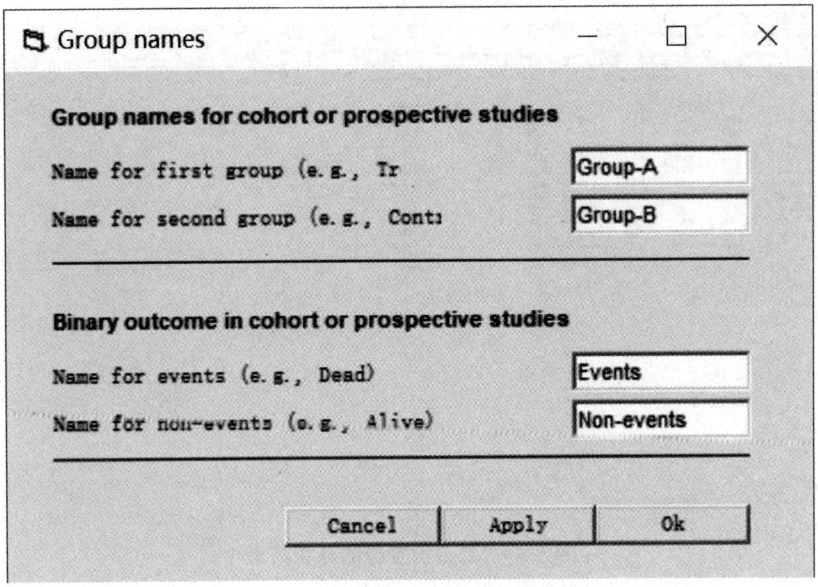

Group names

Group names for cohort or prospective studies

Name for first group (e.g., Tr　Group-A

Name for second group (e.g., Cont　Group-B

Binary outcome in cohort or prospective studies

Name for events (e.g., Dead)　Events

Name for non-events (e.g., Alive)　Non-events

Cancel　Apply　Ok

图5-47　设置干预组和对照组标签

在设置好的干预组和对照组中分别录入整理好的数据后（图5-48），点击“Run analysis”进行分析，生成分析结果（图5-49），此时默认效应量为OR值，通过工具栏中“Computational Options”中的“Effect measure”切换为不同的效应量（图5-50）。

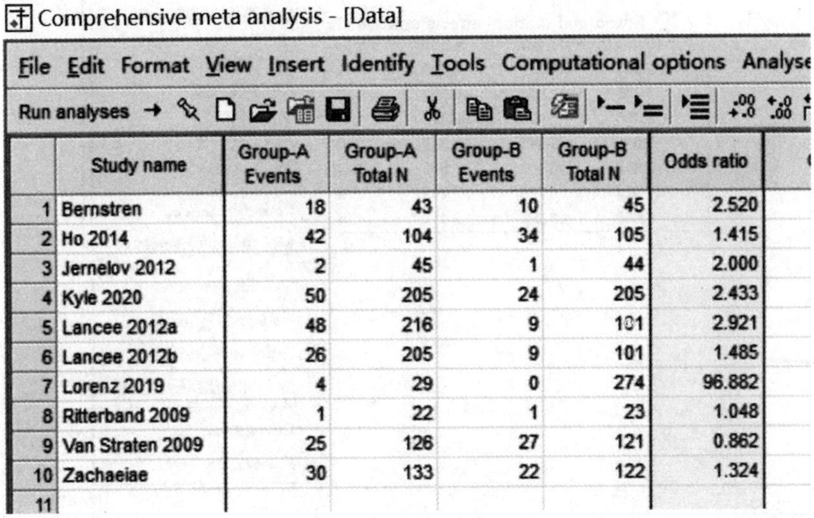

Comprehensive meta analysis - [Data]

File Edit Format View Insert Identify Tools Computational options Analyse

Run analyses →

	Study name	Group-A Events	Group-A Total N	Group-B Events	Group-B Total N	Odds ratio
1	Bernstren	18	43	10	45	2.520
2	Ho 2014	42	104	34	105	1.415
3	Jernelov 2012	2	45	1	44	2.000
4	Kyle 2020	50	205	24	205	2.433
5	Lancee 2012a	48	216	9	101	2.921
6	Lancee 2012b	26	205	9	101	1.485
7	Lorenz 2019	4	29	0	274	96.882
8	Ritterband 2009	1	22	1	23	1.048
9	Van Straten 2009	25	126	27	121	0.862
10	Zachaeiae	30	133	22	122	1.324
11						

图5-48　二分类变量录入

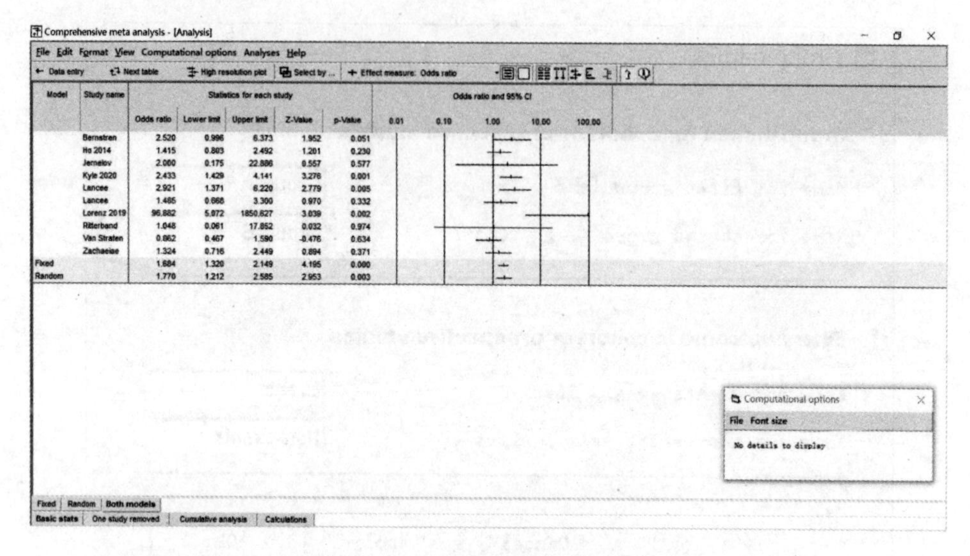

Comprehensive meta analysis - [Analysis]

Model	Study name	Odds ratio	Lower limit	Upper limit	Z-Value	p-Value
	Bernstren	2.520	0.996	6.373	1.952	0.051
	Ho 2014	1.415	0.803	2.492	1.201	0.230
	Jernelov	2.000	0.175	22.886	0.557	0.577
	Kyle 2020	2.433	1.429	4.141	3.276	0.001
	Lancee	2.921	1.371	6.220	2.779	0.005
	Lancee	1.485	0.668	3.300	0.970	0.332
	Lorenz 2019	96.882	5.072	1850.627	3.039	0.002
	Ritterband	1.048	0.061	17.852	0.032	0.974
	Van Straten	0.862	0.467	1.590	-0.476	0.634
	Zachaeiae	1.324	0.716	2.449	0.894	0.371
Fixed		1.684	1.320	2.149	4.195	0.000
Random		1.770	1.212	2.585	2.953	0.003

图5-49　二分类变量的分析结果

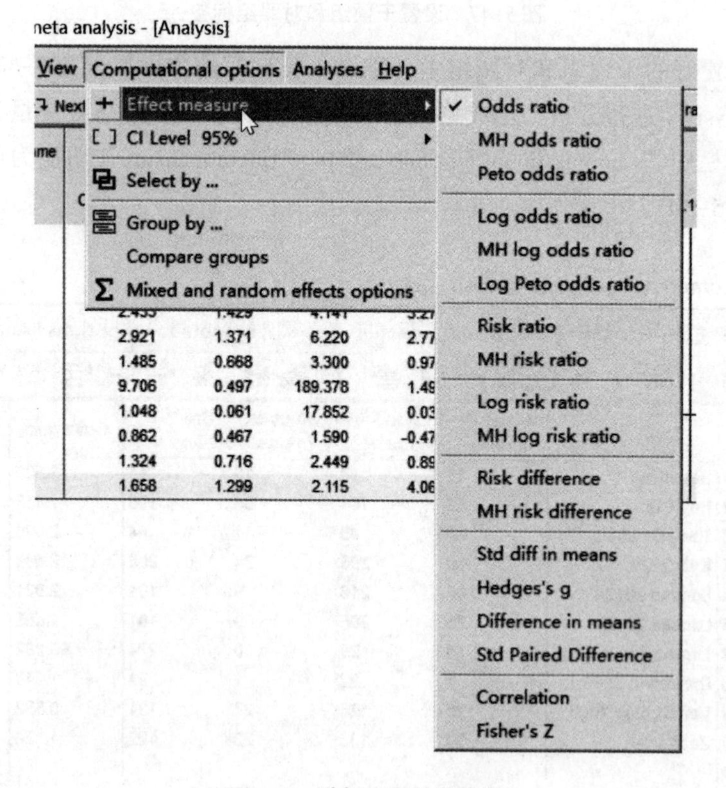

图5-50　选择不同的效应量

此外，CMA同样可将一个结局指标分成不同亚组生成结果。当数据录入之后，双击空白列的列号，将弹出“Column format”对话框，可在“Variable name”对应的方框中设置列标题，并在“Column function”下拉选项中选择“Moderator”选项（图5-51）。在对应的列中输入对应研究的亚组类型（点击图5-51黑色方框中的向下按钮后，在列中输入分组的首字母可自动填充）。

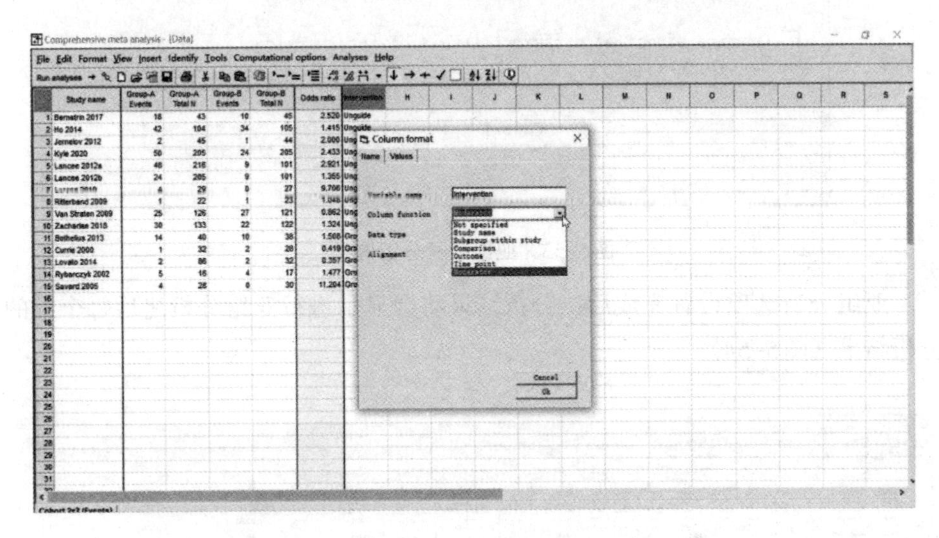

图5-51　设置亚组

在设置好每个研究对应的亚组后，点击“Run analysis”进行分析，但此时呈现的分析结果为对所有研究进行分析的结果。随后，在“Computational options”下拉工具栏中选择“Group by ...”（图5-52），然后在弹出的对话框中选择已经设定好的分组列便签，点击“OK”，即可完成对纳入研究的亚组分析（图5-53）。

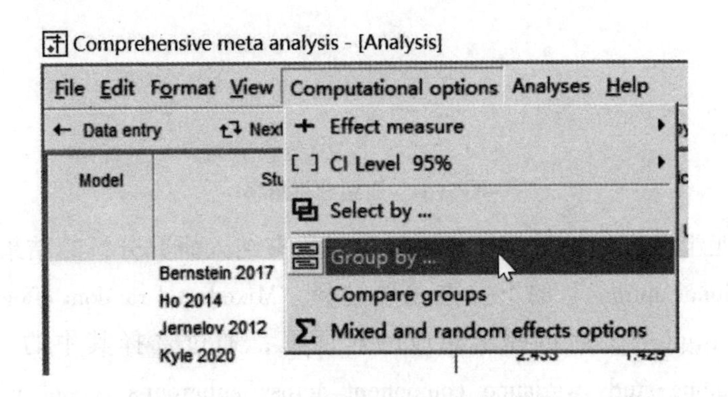

图5-52　进行亚组分析

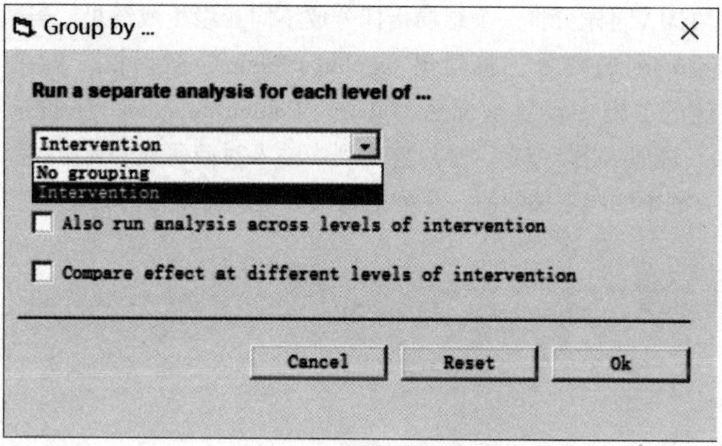

Group by ...

Run a separate analysis for each level of ...

Intervention

No grouping

Intervention

Also run analysis across levels of intervention

Compare effect at different levels of intervention

Cancel Reset Ok

图5-53 亚组分析分组选择

亚组分析选项设置完成后，分析结果将会显示进行亚组分析之后每个组的分析结果（图5-54）。

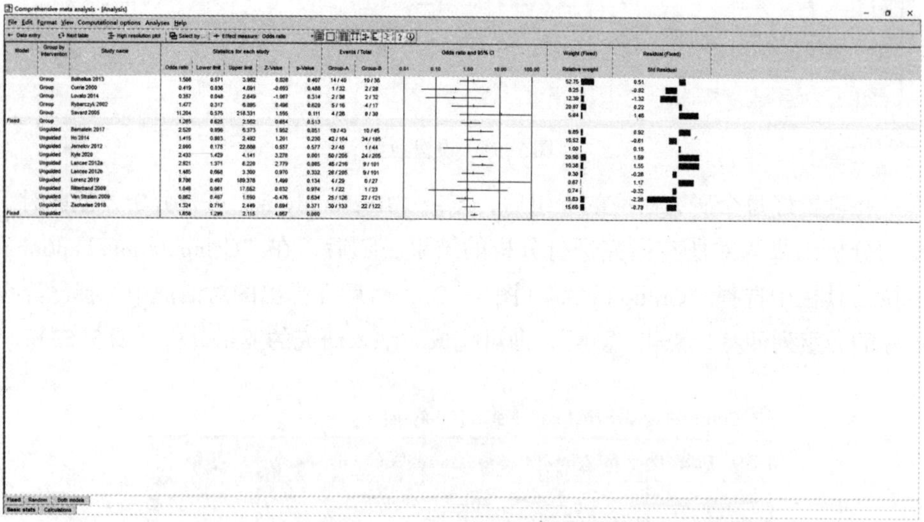

图5-54 亚组分析结果

若除亚组分析的结果外还想要显示对所有纳入研究分析的结果，则可在“Computational options”的下拉选项中选择“Mixed and random effects options”（图5-55），点击之后可弹出相应的对话框，通过选择其中的“Assume a common among-study variance component across subgroups （pool with - group estimates of tau-squared）”选项则可在亚组分析之后查看对所有纳入研究的分

析结果，反之，选择“Do not assume ...”选项可在亚组分析之后不显示对所有纳入研究的分析结果（图5-56）。此外，还可在图5-56对话框下方的选项中选择使用随机效应模型或固定效应模型来进行亚组分析。

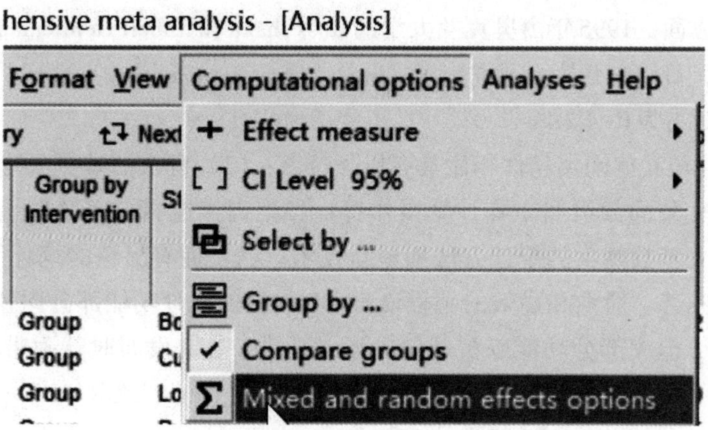

hensive meta analysis - [Analysis]
Format View Computational options Analyses Help
Effect measure
[ ] CI Level 95%
Select by ...
Group by ...
Compare groups
Mixed and random effects options
Group by Intervention
Group
Group
Group

图5-55　汇总结果显示设置

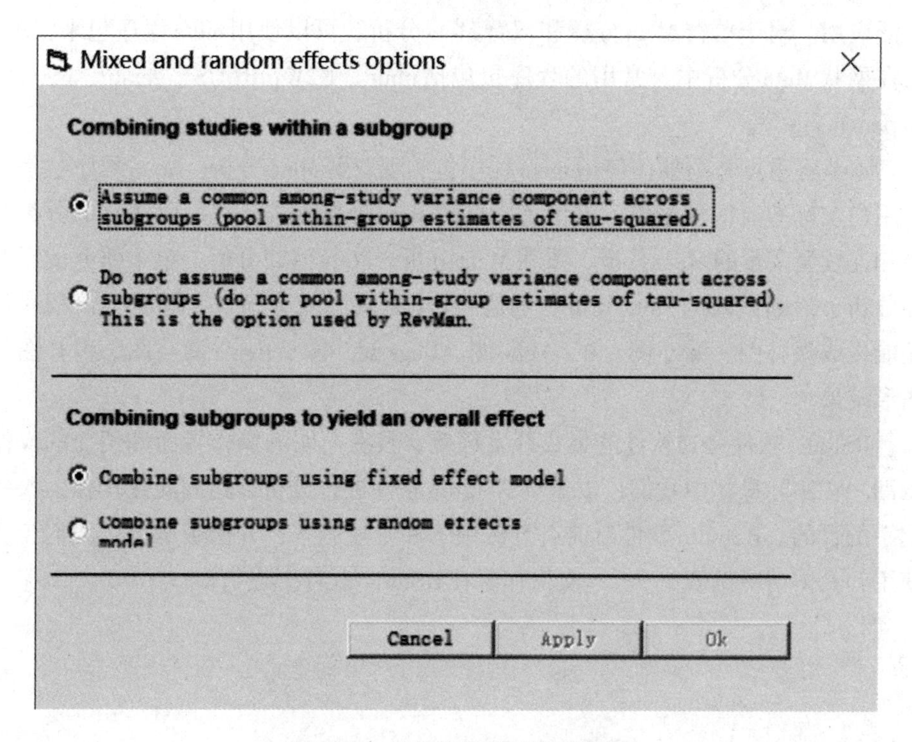

图5-56　汇总结果显示设置选项

四、R软件

（一）简介

R软件是一款免费、自由、开源的软件，主要被用于数据探索、统计分析和作图等方面，1995年由奥克兰大学的Ross Ihaka和Robert Gentleman及其他志愿者开发，目前由R核心开发小组（http://www.r-project.org）维护。该软件目前最新的版本为R-4.2.1。

R软件与其他同类软件相比具有以下特点：（1）有效的数据处理和保存机制；（2）完整的数组和矩阵计算操作符；（3）提供连贯、完整的统计分析工具，包括大多数经典的统计方法和最新技术；（4）拥有出色的统计绘图功能；（5）具备完善、简洁和高效的编程语言。R软件的统计功能部分内置于R环境的核心中，但大部分功能以扩展包的形式提供。在R发布时就附带25个数据包，而更多的数据包可以通过网上或CRAN社区（http://CRAN.R-project.org）获取。

目前，R软件在单臂Meta分析、双臂Meta分析和网状Meta分析等领域得到广泛应用。对于单臂Meta分析和双臂Meta分析，可以使用meta程序包来实现。而在网状Meta分析中，常用的程序包包括nlme、R2WinBUGS、gemtc、netmeta和pcnetmeta等。

本节将重点介绍如何使用meta程序包实现双臂Meta分析。meta程序包是一个用户友好的通用程序包，提供了标准的Meta分析方法。它可以实现二分类变量和连续型变量的Meta分析、累积Meta分析、Meta回归分析、单个研究的影响性分析、诊断试验的Meta分析、剂量-反应关系Meta分析等。同时，该程序包还能生成森林图、漏斗图、L’Abbe图、Begg漏斗图、Egger漏斗图、剪补图等图形结果。

RStudio软件是R软件的集成开发环境，具有简明的操作界面和便捷的操作帮助。在实际操作中我们可以借助RStudio软件进行分析以达到简化操作、快速上手的目的。RStudio软件目前有开源版本和专业版本，开源版本可供我们免费使用，具体情况见表5-9。本次操作将在RStudio软件上进行。

表5-9 RStudio软件概况

Rstudio软件	开源版本	RStudio Desktop Pro
功能和项目	• 本地访问RStudio语法高亮 • 代码填补和智能缩进 • 直接从源代码编辑器执行R代码 • 快速跳转到功能定义 • 使用Visual Markdown编辑器实时查看内容更改 • 使用工具轻松管理多个工作目录 • 集成的R帮助和文档交互式调试器，用于诊断和修复错误 • 丰富的软件包开发工具	• 开源版本的所有功能 • 对不能使用AGPL软件组织的商业许可证 • 获取优先支持 • RStudio专业版驱动程序 • 远程直接连接到RStudio Server Pro
支持	仅社区论坛	• 优先电子邮件支持 • 工作时间8小时内回应
许可	AGPL v3	RStudio License Agreement
价格	免费	付费

（二）下载和安装

1. R软件的下载与安装

R软件最新的版本为R-4.2.1，Windows、MacOS和Linux平台均有对应安装包可供免费下载，访问网址为https：//cran.r-project.org/mirrors.html，选择任一镜像（如兰州大学开源协会），点击进入https：//mirror.lzu.edu.cn/CRAN/，根据计算机操作系统选择相应R软件下载链接，再根据需要点击相应版本即可下载。下载完成后点击安装包根据安装向导完成安装即可。

2. RStudio软件的下载与安装

使用RStudio软件必须先安装R-3.3.0及以上版本的R软件。RStudio软件最新的版本为RStudio Desktop 2022.07.2+576，Windows和MacOS等平台均有对应安装包可供下载。开源版RStudio软件完全免费，访问网址为https：//www.rstudio.com/products/rstudio/download/。根据需要选择对应链接进行下载（如“RStudio-2022.07.2-576.dmg”），下载完成后点击安装包根据安装向导完成安装即可。

3. 程序包的安装

在RStudio软件中安装程序包的方法如下：在联机状态下，点击打开

RStudio软件，依次在右下侧窗格上沿“Packages”→“Install”点击，在弹出的对话框中选择“CRAN”，在下方框内输入程序包名称，如“gemtc”，点击“Install”进行安装（图5-57），弹出下载完成提示即可。本节案例使用的另外两个程序包meta和netmeta的安装方法相同，仅需在“Packages”中输入对应名称并点击“Install”即可。完成安装后，输入“library（gemtc）”命令并运行或在“Packages”中勾选目标程序包即可加载程序包。

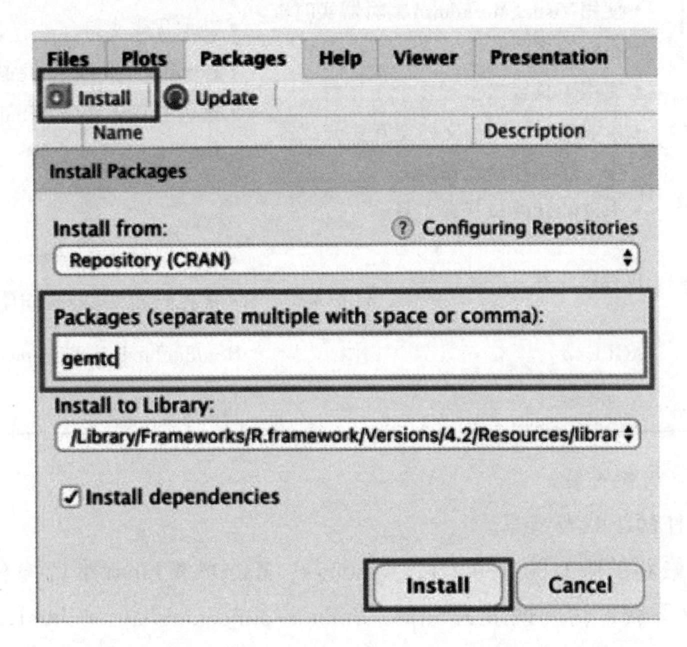

图5-57　程序包安装窗口（以gemtc程序包为例）

（三）数据分析与结果解释

1. 双臂Meta分析

（1）数据导入

RStudio读取数据的方式多样，我们选取其中两种简便的方式进行介绍。

①从剪切板读取

进入RStudio软件，在主界面的左上角依次点击“New File”→“R Script”；或使用快捷键“Shift-Command-N”新建命令输入框，输入“data <- read.table（pipe（"pbpaste"）,header=TRUE）”命令［Windows操作系统的计算机输入“data<-read.delim（"clipboard"）”命令］。随后返回数据表复制需要的内容进剪切板，再进入RStudio软件并运行该命令，即可完成数据读取。数据读取后可

打开“Environment”下的数据窗格检查数据读取情况（图5-58）。

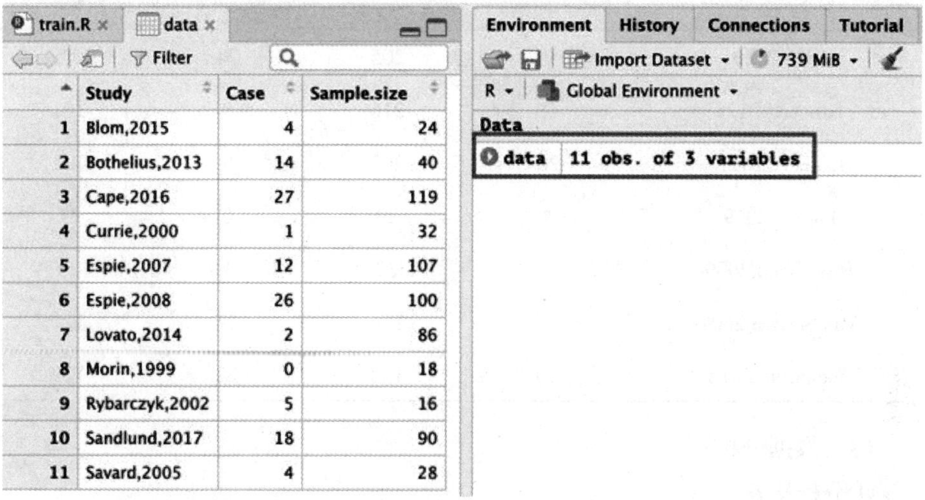

	Study	Case	Sample.size
1	Blom,2015	4	24
2	Bothelius,2013	14	40
3	Cape,2016	27	119
4	Currie,2000	1	32
5	Espie,2007	12	107
6	Espie,2008	26	100
7	Lovato,2014	2	86
8	Morin,1999	0	18
9	Rybarczyk,2002	5	16
10	Sandlund,2017	18	90
11	Savard,2005	4	28

Environment　History　Connections　Tutorial

Import Dataset　739 MiB　Global Environment

Data

data　11 obs. of 3 variables

图5-58　数据读取及检查

②从csv文件读取

按数据格式整理数据，并保存为csv文件格式。进入RStudio软件，在主界面右下方窗格的“Files”中找到目标文件，然后点击“Import Dataset”，在弹出的对话框中按需求调整后导入即可。导入后的文件可通过上述方法进行检查。运行命令“data<-read.csv（“文件路径/文件名.csv”））”也可读取csv文件中的数据。

（2）数据准备

本节以表5-5数据为例介绍使用metabin命令实现二分类变量的双臂Meta分析。在将数据导入R前需将数据整理为meta程序包数据录入格式（表5-10），其中，event.e为试验组事件发生数，n.e为试验组样本量；event.c为干预组事件发生数，n.c为干预组样本量。数据的读取和检查方法同上，此处不再赘述。

表5-10　meta包实现双臂Meta分析数据录入格式

Study	event.e	n.e	event.c	n.c
Bernstein,2017	18	43	10	45
Ho,2014	42	104	34	105
Jernelov,2012	2	45	1	44

续表5-10

Study	event.e	n.e	event.c	n.c
Kyle,2020	50	205	24	205
Lancee,2012a	48	216	9	101
Lancee,2012b	26	205	9	101
Lorenz,2019	4	29	0	27
Ritterband,2009	1	22	1	23
Van Straten,2009	25	126	27	121
Zachariae,2018	30	133	22	122

（3）数据分析

①分析运算

本次案例采用二分类变量进行演示，使用metabin命令可实现目标分析。运行命令“result1 <- metabin（data=data, event.e, n.e, event.c, n.c, studlab = Study）”可完成分析。命令默认效应值为RR值，通过添加“sm="OR"”等命令可指定效应值，即“result1 <- metabin（data=data, event.e, n.e, event.c, n.c, studlab = Study, sm="OR"）”。命令默认的计算方法为MH法，通过添加“method="Inverse"”等命令和指定合并方法，即“result1 <- metabin（data=data, event.e, n.e, event.c, n.c, studlab = Study, sm="OR", method="Inverse"）”。接下来运行“result1”命令可输出结果（图5-59）。

输出的结果中包含系列必要信息。如“k=10”提示Meta分析纳入了10项研究；“o=2022”提示总样本量为2022人；“e=383”提示事件发生数为383人；“1.5104”为固定效应模型计算的合并RR值；“1.4931”为随机效应计算的合并RR值；两个模型合并结果的显著性p值分别为<0.0001和0.0024，提示与对照组相比，试验组事件发生的相对风险显著更高；“I^2=25.9%”提示合并结果未发现显著异质性；异质性检验p值为0.2049，同样提示异质性不显著。

```
Number of studies combined: k = 10
Number of observations: o = 2022
Number of events: e = 383

                         RR           95%-CI    z  p-value
Common effect model  1.5104 [1.2503; 1.8245] 4.28 < 0.0001
Random effects model 1.4931 [1.1522; 1.9348] 3.03   0.0024

Quantifying heterogeneity:
 tau^2 = 0.0534 [0.0000; 0.4290]; tau = 0.2311 [0.0000; 0.6550]
 I^2 = 25.9% [0.0%; 64.3%]; H = 1.16 [1.00; 1.67]

Test of heterogeneity:
     Q d.f. p-value
 12.15    9  0.2049

Details on meta-analytical method:
- Mantel-Haenszel method
- Restricted maximum-likelihood estimator for tau^2
- Q-Profile method for confidence interval of tau^2 and tau
- Continuity correction of 0.5 in studies with zero cell frequencies
```

图5-59　metabin输出结果

②绘制森林图

运行命令“forest（result1）”可将双臂Meta分析的结果绘制为森林图（图5-60）。

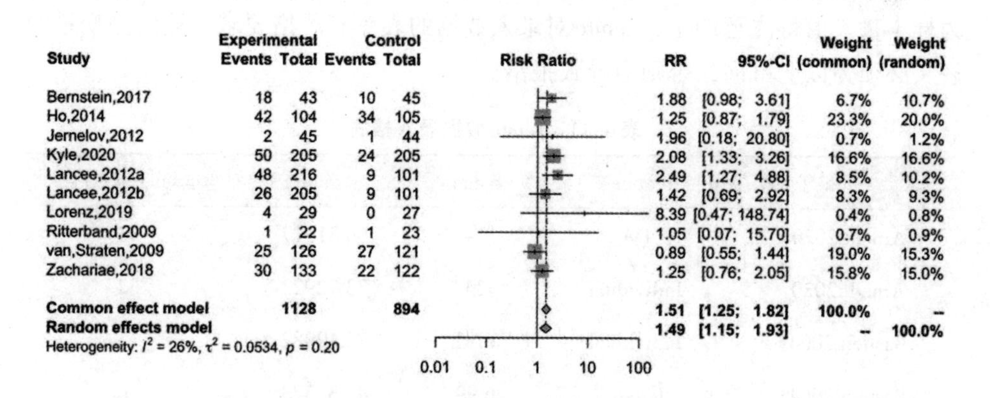

图5-60　双臂Meta分析森林图

③检测发表偏倚

运行“funnel（result1）”命令可绘制漏斗图。目视检查图5-61可见，漏斗图对称性良好。运行“metabias（result1,method.bias="egger"）”命令可输出Egger线性回归检验结果。该案例中，检验P值为0.3496，提示未发现发表偏倚。

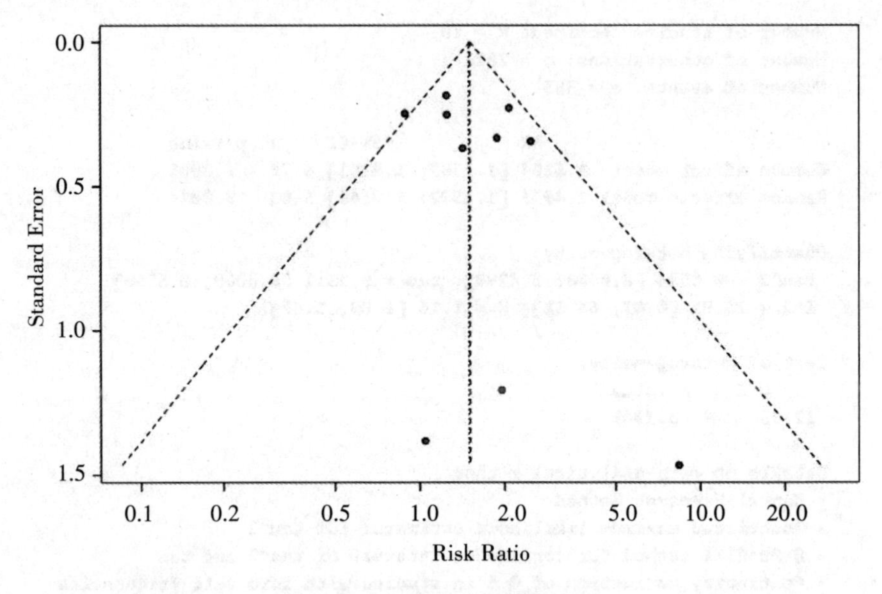

图5-61　双臂Meta分析漏斗图

2. 贝叶斯网状Meta分析

（1）数据准备

本节以gemtc程序包为例，将连续型变量整理为表5-11（节选）数据录入格式。其中，treatment为干预措施；mean为均数；std.dev为标准差；sampleSize为样本量。值得注意的是，gemtc对录入数据的表头有严格要求，连续型变量的表头必须为以上单词，否则会导致报错。

表5-11　gemtc数据录入格式

study	treatment	mean	std.dev	sampleSize
Arnedt,2020	DA	24	66.81317	33
Arnedt,2020	Individual	24	73.72923	32
Bastien,2004	Individual	6.15	73.12982	15
Bastien,2004	Group	6.99	47.37373	16
Bastien,2004	Telephone	2.07	80.88394	14
Blom,2015	Group	32	65.39113	24
Blom,2015	GSF	8	53	24
Cape,2016	Group	83.75	124.8527	92

续表5-11

study	treatment	mean	std.dev	sampleSize
Cape,2016	TAU	54.75	124.3875	100
Casault,2015	GSF	48.34	62.0761	17
Casault,2015	NT	20	63.06461	18
Chao,2021	Telephone	-9.6	69.40576	39
Chao,2021	Waitlist	8.4	110.901	46
……				
Zheng,2015	Group	46	50.80148	45
Zheng,2015	TAU	20	63.97414	48

（2）创建network数据

在读取数据后运行“network<-mtc.network（data）”命令以创建network数据。

（3）绘制网状图和创建network汇总

运行“plot（network）”命令绘制网状图，并检查网状图成环情况（图5-62）。常见的错误有：①一个研究下存在两个及两个以上相同的干预措施。②存在独立在外的研究。如果存在以上问题，则应返回检查数据，否则后续分析可能报错。绘制的网状图可通过点击界面右下方窗格上的“Export”进行保存。

运行“summary（network）”命令可以得到network内部关系总结。

（4）设置model

设置model的目的是进行相关的迭代运算。在本例中我们运行“model <-mtc.model（network, type = "consistency", likelihood="normal", link="identity", linearModel="random", n.chain =3）”命令进行设置。其中，“network”为network类型数据；“type”为选择的模型类型，本例为一致性模型；“likelihood”为似然，若不进行设置，软件可根据数据自行选择；“link”为链接函数；“linearModel”为线性模型类型，本例为随机效应模型；“n.chain”为马尔科夫蒙特卡洛MCMC的链条数目，可根据需要调节。除此之外，我们还可以根据需要设置结局测量尺度（om.scale）、异质性的先验分布（hy.prior）和初始值变异因子（factor）等。设置完毕后，可通过“plot（model）”命令制图查看。

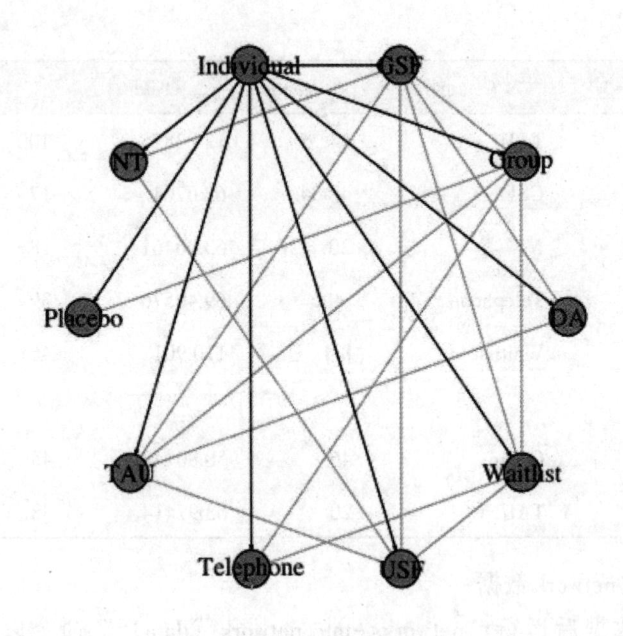

图5-62 网状图结果

（5）分析数据

gemtc程序包可通过调用JAGS、OpenBUGS和WinBUGS软件进行数据分析。在安装相应软件的前提下，我们就能通过运行“mtc.run（）”命令调用软件。本例以调用JAGS软件为例，运行“results <- mtc.run（model, sampler ="JAGS", n.adapt=10000, n.iter=100000, thin=1）”命令，其中，“n.adapt”为退火次数，“n.iter”为迭代运算次数，“thin”为步长。命令运行过程见图5-63。

```
Compiling model graph
   Resolving undeclared variables
   Allocating nodes
Graph information:
   Observed stochastic nodes: 111
   Unobserved stochastic nodes: 121
   Total graph size: 1497

Initializing model
```

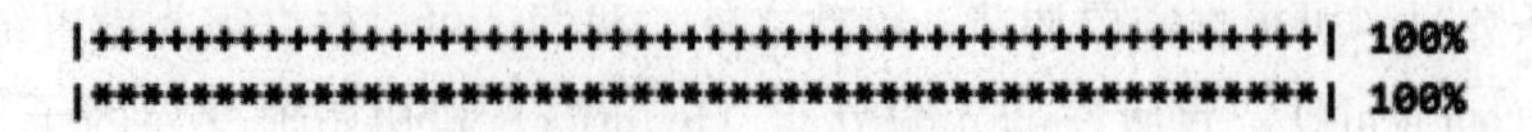

```
  |++++++++++++++++++++++++++++++++++++++++++++++++++| 100%
  |**************************************************| 100%
```

图5-63 gemtc程序包调用JAGS软件进行网状Meta分析迭代进程

（6）输出结果

运行“summary（results）”命令可输出模型结果，结果中报告了DIC值为177.10760（图5-64）。

```
-- Model fit (residual deviance):

     Dbar        pD       DIC
105.30214  71.80546 177.10760

111 data points, ratio 0.9487, I^2 = 0%
```

图5-64　gemtc程序包调用JAGS软件进行网状Meta分析结果

（7）收敛性诊断

运行“gelman.diag（results）”命令以评估数据收敛性。运行“gelman.plot（results）”命令以绘制收敛性诊断图（图5-65）。

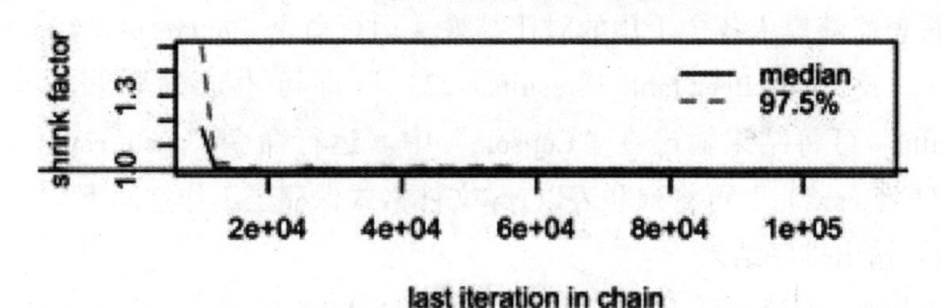

图5-65　收敛性诊断图

（8）绘制轨迹密度图

运行“plot（results）”命令以绘制轨迹密度图（图5-66）。

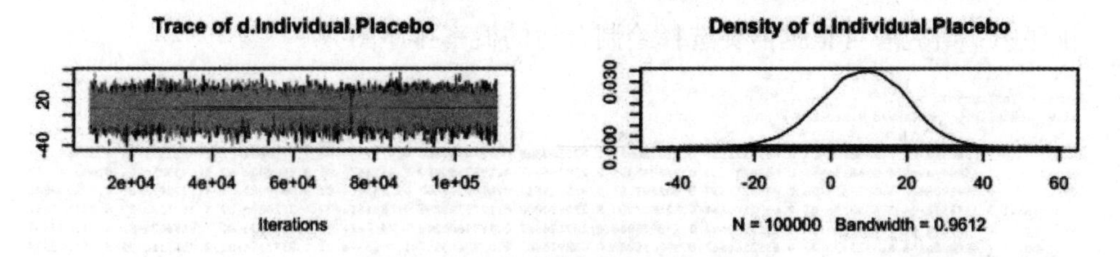

图5-66　收敛性评估轨迹密度图

（9）绘制森林图

运行“forest（relative. effect（results, "Placebo"）, digits=4, use. description=T）”命令以绘制多种干预对比Placebo的森林图（图5-67）。

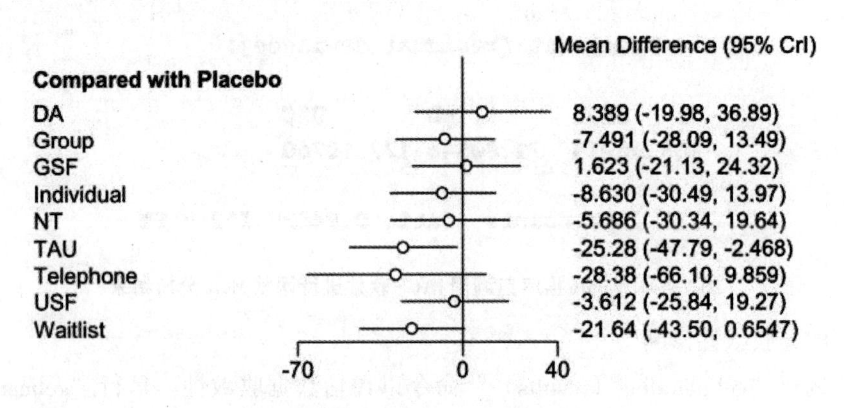

图5-67　网状Meta分析森林图

（10）输出列联表

列联表能够提供各个干预的对比结果。运行命令“mtcresults = as.data.frame（round（（relative. effect. table（results），2）”即可生成列联表。运行命令“mtcresults”可将结果输出在“Console”中。运行命令“write.csv（mtcresults, file="文件名.csv"）”可将列联表以csv文件格式保存至工作空间下。

（11）输出排序结果

方法如下：①运行“rank.prob<- rank.probability（results, preferredDirection=-1）”命令以计算排序概率。其中“preferredDirection=-1”通常用于不利结局指标，若研究结局指标为有利，则应设置为“preferredDirection=1”。②运行“print（rank.prob）”命令可得到概率排序结果（图5-68）。③运行命令“plot（rank.prob, beside=TRUE）”或命令“plot（rank.prob）”可以得到相应的概率排序图，研究者可根据需要选择绘制合适的概率排序图。

```
> print(rank.prob)
Rank probability; preferred direction = -1
                   [,1]         [,2]         [,3]        [,4]        [,5]         [,6]         [,7]         [,8]         [,9]       [,10]
DA         1.966667e-04 1.200000e-03 0.0054233333 0.019526667 0.028360000 0.0370900000 4.877333e-02 7.872000e-02 1.861133e-01 0.594596667
Group      8.666667e-05 3.213333e-03 0.0454733333 0.246043333 0.238746667 0.1982000000 1.467367e-01 8.490000e-02 3.095333e-02 0.005646667
GSF        0.000000e+00 3.333333e-06 0.0006233333 0.005603333 0.018713333 0.0507366667 1.238300e-01 3.064900e-01 3.727200e-01 0.121280000
Individual 3.133333e-04 3.633333e-03 0.0592166667 0.326000000 0.279690000 0.1775300000 9.385667e-02 4.262000e-02 1.450333e-02 0.002636667
NT         2.743333e-03 9.633333e-03 0.0429966667 0.158920000 0.182126667 0.1884000000 1.746767e-01 1.302133e-01 7.839667e-02 0.031893333
Placebo    4.480000e-03 1.342333e-02 0.0358166667 0.090650000 0.088976667 0.0932466667 1.006667e-01 1.332933e-01 2.253333e-01 0.214113333
TAU        3.397233e-01 4.341300e-01 0.2007733333 0.020680000 0.003766667 0.0007466667 1.433333e-04 3.000000e-05 6.666667e-06 0.000000000
Telephone  5.487900e-01 1.356533e-01 0.1468033333 0.050803333 0.032093333 0.0216833333 1.807667e-02 1.688333e-02 1.664000e-02 0.012573333
USF        0.000000e+00 1.066667e-04 0.0056233333 0.046460000 0.123310000 0.2318833333 2.931767e-01 2.068467e-01 7.533333e-02 0.017260000
Waitlist   1.036667e-01 3.990033e-01 0.4572500000 0.035313333 0.004216667 0.0004833333 6.333333e-05 3.333333e-06 0.000000e+00 0.000000000
```

图5-68　网状Meta分析排序概率

（12）输出SUCRA结果

在计算了排序概率后，①运行“cumrank.prob <- apply（t（rank.prob），2, cumsum）”命令以计算累积排序。②运行“sucra <- round（colMeans（cumrank.prob[-nrow（cumrank.prob），]），4）”命令可生成SUCRA结果。③运行“sucra”命令可输出结果（图5-69），运行“write.csv（sucra, file="文件名.csv"）”可将SUCRA结果保存至本地磁盘。从结果中可见，干预“TAU”可能是最佳干预。

```
> sucra
      DA      Group        GSF Individual         NT    Placebo        TAU  Telephone        USF   Waitlist
  0.1052     0.4943     0.1880     0.5436     0.4315     0.2838     0.8980     0.8565     0.3591     0.8401
```

图5-69　网状Meta分析排序概率

（13）节点分析

gemtc程序包内植入了节点分析模型，可检测网状Meta分析的不一致性。方法如下：①运行“mtc.nodesplit.comparisons（network）”命令可拆分闭合环，得到拆分开的干预比较。②运行“result.node <- mtc.nodesplit（network）”命令呈现模型编译进程。③运行“summary（result.node）”命令查看节点分析结果汇总。④运行“plot（summary（result.node）”命令可得到节点分析结果森林图。

（14）分析异质性

方法如下：①运行“result.anohe<-mtc.anohe（network, n.adapt=10000, n.iter=100000, thin=1）”命令以编译和初始化模型。②运行“summary（result.anohe）”命令以汇总异质性分析结果。③运行“plot（result.anohe）”命令以绘制轨迹密度图，可用于评估收敛性。④运行“summary.anohe<-summary（result.anohe）”命令后运行“plot（summary.anohe）”命令可得到异质性分析结果森林图（图5-70）。

3. 频率学网状Meta分析

（1）数据准备

本节以network程序包为例，将连续型变量整理为表5-12（节选）数据录入格式。区别于gemtc程序包，netmeta包的数据录入格式对表头的要求并不严格。

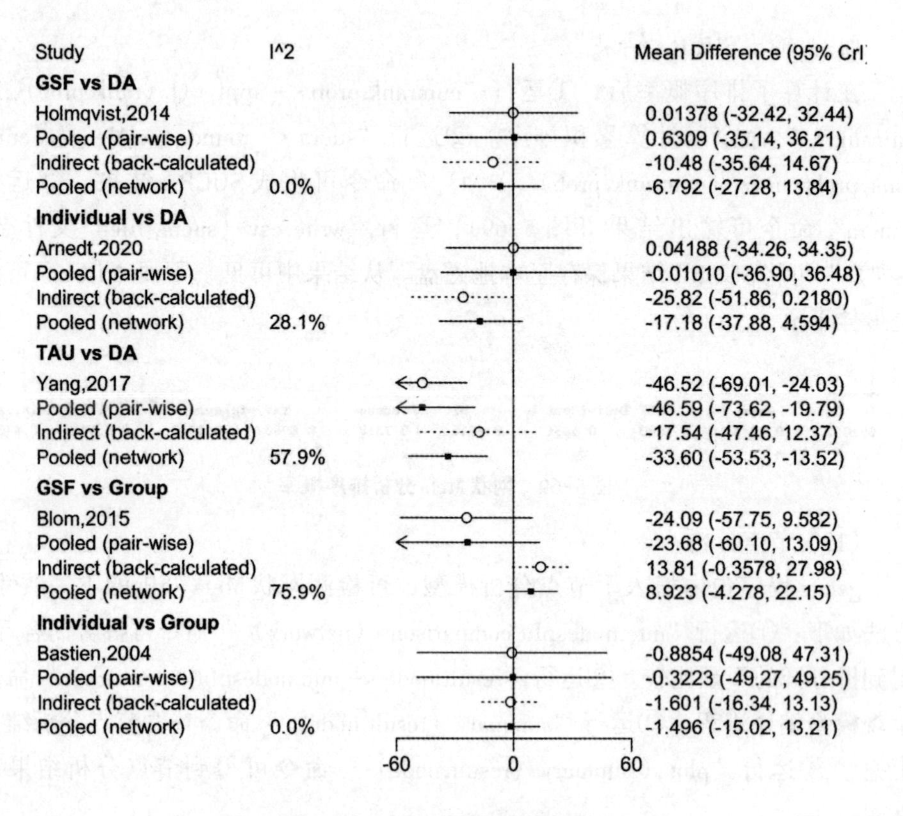

图5-70 异质性分析森林图

表5-12 netmeta数据录入格式

study	treatment	mean	sd	n
Arnedt,2020	DA	24	66.81317	33
Arnedt,2020	Individual	24	73.72923	32
Bastien,2004	Individual	6.15	73.12982	15
Bastien,2004	Group	6.99	47.37373	16
Bastien,2004	Telephone	2.07	80.88394	14
Blom,2015	Group	32	65.39113	24
Blom,2015	GSF	8	53	24
Cape,2016	Group	83.75	124.8527	92
Cape,2016	TAU	54.75	124.3875	100

续表5-12

study	treatment	mean	sd	n
Casault,2015	GSF	48.34	62.0761	17
Casault,2015	NT	20	63.06461	18
Chao,2021	Telephone	-9.6	69.40576	39
Chao,2021	Waitlist	8.4	110.901	46
……				
Zheng,2015	Group	46	50.80148	45
Zheng,2015	TAU	20	63.97414	48

（2）数据调整

当我们的数据整理为表5-12所示的基于研究臂的数据格式时，我们需要在读取数据后运行命令“p <- pairwise（treatment,n=n,mean=mean,sd=sd,studlab = study, data = data）”，将数据调整为基于对比的数据格式（图5-71）。netmeta程序包对表头要求宽松的原因是用户可以在这一步中指定数据列，例如样本量列的表头为“samplesize”，则在命令中输入“n=samplesize”即可完成队列的指定。

	studlab	treat1	treat2	TE	seTE	n1	mean1	sd1	n2	mean2	sd2
1	Arnedt,2020	DA	Individual	0.00	17.468478	33	24.00000	66.81317	32	24.000000	73.72923
2	Bastien,2004	Individual	Group	-0.84	22.288972	15	6.15000	73.12982	16	6.990000	47.37373
3	Bastien,2004	Individual	Telephone	4.08	28.702478	15	6.15000	73.12982	14	2.070000	80.88394
4	Bastien,2004	Group	Telephone	4.92	24.648889	16	6.99000	47.37373	14	2.070000	80.88394
5	Blom,2015	Group	GSF	24.00	17.181628	24	32.00000	65.39113	24	8.000000	53.00000
6	Cape,2016	Group	TAU	29.00	18.004431	92	83.75000	124.85271	100	54.750000	124.38754
7	Casault,2015	GSF	NT	28.34	21.157164	17	48.34000	62.07610	18	20.000000	63.06461
8	Chao,2021	Telephone	Waitlist	-18.00	19.770871	39	-9.60000	69.40576	46	8.400000	110.90104
9	Currie,2000	Group	Waitlist	12.00	22.187110	32	18.00000	93.14505	28	6.000000	78.68926
10	Currie,2004	Individual	GSF	18.00	26.832816	20	30.00000	78.68926	20	12.000000	90.59801
11	Currie,2004	Individual	Waitlist	24.00	23.849528	20	30.00000	78.68926	20	6.000000	72.00000
12	Currie,2004	GSF	Waitlist	6.00	25.876630	20	12.00000	90.59801	20	6.000000	72.00000
13	Edinger,2001	Individual	Placebo	-2.00	86.501618	25	11.90000	289.79174	25	13.900000	321.06697
14	Edinger,2005	Individual	TAU	4.90	24.929300	16	11.40000	53.42060	9	6.500000	63.15053
15	Edinger,2007	Individual	Waitlist	-23.90	20.125756	13	-7.70000	54.92549	8	16.200000	37.20040

图5-71　调整后基于对比的数据格式

（3）数据分析

运行“net1 < -netmeta（p, ref = "Placebo"）”命令，可选取“Placebo”为参考治疗方案进行网状Meta分析。运行“net1”命令可呈现分析结果（图5-72）。

```
Number of studies: k = 52
Number of pairwise comparisons: m = 66
Number of observations: o = 4929
Number of treatments: n = 10
Number of designs: d = 22

Common effects model

Treatment estimate (sm = 'MD', comparison: other treatments vs 'Placebo'):
                MD              95%-CI     z p-value
DA          7.3280 [-17.5307; 32.1866]  0.58  0.5634
Group      -8.9512 [-27.2389;  9.3365] -0.96  0.3374
GSF         0.1466 [-19.8022; 20.0954]  0.01  0.9885
Individual -13.3516 [-32.6146;  5.9114] -1.36  0.1743
NT         -7.6424 [-27.6210; 12.3362] -0.75  0.4534
Placebo          .                  .     .       .
TAU       -26.8130 [-46.7097; -6.9162] -2.64  0.0083
Telephone -30.3587 [-65.3725;  4.6551] -1.70  0.0892
USF        -5.3072 [-24.7497; 14.1353] -0.54  0.5926
Waitlist  -23.0140 [-42.4777; -3.5503] -2.32  0.0205

Random effects model

Treatment estimate (sm = 'MD', comparison: other treatments vs 'Placebo'):
                MD              95%-CI     z p-value
DA          7.8749 [-18.7950; 34.5449]  0.58  0.5628
Group      -8.2518 [-27.7570; 11.2533] -0.83  0.4070
GSF         0.6660 [-20.6859; 22.0179]  0.06  0.9513
Individual -9.9453 [-30.4603; 10.5696] -0.95  0.3420
NT         -6.2908 [-28.9487; 16.3672] -0.54  0.5863
Placebo          .                  .     .       .
TAU       -26.0894 [-47.4052; -4.7737] -2.40  0.0164
Telephone -29.2885 [-65.7722;  7.1953] -1.57  0.1156
USF        -4.5864 [-25.6275; 16.4546] -0.43  0.6692
Waitlist  -22.6110 [-43.3970; -1.8249] -2.13  0.0330

Quantifying heterogeneity / inconsistency:
tau^2 = 33.4465; tau = 5.7833; I^2 = 13.9% [0.0%; 39.6%]

Tests of heterogeneity (within designs) and inconsistency (between designs):
                    Q d.f. p-value
Total           58.10   50  0.2016
Within designs  30.71   33  0.5815
Between designs 27.39   17  0.0526
```

图5-72 网状Meta分析结果

（4）绘制网状图

运行“netgraph（net1）”命令可绘制上述分析的网状图（图5-73）。

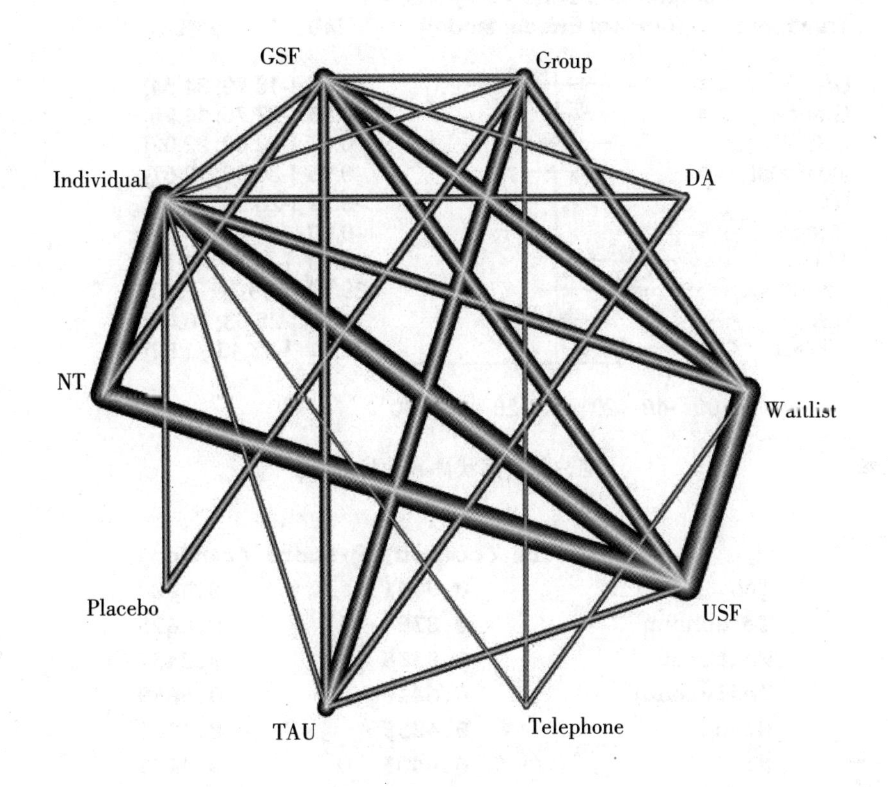

图5-73 网状图结果

(5) 绘制森林图

运行“forest (net1, ref="Placebo")”命令可绘制上述分析的森林图(图5-74)。命令默认的模型为随机效应模型,若要输出固定效应模型的森林图,可添加命令“pooled=ifelse (net1$comb.fixed,"fixed")”。

(6) 干预措施排序

运行“Pscore < -netrank (net1)”命令可分别使用随机效应模型和固定效应模型计算各个干预措施排序为第一的概率。运行命令“print (Pscore)”可输出该排序结果(图5-75)。从结果中可见,干预“TAU”可能是最佳干预。

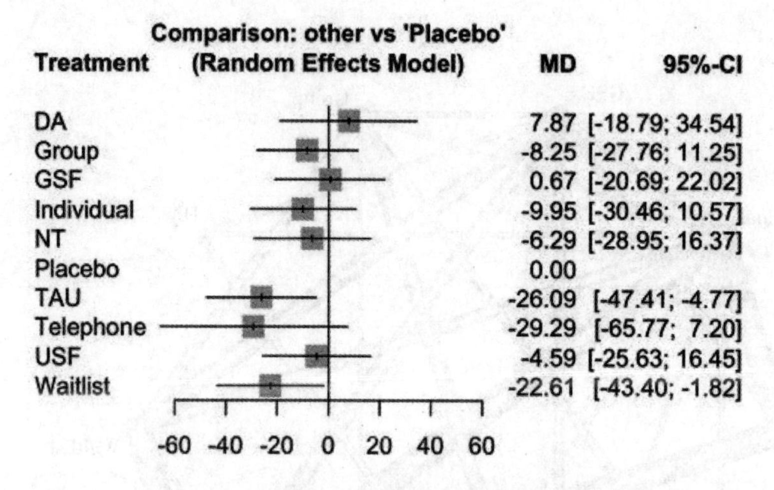

图5-74　网状Meta分析森林图

	P-score (common)	P-score (random)
TAU	0.9041	0.9008
Telephone	0.8704	0.8625
Waitlist	0.8388	0.8437
Individual	0.6410	0.5659
Group	0.4858	0.4981
NT	0.4403	0.4285
USF	0.3449	0.3657
Placebo	0.2291	0.2586
GSF	0.1673	0.1833
DA	0.0782	0.0929

图5-75　干预措施排序结果

（7）制作列联表

运行“league1 <-netleague（net1）”命令可分别使用随机效应模型和固定效应模型分析网状Meta分析中所有的成对比较，并计算出其点估计值和置信区间。运行“print（league1）”命令可输出列联表。运行“write.table（league1 $random, file = "文件名 .csv"）”命令则可将随机效应模型计算的列联表以csv文件格式保存至工作空间。

（8）节点分析

运行“ns1 <- netsplit（net1）”命令可得到每一对比较的直接对比、间接

对比和网状Meta分析的结果，可用于检验网状Meta分析中的局部不一致。运行“forest（ns1）”命令可将结果绘制成森林图。此外，运行“nettable（net1）”命令也可输出每一对比较的直接对比、间接对比和网状结果。

（9）绘制热图

运行“netheat（net1）”命令可绘制热图，通过可视化的方式反映整个网络中直接证据之间不一致的热点（图5-76）。

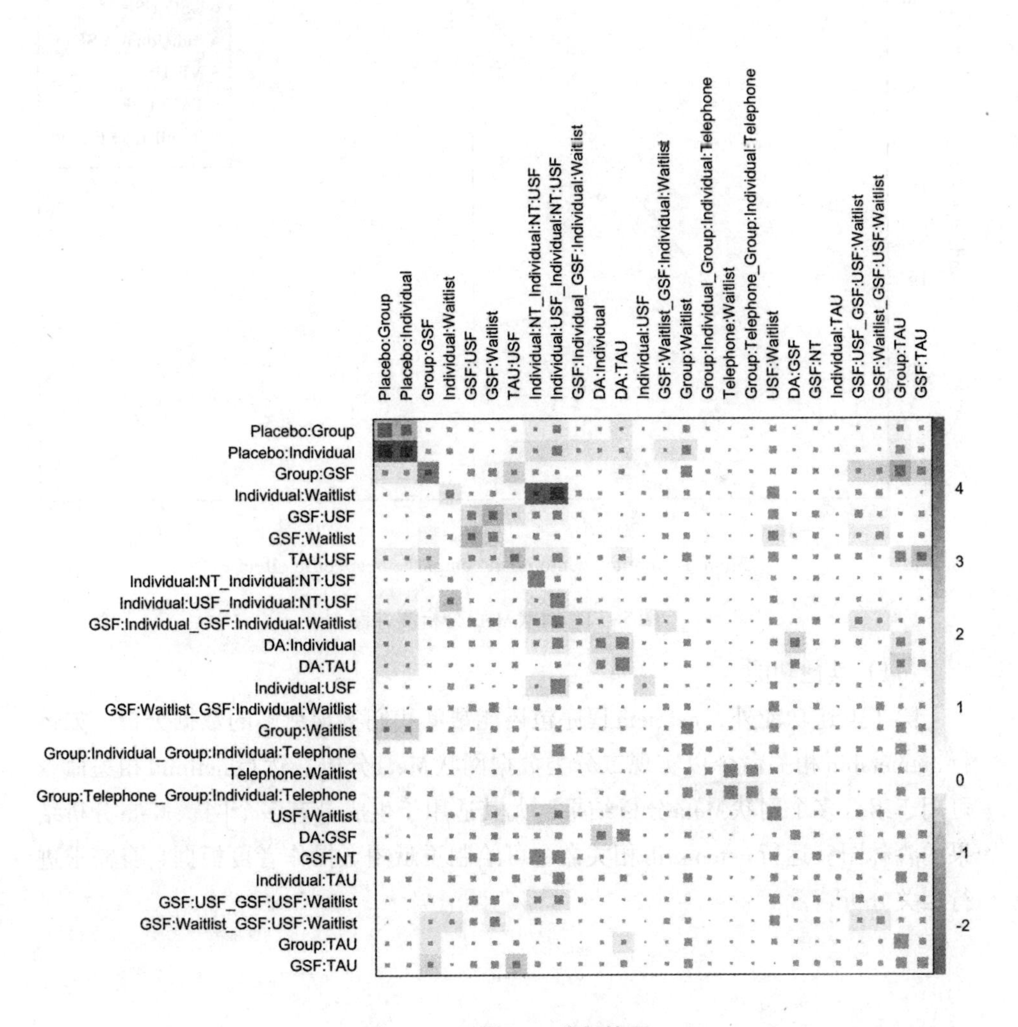

图5-76　网状Meta分析热图

（10）绘制漏斗图

运行“funnel（net1, order = "USF"）”命令可绘制包含与“USF”产生直接对比研究的漏斗图（图5-77）。若要包含所有对比，则需要在order中添加干预名称。若需要检测漏斗图的对称性，如使用Egger线性回归检验，可通过添加命令“linreg = T”实现。

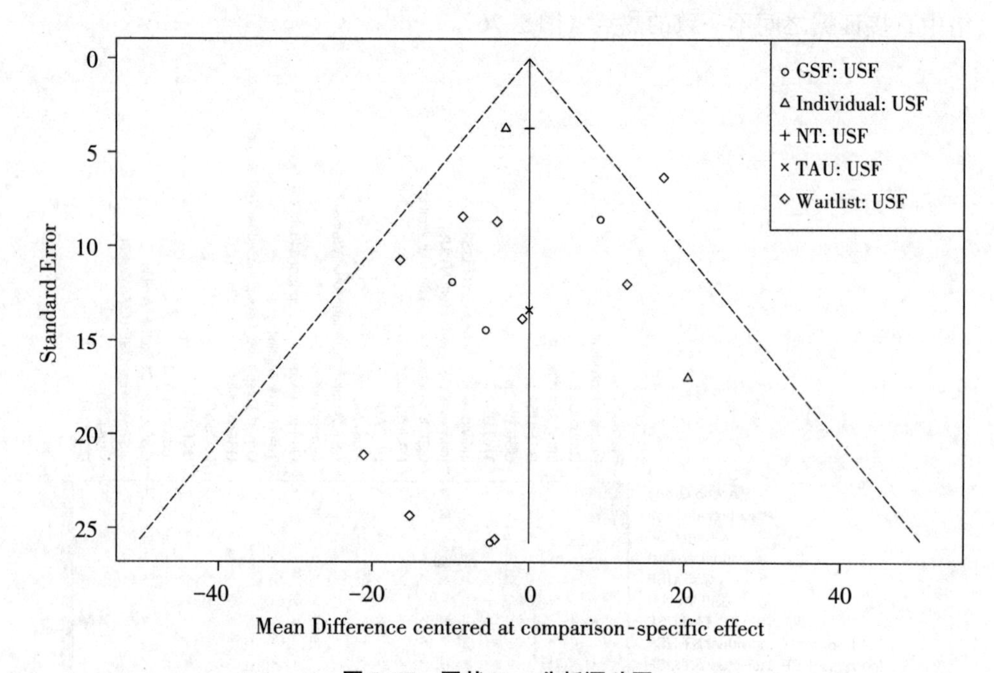

图5-77　网状Meta分析漏斗图

（11）其他功能

除了上述功能外，netmeta程序包还能帮助我们实现更多的数据分析。如运行netmetabin相关命令以实现二分类数据网状Meta分析。运行netbind相关命令可用于组合多个网状Meta分析结果，尤其适用于生成具有多个网状Meta分析结果的森林图。运行netcontrib相关命令可绘制贡献图。操作者可根据自身需求进行相关分析。

第四节　不同类型Meta分析方法简介

一、网状Meta分析

（一）定义

网状Meta分析（Network Meta-analysis，NMA），又称网络Meta分析，是传统Meta分析的发展。它扩展了传统的两组试验Meta分析方法，可以同时对一系列多个不同处理因素进行相互比较和分析。在网状Mcta分析中，通过结合直接比较和间接比较的方式，利用包含两种及两种以上干预措施的研究证据，采用Meta分析技术进行加权合并分析。通过构建等级模型，处理抽样变异、干预措施异质性以及研究比较间的不一致性，并提供最大似然比模型。该方法能够同时比较证据体中多个干预措施之间的治疗效果差异，并根据效果大小进行排序，为决策者制定临床指南提供重要的参考依据。网状Meta分析最大的优势在于它能够对治疗同类疾病的不同干预措施进行定量化的统计比较。

在NMA模型的拟合中，可以使用Meta回归模型、层次模型和多元Meta回归模型等。这些模型的共同特点是围绕一致性假设等对待估计参数进行最小化。虽然这些模型在构建角度上存在差异，但实际上它们是等效的。在实践中，常用频率学方法（如使用Stata软件）和贝叶斯软件（如使用WinBUGS软件）来拟合这些模型。

（二）适用情况

系统评价和Meta分析常用于评估干预措施的有效性和安全性。但是由于多种干预措施的利、弊很难在一个随机对照临床试验同时进行评估；而传统的Meta分析在评估效果时即便是纳入了很多个原始研究，每次分析也只能针对某两个干预措施的效果进行比较，这两类研究方法都不能满足实际决策的需要，因为在选择干预措施前，常常需要同时权衡各种干预措施之间的利、弊。因此，NMA的出现有助于对当前的干预措施进行筛选，定量化遴选出最有效、安全的干预措施以提高卫生服务保健质量和决策者的决策能力。

（三）分析方法

经典频率学学派与贝叶斯统计学派是当前统计学的两个主要学派，在合并直接比较证据和间接比较证据的方法中，主要有频率学法和贝叶斯统计法。

频率学方法基于概率的频率解释，将概率理解为大量重复试验后频率的稳定值。在网状Meta分析中，频率学方法主要使用倒方差法和广义线性模型。倒方差法将各研究方差的倒数作为权重，对各研究效应进行加权平均，总体效应的方差为权重之和的倒数。广义线性混合模型考虑了随机效应，并可使用Stata软件或SAS软件进行实现。

贝叶斯统计法基于观察数据和参数条件解释概率，在获得数据后可以计算未知参数的后验概率。贝叶斯统计法可用于对所有分析的干预措施进行排序，可以克服频率学方法在参数估计时可能出现的不稳定性和偏倚问题。贝叶斯法的估计结果更准确，建模更灵活。通过使用不同的连接函数来拟合符合二项分布、正态分布、泊松分布等指数分布的数据。在实践中，可以使用WinBUGS软件来实现贝叶斯统计方法。

(四) 优点

Meta分析是用于比较和综合针对同一科学问题研究结果的统计学方法，已成为临床医生与科研工作者用于临床决策的一门不可或缺的技术。NMA作为传统Meta分析方法的拓展，将仅能处理两种干预措施的经典Meta分析扩展为同时处理多个干预措施的Meta分析，其最大优势在于可以对治疗同类疾病的不同干预措施之间的效果进行量化，并按照某一结局指标效果优劣进行排序，进而帮助决策者选择最优的治疗方案。

二、个体病例数据Meta分析

(一) 定义

个体病例数据（Individual Patient Data, IPD）Meta分析是一种特殊类型的Meta分析，它涉及对单个病例数据的分析。与传统的Meta分析不同，IPD Meta分析通过从原始研究者那里收集每个研究对象的原始数据来进行分析，而不是从已发表的研究结果中提取数据。IPD Meta分析在数据质量和可行性分析方面具有独特的优势，被视为评价干预措施效果系统评价的“金标准”，因此其发表数量逐年增加。

(二) 适用情况

稀有疾病或罕见事件：当研究涉及罕见疾病或发生罕见事件的情况时，由于研究数量有限，常规的汇总分析可能缺乏统计力量。使用IPD Meta分析可以收集多个研究中的个体病例数据，增加样本量，从而提高分析的精确性和可靠性。

亚组分析：IPD Meta分析可以用于针对特定亚组进行分析，例如年龄、性别、疾病严重程度等因素。通过分析个体病例数据，可以更精确地评估亚组之间的差异和效应大小，为个体化治疗提供更具针对性的指导。

效应修饰因素的评估：IPD Meta分析可以用于评估效应修饰因素的影响，例如治疗剂量、治疗时机、共患疾病等。通过分析个体病例数据，可以更准确地了解这些因素对治疗效果的影响程度，并帮助制定更精确的临床决策。

不一致性的探索：当存在多个研究结果之间存在不一致性时，IPD Meta分析可以帮助识别可能的原因。通过分析个体病例数据，可以更详细地了解研究之间的差异，并探索潜在的原因，例如研究设计差异、人口特征差异等，从而提供更全面和准确的结论。

（三）分析方法

IPD-Meta分析的数据分析主要有两种方法：两步法和一步法。对于两步法的第一类，使用Log-rank检验的方法，分别计算每个研究试验组的观察例数减去预期发生例数及其方差的对数值。然后，通过反方差法进行Meta分析，将各个研究的结果整合得出汇总的效应估计和置信区间。对于两步法的第二类，使用Cox比例风险模型，首先计算每个研究干预措施效果的风险比（Hazard Ratio，HR）值及其95%置信区间（CI）。然后计算HR和95% CI的对数，再通过反方差法进行Meta分析，得出汇总的效应估计和置信区间。一步法的生存分析主要是通过Kaplan-Meier曲线进行描述性分析，并使用多变量的Cox比例风险模型计算干预效果的风险比（HR）值及其95%置信区间（CI）。

三、单组率的Meta分析

（一）定义

单组率的Meta分析，也叫作单个率Meta分析或单臂Meta分析，定量的合并分析只提供了一组人群的总人数和事件发生人数，不像其他类的Meta分析有两组人群，多为患病率、检出率、知晓率、病死率、感染率等的调查，基于的原始研究为横断面研究。

（二）适用情况

单个率可包括流行病学现况研究中的患病率、感染率，临床试验的有效率，药物试验中的不良反应发生率等。单个率Meta分析收集到各个原始研究的样本量和事件发生数即可。如，如果要了解某种病毒在全国的一个总体感染率而又没有足够的时间或经费做全国性的调查时，我们可以通过对现有文献报道的感染率进行Meta分析，了解该病毒在全国的感染情况。

（三）分析方法

在R软件就可以用Metaprop函数对单个率进行Meta分析，来计算合并的率及95%可信区间，结合funnel函数，可绘制漏斗图。通过观察图形是否对称初步判断有无发表偏倚，结合Metabias函数可以绘制出Begg图和Egger图，对发表偏倚进行统计学检验。考虑到不同类型单个率资料的分布可能会有不同的情况，R软件给出了五种估计率的方法。如原始率不服从正态分布，可经过转换使其服从或接近正态分布，从而提高合并结果的可靠性。

由于单个率的Meta分析在各原始文献中为单个组别的率，稳定性不同于具有两个组的研究，因此在合并时统计学异质性一般会比较大。当异质性较大时，首先要从专业的角度对不同情况下的率进行亚组分析，或通过敏感性分析来确定Meta分析的结果是否可靠。

Stata实现单组率的Meta分析，当前有两种常用的做法，包括metan法和metaprop法。metan法，是以常规森林图为基础的单组率Meta分析。以Stata为例，就是将数据转换为ES及其95%可信区间，然后用metan命令得到森林图和合并结果。通过metaprop命令也可以得到与metan命令的合并结果和异质性检验相同的结果。然而，这两个命令在其他方面稍有差异。第一，森林图的结构。虽然看上去两个图形很相似，但有一个固有的区别。基于metan命令得到的森林图，在随机效应模型时，左下角会有一行信息“NOTE：Weights are from random effects analysis”，而metaprop命令的森林图是没有的。第二，metan命令基于两组的对比，所以默认绘制无效线（如本例的ES=0），而metaprop命令是专门为单组率Meta分析开发的，没有无效线。两者最大的区别是：metaprop不受数据特征的影响，简单地说，出现某个/某些研究的率为0/100，置信区间的范围超过0/100时，metan命令不再适用，而metaprop命令依然可以得到合理的结果。也就是说，metaprop命令是可以用于稀疏数据的单组率Meta分析，或单组率研究含零事件的Meta分析。

（四）优点

横断面研究是通过对特定时点和特定范围内人群中的疾病或健康状况和有关因素的分布状况的资料收集、描述，从而为进一步的研究提供病因线索。它是描述流行病学中应用最为广泛的方法。通过单组率的Meta分析，可以对无对照资料进行定量合并，揭示暴露与疾病的关系。

四、剂量-反应Meta分析

（一）定义

剂量-反应Meta分析是一类新型的Meta分析，相比传统的二分类变量Meta分析及连续型变量Meta分析，剂量-反应Meta分析可同时处理3个及3个以上组别的数据，并直接估计暴露因素与疾病的剂量-反应关系。剂量-反应Meta分析，是对多个原始剂量-反应研究进行汇总，得出一个合并的剂量-反应关系效应值并绘制线性曲线或非线性曲线的一类Meta分析。剂量-反应Meta分析收集的数据一般要求至少3个组别，以每个研究最低剂量组为参照组，该研究其他剂量组均与参照组进行对比。然后提取各剂量组的平均数剂量或是中位数剂量作为剂量组的点估计值，如果最低剂量组是开区间则假定最低值为0，如果最高剂量组是开区间则假定最高剂量组的中点值是最高剂量低值边界的1.5倍。

（二）适用情况

在Meta分析中运用剂量-反应关系分析能具体、细致地分析暴露因素增加相应剂量单位对结局效应的影响，同时可以评价暴露因素的不同水平中结局的效应值，因此，通过Meta分析可以提供更多的信息，值得在肿瘤或慢性病流行病学研究领域中推广应用。

（三）分析方法

剂量-反应Meta分析的方法最早由Greenland和Longnecker在1992年提出，运用广义最小二乘估计法来估计暴露因素每增加相应剂量结局效应的变化值（Generalized Least-Squares for Trend Estimation，GLST）。

线性剂量-反应分析通过拟合单个研究GLST模型分析每项研究，根据ln（ES）=B·dose模型得到变量dose的参数估计β及β的P值（P for linear trend）和95%可信区间。以β及其95%可信区间为效应值，根据Meta分析方法合并。各研究间异质性的检测采用统计量Q和I^2，Q统计量对应的P值<0.10（鉴于Q统计量对应的检验效能较低，故将检验水准调整为0.10）或I>50，则认为纳入的研究之间存在显著异质性，此时β值的合并采用随机效应模型中的D-L法（DerSimonian-Laird Method）；反之，效应值的合并采用固定效应模型中的倒方差法（Inverse Variance Method）。为评价潜在的发表偏倚，本次分析采用Begg's检验（秩相关法），其对应的P<0.05即可判断为存在显著发表偏倚，反之，若秩相关法对应的P>0.05，则认为发表偏倚不显著。为了判断所获结果是否稳健进行敏感性分析，将每项研究依次剔除分析剩余文献合并的效应值及其95%可信区间，与所有文献合并结果比较看是否会逆转Meta分析的结果。

在R软件中，先利用metafor程序包进行探索性二分类变量Meta分析，在得出结果的基础上再利用dosresMeta程序包进行剂量-反应Meta分析，并绘制非线性（和）或线性剂量-反应曲线。当然，在其他软件，如STATA中也可以实现剂量-反应Meta分析，利用glst程序包进行剂量-反应Meta分析，并绘制非线性（和）或线性剂量-反应曲线。

（四）优点

剂量-反应Meta分析模型不仅能用于病例-对照研究与队列研究，而且适用于随机对照试验的研究，甚至也可用于基因多态性的研究。值得注意的是，上述任何一种剂量-反应Meta分析模型都需要大样本量的支持，以保证足够的统计效能，这样结果才有较高的可信度。正由于该因素的限制，其在容易获取大样本量的队列研究中应用最广泛，其在观察性研究中的证据等级当中也是最高。

五、诊断试验准确性Meta分析

（一）定义

随着诊断准确性试验（Diagnostic Test Accuracy，DTA）研究的不断发展，相比于单个诊断试验准确性（Single Diagnostic Test Accuracy，SDTA）研究，诊断试验准确性比较（Comparative Diagnostic Test Accuracy，CDTA）研究能够回答许多临床医生和政策制定者关心的问题，即在面对相同疾病情况时，哪一种诊断试验的诊断准确性更佳。

CDTA研究是诊断准确性试验的重要组成部分，旨在同一诊断试验研究中比较2个及2个以上诊断试验的准确性。随着CDTA研究及相关系统评价方法学的发展，CDTA系统评价数量逐年增长并为临床决策提供证据支持，其制作流程见图5-78。相比于单个诊断试验准确性研究的系统评价，CDTA系统评价在数据提取、偏倚风险评价、统计分析等方面有其独特之处。

CDTA系统评价是运用有效的方法综合原始研究证据，在众多诊断试验中识别当前准确性最佳的诊断试验，有效地避免因偏倚产生错误的结论和推荐。

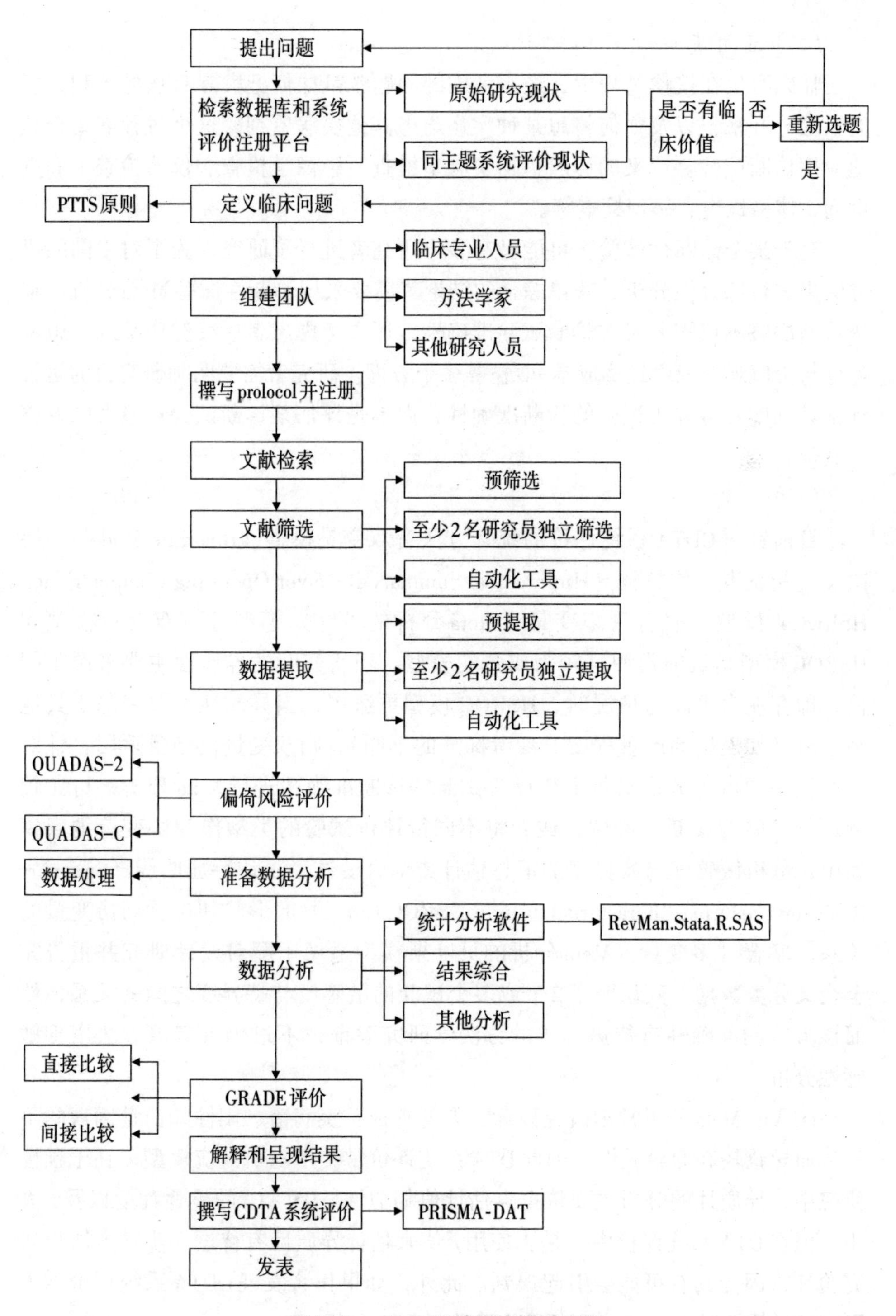

图5-78　CDTA系统评价撰写流程

（二）适用情况

临床医生在接诊过程中，经常考虑的问题就是如何把实际有病的人和无病的人区分开来，以及如何将患某种疾病与患其他疾病鉴别，这个过程需要合理地应用诊断试验。广义的诊断包括实验室检查、影像学检查、仪器检查、病史询问、体格检查、病理检查等。

对于某个诊断性试验，可能已有多位研究者进行了研究，为了对不同的研究结果进行综合性分析，获得综合的结论，需要采用诊断性试验Meta分析。临床诊断决策不仅需要考虑诊断试验准确性，还要考虑患者后续健康结局、患者偏好与价值观、卫生经济成本-效益等多个方面。研究者需要明确研究目的是否评估某（些）待评价试验的诊断准确性，而不是评估某诊断试验对患者的效益或其他。

（三）分析方法

目前针对CDTA系统评价的统计方法有双变量模型（Bivariate Model）、层次综合受试者工作特征（Hierarchical Summary Receiver Operating Characteristic，HSROC）模型、联合（多变量）Meta分析的贝叶斯模型等。双变量模型和HSROC模型是目前常用且较为成熟的模型。当研究间的异质性主要来源于阈值，即存在多个阈值情况时，HSROC模型更适用；当异质性主要来源于其他因素时（如疾病的严重程度、参考标准的不同），则双变量模型更适用。针对上述模型，可先分别对每个待评价试验的诊断准确性进行Meta分析，再比较待评价试验的诊断准确性；或者将不同待评价试验的类型作为协变量纳入模型中，分析敏感度与特异度的汇总估计或综合受试者工作特征曲线（Summary Receiver Operating Characteristic Curve，SROC Curve）的形状和位置与协变量的关系。联合（多变量）Meta分析的贝叶斯模型适用于配对设计研究并报告完全交叉分类数据，其说明了2个或多个试验的敏感度与特异度之间的关系，然而该方法的准确性有待进一步的方法学研究验证，不过仍可将该方法用于敏感性分析。

DTA的Meta分析常因研究设计、人群特征、疾病谱、阳性阈值等因素的不一致而导致较高的异质性，因此DTA系统评价常使用随机效应模型。在干预性研究中，异质性的分析主要依据点估计值相似性、95% CI的重叠程度以及I^2大小。但在DTA系统评价中，是否使用I^2值来估计异质性有待进一步的方法学研究验证，因为其有可能会引起误判。此外，如果作者发现CDTA系统评价纳入研究的异质性过大，应慎重考虑是否进行Meta分析。

可用来进行诊断试验Meta分析的软件有RevMan、Meta-DiSc、Stata、R软件等。R软件中是以meta4diag程序包进行分析，而meta4diag程序包的功能是基于INLA实现的，因此，在使用时还需同时安装相关程序包，即INLA程序包和sp程序包。

（四）优点

与其他类型的Meta分析不同的是，诊断试验Meta分析中，阈值效应是异质性的重要来源。阈值效应是因为单个诊断试验中采用不同的诊断界值引起的。当存在阈值效应时，随着灵敏度的增加，特异度逐渐减小，反之亦然。常通过计算灵敏度与特异度的Spearman相关系数探讨阈值效应，二者之间若存在强负相关则提示存在阈值效应。需要注意的是，灵敏度与特异度的相关并不一定都是由阈值效应引起的。当不存在阈值效应时，可以直接合并灵敏度、特异度等单一评价指标；当存在阈值效应时，应采用SROC曲线法，计算SROC曲线下面积和Q指数。通过诊断性试验Meta分析，可以通过比较不同诊断方法的灵敏度和特异度等指标，得到更有诊断价值的诊断试验。

六、系统评价再评价

（一）定义

系统评价再评价（Overviews of Reviews，简称Overviews）是全面收集同一疾病或同一健康问题的治疗或病因、诊断、预后等方面的相关系统评价进行综合研究的一种方法

（二）适用情况

1. 多个相关系统评价存在

当同一主题或问题的多个系统评价已经存在时，可以进行系统评价再评价。这些系统评价可能具有不同的方法、参考文献和结论，通过对它们进行综合和比较，可以提供更全面和准确的结论。

2. 评估证据的一致性

系统评价再评价可以用于评估多个系统评价的结论之间的一致性。它可以帮助确定是否存在不一致的证据，并解决不同系统评价之间的悖论或冲突。这对于制定决策和指导实践至关重要。

3. 更新和完善现有评价

随着时间的推移和新证据的出现，已有的系统评价可能需要更新和完善。系统评价再评价可以帮助确定哪些领域需要更新，并将新的研究和系统评价的

结果纳入综合分析，以提供最新和全面的证据。

4. 评估系统评价的质量和可信度

系统评价再评价可以对已有系统评价的方法学质量和可信度进行评估。它可以帮助确定已有评价的优点和局限性，并提供对决策者和实践者更可靠的指导。

5. 提供更全面和权威的证据

系统评价再评价可以综合和整合多个系统评价的结果，从而提供更全面和权威的证据支持。它可以帮助决策者和实践者更好地理解已有评价的证据，并在决策和实践中使用更可靠的信息。

（三）分析方法

系统评价方法学质量评价的标准众多，目前Cochrane协作网推荐的方法学质量评价工具主要有2个：一个是2007年荷兰自由大学医学研究中心和加拿大渥太华大学的临床流行病学专家们共同开发的AMSTAR量表，AMSTAR量表是目前应用最广泛的评价工具，主要用来评价随机对照试验的系统评价质量；2017年AMSTAR作者团队又对其进行了更新和升级，形成了AMSTAR-2量表，升级后的量表可以评价随机对照试验以及非随机对照试验的系统评价质量。另一个是2016年开发的ROBIS量表，ROBIS量表用来评价干预性、诊断、预后以及病因学系统评价的方法学质量。对纳入的系统评价采用PRISMA声明进行报告质量的评价，但Cochrane协作网并没有此要求。

对纳入系统评价的数据分析包括定性的结果总结和定量的数据合并两种数据分析形式，系统评价再评价作者应当根据研究目的选择适当的数据分析方法。如果研究目的仅是将目前同一领域可获得的证据进行概括、总结，那就可以仅对纳入的系统评价的结果进行如实报告。如果需要对原系统评价进行特殊人群或者亚组分析，则需要对系统评价中的不重复的原始数据重新进行Meta分析或者不同干预措施之间相互比较的网状Meta分析。

（四）优点

1. 提供更全面的证据

通过综合和比较多个相关系统评价的结果，系统评价再评价可以提供更全面的证据。单个系统评价可能只关注某个特定问题或领域，而系统评价再评价能够将多个系统评价的结果结合起来，提供更广泛和全面的证据。

2. 识别和解决不一致性

不同的系统评价可能会得出不一致的结论，这可能是由研究方法、数据选择或其他因素引起的。通过系统评价再评价，可以系统地分析这些不一致产生的原因，并提供更准确和可靠的结论。这有助于消除疑惑并提供更可信的指导。

3.优化决策支持

系统评价再评价的结果可以为决策制定者、临床医生和研究者提供更具权威性和可靠的指导。它们可以帮助决策者更好地理解已有系统评价的证据，并基于全面的综合分析做出更明智的决策。

第六章 中医药证据分级

第一节 证据分级概述

在20世纪60年代，Campbell和Stanley首次引入了证据分级的概念，用于评估教育领域的研究设计。他们提出了内部真实性和外部真实性的概念，并将随机对照试验视为质量最高的研究设计。1979年，加拿大定期健康体检工作组（Canadian Task Force on the Periodic Health Examination，CTFPHE）采用了类似的证据分级方法，提出了医学领域的证据分级体系。这一体系将不同类型的研究根据其设计和方法的质量进行分级，并将其用于指导临床实践和决策制定。随后，许多国家、地区和国际组织也相继制定了自己的证据分级标准。然而，这些标准之间存在差异，划分证据等级的方法和标准不一致。因此，证据分级方法经历了长期的发展和演变过程，并不断进行修订和统一。近年来，为了促进全球范围内证据评价的一致性和可比性，一些国际组织和机构，如世界卫生组织（WHO）和格拉德证据与建议开发中心（GRADE），提出了统一的证据评价框架和标准，以帮助指导医学决策和指南制定。总体而言，证据分级方法的发展经历了漫长的历程，并逐渐趋向统一和标准化，以提高对研究证据的评价和使用的可靠性和一致性。

一、证据质量与分级

证据质量的分级先后经历了“老五级”“新五级”“新九级”和“GRADE”四个阶段。“老五级（Old Five-Level Grading System）”：早期的证据质量分级系统主要关注研究设计的质量，通常使用五个等级（如A、B、C、D、E）来评估证据的可信度和适用性。这一阶段的分级方法注重对研究设计的评估，但对研究过程和转化的要求较少。“新五级（New Five-Level Grading System）”：在前一阶段的基础上，出现了更为系统化和详细的证据质量分级方法。新的五级系统（如LevelⅠ、LevelⅡ-1、LevelⅡ-2、LevelⅡ-3、LevelⅢ）考虑了更多的研究设计、研究质量和结果的因素，并提供了更准确的评价指标。“新九级（New Nine-Level Grading System）”：随后，出现了进一步细分的证据质量分级方法，通常使用九个等级（如1++、1+, 1-, 2++, 2+, 2-, 2--, 3, 4）来评估不同类型研究的证据质量。这一方法相对于前两个阶段更加精细化，但在实践中可能存在较大的主观性和复杂性。“GRADE方法（Grading of Recommendations Assessment, Development, and Evaluation）”：GRADE方法是当前国际上被广泛采用的证据质量评估方法。它以系统性评价和指南开发为基础，将证据分级与推荐强度相结合。GRADE方法从证据分级出发，考虑了研究质量、效应量、不确定性、重要性和偏倚等多个方面，以提供更为全面和综合的评价。目前，包括世界卫生组织（WHO）和Cochrane协作网在内的许多国际组织和协会都采纳了GRADE方法标准。证据分级方法这些阶段的发展反映了对证据质量分级方法的不断完善和演进。GRADE方法在当前被广泛接受和采纳，被认为是国际上最高水平的证据分级方法之一。

1998年，英国Cochrane中心与循证医学和临床流行病学领域的专家共同制定了详细的证据质量分级标准，并在2001年正式发布。这一标准涵盖了病因、诊断、预防、治疗、危害、预后和经济学分析等七个维度，并将研究设计和终点作为划分证据等级的两个方面。另外，英国牛津循证医学中心（Centre for Evidence-Based Medicine at the University of Oxford，OCEBM）制定了详细的证据体系，该体系在2009年进行了简化和修改，并在2011年发布。这一证据分级体系将之前的10个等级简化为5个等级（表6-1），并提升了系统评价证据的等级。此外，OCEBM证据体系还首次引入了“全或无”证据的概念，即将没有对照组的研究作为一种特殊类型的证据进行考量：“全”是指在进行干预措施前，所有患者均会发生某一结局事件，而进行该干预措施之后，部分患者不会发生该结局事件；“无”是指在进行干预措施之前，部分患者会发生某一结局事件，而进行干预措施之后，所有的患者都未发生该结局事件。

表6-1 2011版OCEBM证据分级标准

证据等级	流行病学分布	诊断	预后	有效性	安全性	预防
Level 1	当地当时的随机抽样调查或人口普查	持续应用相关标准和盲法的横断面研究的系统评价	队列研究的系统评价	随机试验的系统评价或全或无研究	RCT的系统评价、全或无研究或效应量大的观察性研究	RCT的系统评价
Level 2	允许匹配当地环境的随机抽样调查	持续应用相关标准和盲法的单个横断面研究的系统评价	队列研究	随机试验或效应量大的观察性研究	单个RCT或效应量大的观察性研究	RCT
Level 3	非随机抽样的当地调查	非连续性研究，或未持续应用相关标准的研究	队列研究或随机试验的对照组	非随机对照的队列或随访研究	非随机对照的队列或随访研究	非随机对照的队列或随访研究
Level 4	病例系列	病例对照研究，或无独立相关标准的研究	病例系列、病例对照研究或低质量诊断性队列研究	病例系列、病例对照研究或回顾性对照研究	病例系列、病例对照研究或回顾性对照研究	病例系列、病例对照研究或回顾性对照研究
Level 5	无	机理研究	无	机理研究	机理研究	机理研究

目前对证据主要按九级进行分级。证据金字塔如图6-1所示：

系统性评价和Meta分析
随机对照试验
队列研究
病例对照研究
系列病例研究
病例报道
观念、评论、意见
动物试验
体外试验

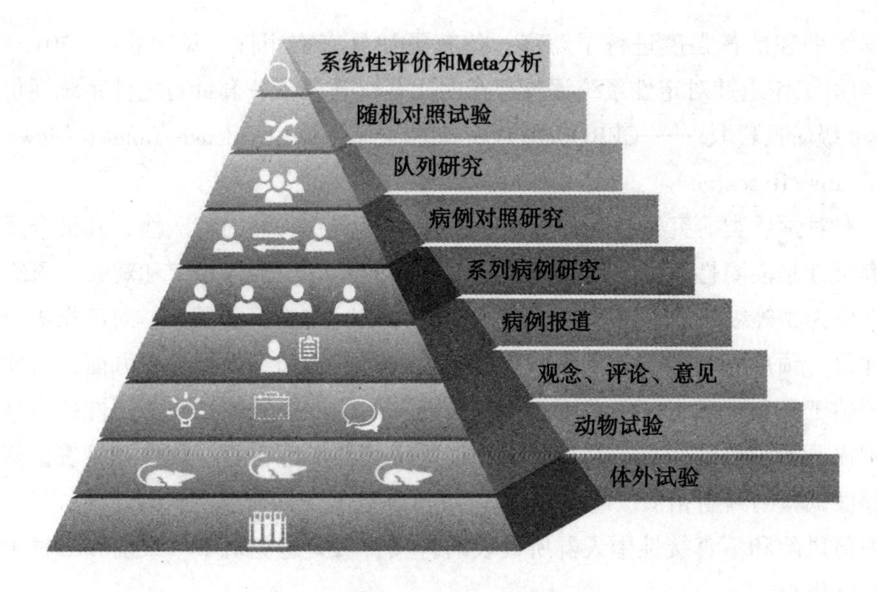

图6-1　证据金字塔

来源：https://www.theonlinescientist.com/portfolio/infographic-the-online-scientist-evidence-pyramid-2/

第二节　GRADE系统

2000年，由来自19个国家和国际组织的专家合作成立GRADE工作组，成员包括临床指南专家、循证医学专家、各权威标准的主要制定者以及证据研究者。2004年，GRADE工作组正式发布了国际统一的证据质量分级和推荐强度标准。GRADE方法相较于其他的分级体系的特点在于：首先，GRADE方法率先打破了原来“研究设计类型”为主，完全摒弃了根据研究设计类型进行等级划分的方法，GRADE方法将研究的设计类型、方法学质量、结果一致性和证据直接性进行综合考虑。其次，GRADE方法强调是对证据体（Evidence Body）进行的分级，而非针对单个的研究进行的分级。最后，GRADE方法针对证据质量和推荐强度分别给予了明确的含义，且证据质量和推荐强度不再绝对地一一对应。

证据质量是指对能够确信疗效评估正确性的把握度；推荐强度是指在多大程度上能够确信推荐意见利大于弊。GRADE工作组从不同使用者的角度分别对证据级别和推荐强度进行了解释，使其更加具有实用性，见表6-2。2010年，GRADE工作组针对定性系统评价存在的问题，开发了一套针对定性系统评价证据分级的工具——CERQual（Confidence in the Evidence from Reviews of Qualitative Research）。

在对预后类研究进行证据分级时，考虑到预后研究的特殊性，其最合适的研究设计是前瞻性队列研究，其次是大样本的RCT，所以RCT和观察性研究起始都作为高等级证据，通过评估5个降级因素以及3个升级因素，对证据进行质量评价。预后研究的偏倚风险主要包括人群、随访和结局测量三方面，可使用的评估工具和标准也较多；不直接性体现在人群外推性和结局适用性；不精确性则需要将可信区间大小结合临床决策阈值综合考虑；不一致性和发表偏倚与干预性试验的判断相似。应用GRADE评价预后类证据需要注意的问题：（1）区别偏倚风险和不直接性中人群所代表的含义；（2）避免对不一致性和不精确性的过度降级。

表6-2　GRADE证据质量分级标准及推荐强度

	证据等级	描述	研究类型
证据分级	高级证据	非常确信真实的效应值接近效应估计	RCT 质量升高2级的观察性研究
	中级证据	对效应估计值有中等程度的信心：真实值有可能接近估计值，但仍存在二者大不相同的可能性	质量降低1级的RCT 质量升高1级的观察性研究
	低级证据	对效应估计值的确信程度有限：真实值可能与估计值大不相同	质量降低2级的RCT 观察性研究
	极低级证据	我们对效应估计值几乎没有信心：真实值很可能与估计值大不相同	质量降低3级的RCT 质量降低1级的观察性研究 系列病例观察 个案报道
推荐强度	强	明确显示干预措施利大于弊或弊大于利	
	弱	利、弊不确定或无论质量高低的证据均显示利、弊相当	

第三节　中医药证据分级现状

借鉴循证医学理念和方法，根据中医药证据体的特点，有针对性地构建证据产生和评价的方法，是中医药循证医学的核心。目前，随机对照试验是评价临床疗效的金标准，然而中医药临床疗效和优势通过随机对照试验并不能进行全面的评价。同时，中医药领域观察性研究居多。基于观察性研究形成的证据体，更符合中医药临床证据体系构建的实际。此外，相对于西医疗法，中医药治疗具有较好的安全性，治疗手段也更为丰富，治疗成本较低，卫生经济学的优势较为明显，这些特点恰好符合GRADE方法学对证据体系构建的要求。因此，GRADE系统方法学是中医药临床证据体系构建的有效方法之一。

证据是经过系统评估后的信息，从GRADE方法的内部要求以及对证据的定义来观察，因为经典医籍、医案和名家的经验，都只是文献中的记载和个人的经验；由于缺乏严谨的临床试验的支撑与评估，故不能算是严格意义上的证据，且其质量等级较低。然而，传统医学文献、医案和专家经验却是中医临床决策的重要依据，也是中医诊断和诊断依据的重要组成部分。但从循证医学的观点来看，它应该属于一种特殊的证据，因为它还没有被严谨地研究和评估过。有人认为，这一类型的证据应当被称作“前体证据”。“前体证据”是可以转换成常规意义上的证据的，只要是与相关的文献、专家的经验以及相关的临床研究，都可以用循证医学中现有的评估方法来评估。如果没有相关的临床研究作为支撑，“前体证据”就是一种重要的补充，可以帮助医生做出决定，并向相关的专家和学者提供帮助。这样的“前体证据”的设计研究，可以被转换为一种新的方法。以循证医学为基础，简单套用传统的“循证”理念，并不符合中医药临床的特征与现实。将循证医学与中医药学相结合，需要在中医药临床应用特征的基础上，以循证医学为核心，遵循循证医学的科学思想与方法。

在中医药临床实践中，除了关注临床疗效的证据，还应重视患者的偏好和价值观，以及卫生经济学相关的证据。目前，中医药临床研究的原始证据和二次研究的证据质量都相对较低，传统意义上以疗效为主的证据体系无法充分展示中医药的优势和特点，这可能对中医药的推广带来一定的阻力。然而，

GRADE系统方法学的引入为我们提供了一个很好的思路。在GRADE方法的指导下，我们可以充分融合循证医学的科学理念，展示中医药的临床优势和特点，使中医药临床研究达到新的高度。通过应用GRADE方法，我们能够更全面地评估中医药的效果，并考虑患者偏好、价值观以及经济方面的因素，为中医药在临床实践中的应用提供更有力的支持。

第七章　中医药临床实践指南制订

第一节　临床实践指南概述

一、概念

实践指南是针对特定的临床情况，系统制订的帮助医务人员和患者做出恰当处理的指导性建议（推荐意见）。这一概念最初由美国医学科学院（Institute of Medicine，IOM）在1990年定义。实践指南概念已经被广泛接受和采用。1993年，实践指南（以下简称“指南”）一词被Medline数据库收录为主题词，并于2008年更新。2011年，IOM对指南的定义进行了更新，即指南是基于系统评价和卫生技术评估的结果，在平衡各种备选干预方式的利、弊之后，系统提出的最优指导意见。此处的指南不仅针对临床问题，也针对公共卫生和卫生系统问题，并且人类对疾病诊疗技术的提高和对卫生保健认识的加深，促使指南可能会涵盖临床、公共卫生和卫生系统三大领域。在卫生保健实践中，指南对于规范医疗行为、提高服务质量、科学配置医药资源和保障患者权益等都具有重要意义。

二、国内外指南现状

国际指南协作网（Guidelines International Network, GIN）建立了全球最大的国际指南数据库（International Guideline Library），截至2021年年底，已收录了6400余部来自全球各地不同组织制订的指南。1993—2018年，我国期刊已发表800余部医学相关指南（图7-1）。Medline数据库中实践指南的主题词下，近10年每年发表的指南数量超过1000部。

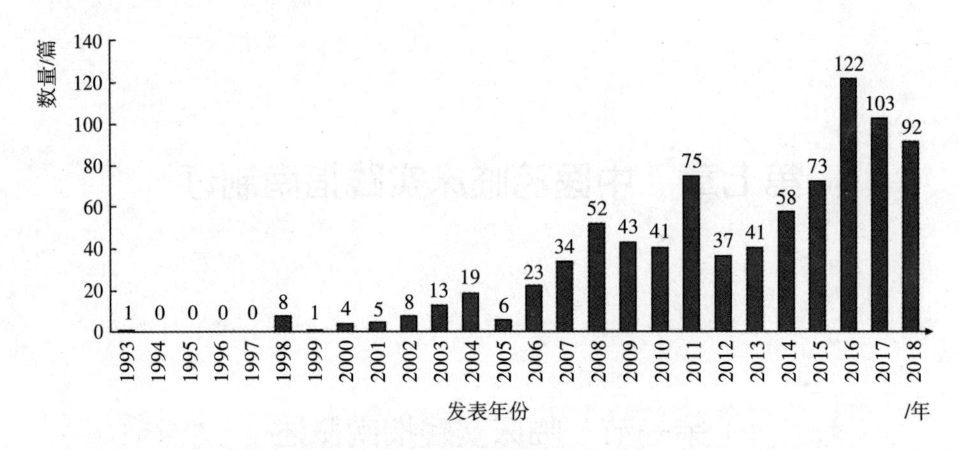

图7-1　1993年至2018年我国期刊发表指南情况

指南数量逐年增加，2016年至2021年，中国指南数量呈现出快速增长的趋势，年均发布指南的数量已超过200部，随之而来的是制订方法的科学性和报告质量的问题。2000年发表在《柳叶刀》（*The Lancet*）上的一篇调查研究显示，对Medline中430部指南的报告进行调查发现：仅33%的指南报告了利益相关者的类型；仅18%的指南详细报告了纳入证据的标准；仅13%的指南报告了检索文献的方法。2021年，国内一项系列研究对2019年中国医学期刊发布的指南进行了调查研究，结果显示：仅5%的指南提供了注册信息；不足1/2的指南在文献中报告了摘要，而报告结构式摘要的指南比率更低；指南在制订人员数量、职责、组别方面存在明显差异性、不规范性，以及工作组重要信息报告的不充分性；方法学质量和报告质量整体较低；未明确列出推荐意见及对支撑推荐意见的证据引用不全面、实效性差；有超过2/3的指南未报告其资助信息，近1/2的指南未报告其利益冲突信息，二者同时报告的指南比例更低；不足1/2的指南进行了证据质量分级和/或推荐强度分级，仅1/3的指南同时对证据质量和推荐强度进行了分级；传播与实施的报告率及相关策略的应用率均较低；研究空白的报告率和清晰性较低。

我国的研究者发布了大量的指南和专家共识，但总体质量偏低，对临床实践的实际指导作用有待提升。因此，指南的制订或修订工作也应当根据一定的规范和指导进行，即“指南的指南”。《中国制订/修订临床诊疗指南的指导原则》（2022版）为我国行业学会、协会等制订/修订指南，研究人员评价指南，医务人员使用指南，期刊发布指南，提供了符合国际标准、适应中国实践的循证指导和建议。

三、指南方法学进展

指南在方法学方面取得的主要进展如下：

1.以GRADE为代表的证据分级系统的发展与应用：GRADE作为一套科学、系统、透明的分级标准，在对证据质量分级的基础上形成推荐意见，并能够对其推荐强度进行分级，具有极强的实用性，为临床指南制订过程中方法学质量的提升起到了极大的推动作用。

2.以“让GRADE成为必然选择（Making GRADE the Irresistible Choice，MAGIC）”为代表的快速推荐的产生：MAGIC是一套快速、科学的临床实践指南制订体系，借鉴GRADE系统，能够快速实现临床指南和决策辅助工具的创建、传播和动态更新。特有的结构化使其具有被整合进电子病历系统的可能性，临床医生在临床实践中可以直接调用这些推荐意见，从而实现从证据到临床的无缝衔接。

3.指南报告规范的完善：2013年，由我国学者发起，联合来自中国、美国、加拿大、英国、德国等12个国家及包括WHO、Enhancing QUAlity and Transparency of Health Research（EQUATOR）、GIN、Cochrane、GRADE、AGREE等7个国际组织的20余名专家，共同成立了国际实践指南报告标准（the Reporting Items for Practice Guidelines in Healthcare，RIGHT）工作组。RIGHT工具有着科学的国际制订团队，以世界卫生组织指南大数据为基础，遵循国际卫生指南报告规范制订方法学，历时多年制订而成，是目前最可靠且有用的指南报告质量评估工具，对未来指南整体质量的提升和更为有效的应用有着重要的意义。

4.以“中国临床实践指南评价体系（Appraisal of Guidelines for Research & Evaluation in China，AGREE-China）”为代表的更符合中国指南方法学评价标准的构建，为中国指南的制订提供了参考标准，应用过程更简单、高效，适合国内临床实践。

5.“国际指南注册与透明化平台（http：//guidelines-registry.cn/index）”的普及与应用。

四、指南的更新

指南制订方法学日趋成熟，越来越多的国家、部门、机构投入精力在指南制作上，指南发布数量也逐年递增，但定期对指南进行更新却常常被忽视——

尽管定期的监测和及时有效的更新是保证指南时效性和质量的关键之一。要使指南的推荐意见与最新的证据保持一致性和时效性，就需要持续监测和评估不断出现的新证据，当对新证据的评估发现以下情况时，就需要对指南进行更新：

（1）干预措施的利、弊平衡发生改变：即干预措施相关的新证据可使指南的推荐意见失效。

（2）新结局指标出现：即过去未被考虑的结局指标，随着医学和人们认识的发展，某些结局指标的重要性被逐渐提高。

（3）新干预措施的出现：即经过评估后，新的干预措施可能会取代指南中推荐的旧干预措施。

（4）对结局指标的重视程度发生改变：即由于不同组织和个体对不同结局指标的重视程度可能会随时间而改变。

（5）医药资源的可及性发生改变：即随着医药的发展，可获得的最佳药物也在不断变化，当出现了新的最佳药物时，指南需要进行相应的更新。

（6）其他：如指南推荐意见提出的干预措施出现了严重的副作用，或推荐意见出现了新的适用人群等。

第二节　临床实践指南制订流程

一、启动与规划

指南制订/修订前应充分了解同领域是否已有指南，以及指南制订/修订的证据基础。若同领域有相同或相近指南，指南制订/修订组织者应对已有指南进行评估。评估意见应着重于已有指南的科学性、透明性与适用性。对于质量较高、适用性好的指南，中华医学会应组织传播和应用，或改编后推广和实施；若无同类指南，或指南质量和适用性较差，可启动指南制订/修订程序。指南制订/修订规划需报中华医学会备案。规划阶段应明确指南制订/修订的目的、使用者、目标人群、时间安排及资金来源等问题。

二、确定指南类型

不同类型的指南其目的不一样，制订/修订的方法与流程也不一样。在启动一部新指南之前，发起者应该先明确要制订/修订的指南所属类型。

（一）标准指南

该类指南是针对某一主题的临床实践问题而制订的，是最为常见的指南类型。标准指南并不需要完全覆盖各种疾病和（或）所有问题，一般关注的问题数量在10个左右，推荐意见在20条以内。此类指南通常需要在6～12个月完成，本节所述方法适用于该类指南的制订/修订。

（二）完整指南

该类指南应该全面覆盖某一卫生主题或疾病。包括该主题各个方面（如预防、诊断、治疗和监测等）的相关推荐。关注的问题和推荐意见的数量可为几十到上百。此类指南通常需要在1～2年内完成，本节所述方法适用于该类指南的制订/修订。

（三）快速指南

快速指南的主题通常为公共卫生紧急事件（例如，传染性疾病暴发），短期内必须有相应的推荐意见指导临床医师和患者应对疾病。该类指南关注的问题和推荐意见的数量一般在个位数，制订时间在数周到数月。本节所述方法不完全适用于该类指南的制订/修订。读者可参考快速指南的相关方法学文章。

（四）改编指南

一部高质量的标准指南需要大量的资源为基础，在资源有限的情况下，改编现有高质量指南成本-效果更好。如果针对所研究的临床问题，目前已有发布的相关指南，可在评估其质量的基础上，结合具体的临床情况进行改编。本节所述方法不完全适用于该类指南的制订/修订。读者可参考改编指南的相关方法学文章。但值得注意的是，近年来我国有部分指南，是基于国际指南的推荐意见和证据，同时考虑了我国的临床实践，进行整合而成，既非传统意义上的原创指南，也非严格意义上的改编指南。对于该类指南亟须有相应的方法学来进行规范。

三、注册

指南的注册是指在指南制订之前，通过公开的注册平台登记指南的题目、目的、制订人员、制订方法和利益冲突等重要信息，并允许公众免费获取，以增强指南制订的科学性和透明性。此外，注册可避免指南的重复制订，促进指南的实施和传播。注册的核心条目包括：制订者的基本信息，制订背景，证据检索、合成与分级的方法，资助来源与利益冲突管理等。在发布指南时，应该在国际指南注册与透明化平台（http：//www.guidelines-registry.org）进行注册，并在发布和投稿时提交注册号。

四、撰写计划书

指南计划书是说明指南如何制订的计划性文件，包括指南的基本信息、背景、制订方法、证据、推荐意见和相关步骤。正如临床研究和系统评价的计划书一样，指南计划书有助于制订者高效率和高质量推进指南的制订，同时也增加了指南制订过程的透明性和科学性。对期刊编辑、评价人员和临床医师而言，对比指南的计划书，有助于了解一部指南制订的全过程，判断最终发表或发布指南的质量。指南计划书的撰写也应该遵循相应的报告规范。制订者可参考RIGHT的部分核心条目进行撰写，包括：工作组的构建；利益冲突的管理；临床问题和患者意愿的调研；证据的检索与评价；推荐意见共识的方法等。发表指南时，应指明该指南此前是否撰写过计划书，通过哪些渠道可以获取计划书的内容，以及哪些步骤或内容发生了改变，或未按计划书预定的要求完成。

五、成立工作组

参与制订指南的人员，除了临床专科医师外，还应纳入与该指南相关的其他学科的人员，包括循证医学专家、卫生经济学专家、患者代表等。如果该指南涉及临床用药和护理的推荐意见，还应该纳入临床药师与护士。多学科专家组可在更加全面和客观地遴选临床问题、检索和评价研究证据、得出推荐意见方面起积极的作用，同时也可以减少临床专家在经济和专业方面潜在的利益冲突。此外，是否拥有多学科的制订团队，也是评价指南方法学质量和报告质量的重要指标。一般情况下，指南制订应设置首席临床专家和首席方法学家，成立包含指导委员会、秘书组、证据评价组、推荐意见共识组和外审组等在内的指南工作组。不同领域和专业的指南，其工作组的类别、大小、人员组成和职责不完全一致，可根据指南的具体内容和特点对其工作组进行增减或合并。

六、管理利益冲突

指南在制订过程中，当主要利益（公众利益）受到次要利益（个人利益）的影响时，便会产生利益冲突。利益冲突可能会引起有益的效果被高估而危害性被低估，是指南制订过程中重要的潜在偏倚来源，可能导致指南的信任危机。在指南制订过程中，存在经济利益冲突的专家，在临床问题的确定、证据的纳入与评价、推荐意见的形成等阶段，更倾向于做出有利于所推荐干预措施的判断和决定；而存在非经济利益冲突的专家，则更倾向于做出有利于自己专业或领域的判断和决定。每部指南的制订都应该建立独立的指南利益冲突管理委员会，采用相应的管理办法。所有参与指南制订的人员均需填写利益冲突声明表，在指南制订过程中及时更新利益冲突情况，在指南发表时公布声明表。

七、调研临床问题

指南中临床问题的来源、数量和构成，不仅决定了指南篇幅和推荐意见的内容，也会对指南的传播和应用产生影响（如果临床问题与一线临床医师相关性高、问题表述清楚明确，则指南的实施效果会较好，反之亦然）。临床问题主要来源于对指南使用者（特别是一线临床医务人员）的调研，也可从当前的文献（相关指南、系统评价或临床研究）中获得。无论是来源于调研还是文献，都需要对原始问题进行去重、合并，按照其重要性进行排序，并尽可能解构为人群、干预、对照和结局（PICO）格式。一般情况下，疾病负担大、社会关注度高、问题争议大、诊疗差异大或有重要新证据的临床问题，更有可能被纳入指南当中。

八、检索和评价证据

指南的新定义要求推荐意见必须基于系统评价的证据。系统评价是指运用减少偏倚的策略，全面检索、严格评价和综合针对某一具体问题的所有相关研究。考虑到资源和时间的有限性，指南制订者可考虑先对已发表的系统评价充分利用。但在用于支撑推荐意见之前，需评估拟采纳系统评价的质量和时效性。如果没有符合要求的系统评价，则应该按照系统评价的要求，自行制作或委托制作。无论是利用已有的系统评价，还是重新制作系统评价，都应该对证据体的质量和推荐意见的强度进行分级。GRADE是目前国际上权威性和使用率较高的分级系统。

九、形成推荐意见

指南的主体内容是其所包含的推荐意见。推荐意见的形成，既要基于当前可得的最佳研究证据（系统评价），同时也要综合考虑资源利用、患者偏好与价值观、公平性和可及性等多方面的因素。由GRADE工作组研发的“证据到决策”（Evidence to Decision，EtD）为如何产生最佳的推荐意见提供了理论框架。

达成推荐意见共识的方法，主要包括德尔菲法和名义群体法，以及面对面的共识会议等。应预先定义达成共识的比例或标准，清楚记录推荐意见在共识过程中被修改的情况，特别是当证据质量低或缺乏直接证据时，专家意见和专家证据在其中发挥的作用。

十、撰写与发表

报告规范能够提高指南撰写的完整性和透明度，增强指南推荐意见的可信度，同时也有助于使用者更好地理解和实施指南。当前国际上用于指导指南报告的文件有AGREE报告清单和RIGHT清单。指南完成后，推荐通过多版本(包括基层版和患者版)、多语种、多渠道（图像、音视频）发表指南，并尽可能提供可免费获取的方法和路径。

第三节　临床实践指南实施与评价

动态监测推荐意见的实施情况，及时调整推进策略，有利于提高医务人员对指南推荐意见的依从性。而对主要推荐意见的效果评价，特别是评价其对医疗资源的影响力以及是否足以改变目标用户的知识、态度和行为等，则是判定指南实施是否成功的标准。

一、指南的实施

在指南正式发布之前，指南制订/修订小组应评价该指南的可实施性，讨论实施该指南可能涉及的利益相关者和资源利用，给出促进指南实施的具体建议和（或）辅助工具，定期/不定期地监督和审核指南实施情况。鉴于指南涉及多条推荐意见，而每条推荐意见可实施的难度和表现不一，必要时需逐条评价每条推荐意见的可实施性，可参考指南可实施性评价工具（GuideLine Implement Ability Appraisal，GLIA）。

二、制订指南的实施计划

指南实施计划应和指南同步制定。该过程包括：明确指南应用重点与推广策略，考虑指南推广培训的形式和内容，建立奖励激励、后效评价与反馈机制等。

1.遴选对医疗资源有重大影响或改变医疗行为的推荐意见，明确指南推进工作重点。同时指南实施要考虑地区的差异性，包括疾病负担、技术条件、医疗环境的差异性。除疾病负担外，还应综合考虑：（1）真实世界患者与来源证据中的患者相似性；（2）在真实世界环境条件下应用干预措施的可行性；（3）在真实世界下应用干预措施的利、弊权衡。可结合当地的相关法律文件、医保政策等对指南的推荐意见进行适应化调整，使其尽快落地，提高指南实施的效率和依从性。

2.准备界面友好/易用的辅助工具和支撑材料，包括：指南摘要、指南解读文件、教育工具/培训手册、面向患者传单或计算机辅助支持系统等。

3.评估指南实施过程中额外增加的资源投入：如可能需要更多的专业人员参与，添置新设备和购置昂贵药物等，应评估指南对医疗保健资源的潜在影响。

4.找出可能影响指南实施的有利因素和不利因素等。可通过收集主要利益相关方的意见反馈，并在全面实施之前予以试行，以获取影响指南实施的有利因素和不利因素等。建立不利因素负面清单，如：地域性的（如某些地区尚未开展治疗方法）；传统性的（如习惯采用另一种治疗方法）；权威性的（上级医生怎么说就得怎么做）；法律性的（医生惧怕因为舍弃了常用但效果不明显的疗法会遭到起诉）或行为性的（医生难以主导或患者不依从）。对阻碍指南实施的不利因素应建立预案并提出应对举措，组织形式多样的推广手段，定期/不定期监测指南实施情况，及时反馈并改进指南实施方案。

三、指南实施过程评价和监测

对推荐意见实施情况的动态监测有利于其推广、应用。应重点对影响医疗资源配置或改变医疗行为的推荐意见开展全过程监测（包括过程、行为、临床或健康结局），评估其传播效果、普及度以及反馈机制运行情况：

1.传播效果

对不同传播途径的效果进行评价和监测，譬如指南发表的语种、期刊、单行本的发放数量、阅读和下载的数量等，相关解读文献和评论文章发表的情况等。

2.普及度

在不同等级医院、不同专业人员中的培训完成情况。

3.反馈机制

保证指南实施中的意见和疑问能得到及时反馈等。

四、指南实施效果评估

指南制订/修订小组需制订效果评价时间表、描述和定义对指南推荐意见是否依从的判定标准和指南实施效果的评价指标，进行定期或不定期的流行病学调查，如通过对比分析“指南实施前的基础数据”和“指南实施后的现况”来评估指南实施的效果。

1. 效果评估的方式和内容

可选用随机对照试验、类试验、自身前后对照试验、队列研究、流行病学调查等设计类型，评估指南实施在目标患者人群、目标用户中产生的实际效果，包括：

（1）指南是否改变了临床实践；

（2）指南是否改变了临床结局；

（3）指南对改变临床实践和结局的贡献大小；

（4）从社会角度评估指南实施的卫生经济学效果。

2. 效果评估的层次

（1）指南目标使用者的外部评价：基于指南目标使用者的角度也可评价指南及其实施效果，建议使用AGREE-China，该工具包括五大领域，其中可用性/可行性条目有3个：①指南表达清晰、推荐意见明确、易理解；②指南容易获得和推广；③指南检索和评估了中国研究的证据。指南主要供医师使用，条目已量化，利于结果解释。

（2）实施者层次的评价：可对目标用户开展指南“知、信、行”的流行病学调查研究，了解指南依从性、合理处方的占比、过度医疗行为发生率等，可为指南制订/修订小组反馈指南的实际推广效果，帮助指南修订和更新，真正让指南可用、能用、好用。

（3）患者层次的评价：包括①患者个体健康状态的改变，如疼痛、生活质量、满意度、住院时间等；②宏观层面的成本-效果分析，如可对指南涉及的所有成本（指南制订费用、传播费用和实施费用）和结局改善的效果（如感染并发症的下降、不必要检查费用的降低）等，进行卫生经济学评价，为临床决策和相关医疗卫生政策制定等提供强有力的客观证据。

第四节　临床实践指南前沿与进展

标准指南的制订一般需要2年以上时间，在面对突发公共卫生事件时，标准指南无法提供实时、有效的指导。WHO于2006年提出了快速建议指南，Siemieniuk等在2016年提出了BMJ快速推荐（BMJ Rapid Recommendations），其后，由国内外多个机构的专家学者提出了中医药快速推荐意见（TCM Recs），均旨在以循证指南的形式及时、快速地提供全球性的指导。同时，随着临床证据的不断积累以及对指南时效性需求的增强，及时修订指南推荐意见对指导医务工作者临床决策具有重要的意义和价值。Akl等在2017年提出了基于动态系统评价（Living Systematic Reviews，即持续更新的系统评价）的动态指南（Living Guidelines），建议将指南更新的范围从整部指南转变为单条推荐意见，简化指南更新流程，使指南中不同推荐意见及时得到更新。与标准指南相比，BMJ快速推荐和快速推荐指南具有制订周期更短、速度更快的优点，动态指南能够将推荐意见根据证据情况的变化一直维持在最新的状态。

一、BMJ快速推荐和TCM Recs

（一）BMJ快速推荐

BMJ快速推荐是一种由*BMJ*杂志发起和支持的方法，旨在为医疗保健专业人员提供及时、权威和实用的临床实践指南，其目标是快速评估新的临床研究证据，并以易于理解和应用的方式提供相关建议。BMJ快速推荐的特点是快速、透明和可信赖，它将最新的研究证据与专家的经验和意见相结合，为临床实践提供了及时且可靠的指导。这有助于医疗保健专业人员在面对不断涌现的临床问题时做出明智的决策，并提供了一种实践中不断演进的指南制订模式。

BMJ快速推荐的制订包括以下6个步骤：

（1）检测和查找可能改变临床实践的证据；

（2）执行主席启动工作流程，指南小组同意研究方法（第7天）；

（3）独立于指南小组的研究团队开展对应的系统评价（第45天）；

（4）用MAGIC App制作快速推荐并起草临床指南（第60天）；

（5）快速推荐与系统评价一并提交同行评审（第60天）；

（6）快速推荐和系统评价在全球传播（第90天）。

其制订有3个重要特征：

(1) 选择重要的、值得更新的临床问题，开展快速制订，尤其是围绕那些可改变临床实践的问题开展相关工作；

(2) 临床证据合成与指南推荐意见的快速制订需要在短时间内完成；

(3) 在可能改变实践的证据发表的90天内更新推荐意见和决策支持工具。

为促进指南推荐意见的可使用性，MAGIC建立了指南推荐意见的发布系统，即MAGIC App。该系统围绕具体的PICO问题，发布相应的指南推荐意见和证据概要，并形成动态指南，以解决指南更新不及时的问题。目前，MAGIC已与BMJ合作开展了多项临床实践指南和快速推荐的制定，包括经导管或外科主动脉瓣置换术治疗低、中等手术风险的重度、有症状的主动脉瓣狭窄，关节镜手术治疗退行性膝关节炎合并半月板撕裂，抗反转录病毒治疗妊娠合并艾滋病病毒感染，糖皮质激素治疗咽喉痛，皮肤脓肿切开引流术后抗生素应用，阿司匹林和氯吡格雷双重抗血小板治疗急性高危短暂性脑缺血发作和轻型缺血性卒中等。

(二) TCM Recs

TCM Recs是遵循国际指南制订标准，由国内外专家组建中医药推荐意见制订工作组（Trustworthy traditional Chinese Medicine Recommendations working group，TCM Recs工作组）提出，旨在推广使用严谨的方法评估中医药治疗的有效性和安全性，致力于根据现有的证据提供可信赖的推荐意见，同时兼顾传统经验和科学研究。这些推荐意见旨在帮助中医、中西医结合医疗专业人员、决策者和患者在使用中医药疗法时做出明智的决策。图7-2为TCM Recs的制订流程和计划的时间线。截至目前，TCM Recs工作组已经完成4部中医药快速推荐意见和1部快速动态循证要览的制订，第十七章呈现了其中1部中医药快速推荐意见的案例。

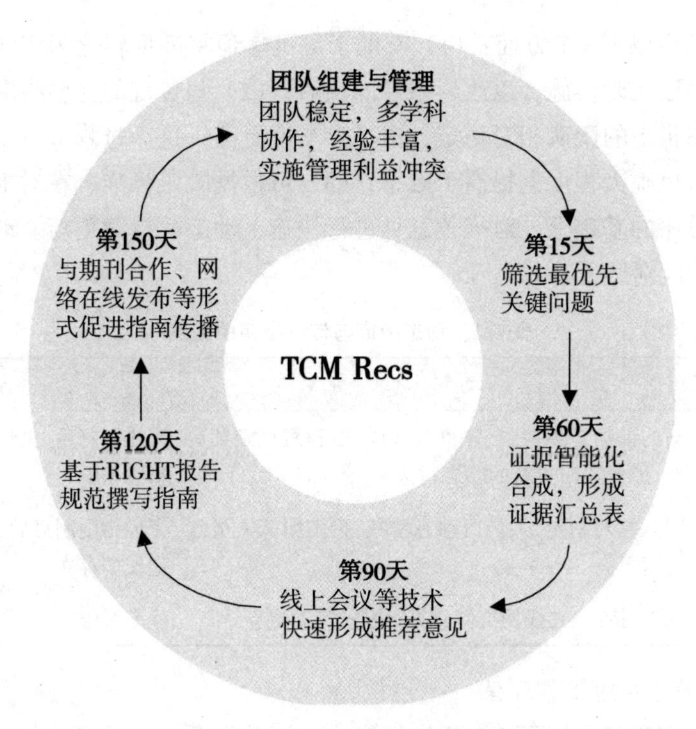

图7-2　TCM Recs制订流程及时间线

二、动态指南

（一）概念和特点

动态指南（Living Guidelines）相比传统指南突出“动态”更新的过程，其旨在通过优化指南制订过程，为决策者提供及时和可信的推荐意见。当存在新证据时，将考虑更新单条推荐意见。该定义的第一层含义是：更新的单位从整部指南变成了个别推荐意见，简化了指南更新流程，使指南中不同的推荐意见在不同时间得到更新；第二层含义是：采用标准指南制订方法，动态推荐意见的更新需建立在现有高质量推荐意见的基础上。如果新发表的证据可能影响或改变既往推荐意见的强度或方向、突发公共卫生事件的新证据产生速度较快（如新型冠状病毒相关诊疗指南）或既往指南推荐意见发布已久、已有大量证据积累等，则动态指南的制订尤为重要。

动态指南制订的主要流程为通过证据监测系统，不断检索支持推荐意见的相关新证据，将其纳入进行证据合成，并在证据发生实质性变化时迅速更新指南推荐意见，以创建一个实时、不断更新的证据系统。相比于传统指南，其优势主要体现在以下3个方面：（1）有助于更迅速地将证据转化为实践，使当前最佳证据得以及时实施，以改善患者的预后；（2）与传统的完整指南更新过程相比，动态指南的团队相对稳定，成员参与度更高，这一过程节省了人力、物力和财力，也很大程度上提高了效率；（3）可根据既定标准，在对推荐意见优先性进行排序的基础上，对推荐意见进行快速、动态、持续更新。动态指南与传统指南的区别见表7-1。

表7-1　动态指南与传统指南的区别

项目	动态指南	传统指南
工作流程	新的证据定期检索、评价及合成，推荐意见定期更新，形成实时更新的动态指南	完成制订后，更新周期长，更新频率低
作者团队	团队相对稳定、人员可动态增减，指南团队人员参与度更高	完成指南制订后，团队不一定长期存在
出版方法	动态、持续、在线的推荐意见；快速、实时更新	静态报告

（二）动态指南工作流程

动态指南制订由以下6个板块组成：（1）动态系统评价（Living Systematic Review）；（2）动态汇总表（Living Summary Tables）；（3）动态指南委员会（Living Guideline Panel）；（4）动态专家同行评审（Living Peer Review Process）；（5）动态发表与传播（Living Publication and Dissemination）；（6）动态预算（Living Budget）。

1. 动态系统评价

该部分是动态指南制订过程中最核心、最基本的步骤。动态系统评价通过定期检索数据库，利用数据库定期推送功能或定期人工检索确定有无新证据的产生。检索结果包含以下3种情况：（1）当没有新的证据产生时，动态系统评价工作组只需说明最新的检索时间和结果，以便指南用户掌握最新证据情况；（2）当有新的证据产生，但新证据结果尚不明确或不能改变现有系统评价的结果时，建议先不纳入该证据，动态系统评价工作组应说明最新的检索时间、检索结果、新证据的详细信息及不纳入该证据的原因；（3）当新的证据出现，且该证据足以影响系统评价结果时，动态系统评价工作组应及时纳入该证据，且说明最后一次的检索时间、结果和新证据的详细信息。动态系统评价作为动态指南制订的核心步骤，动态系统评价工作组与动态指南制订组应紧密合作，使动态指南的更新基于动态系统评价结果，确保指南最终用户获得最佳的决策支持。

2. 动态汇总表

动态汇总表包含“证据概要表”（Evidence Profile）和“证据决策表”（Evidence to Decision，EtD）。“证据概要表”提供了证据质量评价的细节，将以森林图的形式直观显示以判断某个健康问题的干预措施对结局指标是否有效，对不同结局的Meta分析结果汇总形成结果总结表。该表可通过GRADE profiler软件（GRADEpro）建立，可在Cochrane协作网上免费下载并安装使用（网址：http://www.ims.cochrane.org/revman/gradepro）。EtD表提供了判断每个推荐意见的强度及方向的详细信息，如干预措施对健康的影响、证据的可靠性、资源的应用、对公平性的影响及干预措施的可接受性等。当有新的证据出现时，指南小组成员应及时更新上述两个表格来确定新的推荐意见，因此建议使用“动态汇总表”进行概括。

3. 动态指南委员会

传统指南制订在招募指南制订委员会成员、收集利益冲突声明、培训及召开会议等方面非常耗时。动态指南制订在招募成员时明确承诺在指南制订、更新过程中及时响应，同时通过举办线上会议等方式，从而极大地缩短了指南制订和更新时间。

4. 动态专家同行评审

与招募指南制订组相似，传统指南专家评审同样耗时且不能及时更新。动态指南制订过程中会大量招募相关专家，以确保推荐意见收集的时效性。动态指南制订组可以通过减少评审专家在指南制订过程中的参与，或在更新程序启动时及时通知评审专家来缩短专家评审花费的时间。动态指南制订组的内部审查或外部审查及批准过程都要仔细规划并纳入指南制订时间表。

5. 动态发表与传播

及时发表与传播动态推荐意见可帮助指南用户获得最新且有效的建议。目前指南的传播主要包括期刊、培训、讲座、会议及研讨会发布，以及多版本（基层版和患者版）、多语种形式发布；同时，指南可与电子病历和临床决策支持系统结合，多角度促进指南传播及实施。然而，动态指南旨在更新一条或部分推荐意见，在传播过程存在一些障碍。第一，缺乏针对一条或部分推荐意见更新的发布平台；虽然MAGIC方法体系的建立可以在一定程度上解决该问题，但是其普及率，尤其针对中国指南制订者的可及性仍然具有挑战。第二，确保目标用户清楚地识别指南推荐意见的最新版本也具有一定困难。指南研发人员也应提供更新前推荐意见的相关信息（如EtD表），以及指南制订组成员利益冲突声明等。第三，动态系统评价和动态指南都存在检索和版本归属的问题。如：对原始或早期更新做出贡献的作者是否仍然是最新版本的作者？当指南以期刊文章的形式发表时，更新的推荐意见应该与原始出版物一起索引还是分开索引？更新的引用应该如何分配？解决这些问题需要作者、指南开发者和期刊出版单位之间确定明确的规定和协议。网站、数据库和在线教科书的不断发展确保了推荐意见的实时更新，但仍不能确定指南目标用户能否及时知晓该更新，因此可以将指南更新与电子医疗记录联系起来，在理想状态下，一旦动态系统评价触发了动态指南的更新，该改变会及时反映在线上动态指南中和相关的医疗系统中。

6. 动态预算

指南的动态更新对指南制订工作组的财政预算等带来了新的挑战，当动态指南关注较多推荐意见时，如何最优分配经费使得动态指南快速更新就更加重要。动态预算具有可视性强及易编辑等特点，为动态指南的经费管理提供了一种新的方法。动态预算通过呈现不断变化的财务状况报表，使指南制订小组成员可以清晰地看到不同时期的财务状况，并做相应调整。

7. 动态指南注意事项

值得注意的是，动态指南制订组成立后，动态指南的更新应该谨慎，不建议将更新的门槛设置过低。一般来说，频繁地更新系统评价，重复进行Meta分析会增加结果的Ⅰ型错误（假阳性错误），可能导致推荐意见的方向或强度发生不恰当的变化，同时，经常更新推荐意见可能会给指南的传播和执行带来重大挑战。反之，指南更新门槛如果设置过高，可能会弱化动态指南的实时性等特点，不能充分发挥动态指南的优势。因此，识别更新系统评价的标准、掌握重复 Meta 分析的方法以及动态系统评价和动态推荐意见的经验累积，能够帮助指南制订者更好地确定动态指南更新的时机。

第八章　中医药研究报告规范

第一节　医学研究报告规范简介

医学研究报告规范（简称“报告规范”，Good Publication Practice，GPP）是针对特定研究类型的清单、流程图或结构化文本，用于研究人员撰写稿件时参考。报告规范对读者、期刊编辑、审稿人以及研究人员都具有重要意义。1987年，临床研究结构式摘要的提出开启了报告规范的先河；1996年，CONSORT发表，标志着报告规范的研发迈入一个快速发展阶段。CONSORT的发表不仅影响临床研究的报告，也促进了其他研究类型报告规范的制订；此后，越来越多的报告规范被制订。为了帮助研究人员梳理和归纳不同研究类型的报告规范，2008年，英国国家健康服务（National Health Service，NHS）资助成立了提高医学研究质量和透明度协作网（Enhancing the QUAlity and Transparency Of health Research，EQUATOR），目前该协作网收录不同研究类型的报告规范已超过480多种。

一、随机对照试验报告规范

目前，随机对照试验（RCT）的报告质量并不理想。报告不透明使得读者既无法评判试验结果的真实性和可靠性，也无法从中提取充分的资料进行系统评价。因此，为提高RCT的报告质量，多学科领域的专家和编辑共同组成工作组，制定了临床试验报告的统一标准（Consolidated Standards of Reporting Trials，CONSORT声明）。CONSORT声明由对照检查清单和流程图组成，供作者在报告RCT结果时使用。许多核心医学期刊和主要国际性编辑组织都已认可并采用了CONSORT声明。

2007年1月的专家会议对CONSORT声明做了进一步修订，并命名为

“CONSORT 2010声明”（附件）。这次更新对原版条目清单做了文字上的修改，使其更具有明晰性，并结合使用反馈增加了一些条目，如选择性报告结局产生的偏倚。CONSORT说明性文件加强了人们对CONSORT声明的理解、应用和传播，对每一项新增或更新的清单条目的含义和增改理由进行了解释，提供了优秀的报告实例，还尽可能地提供了相关的经验性研究的参考文献。CONSORT 2010流程图见图8-1。

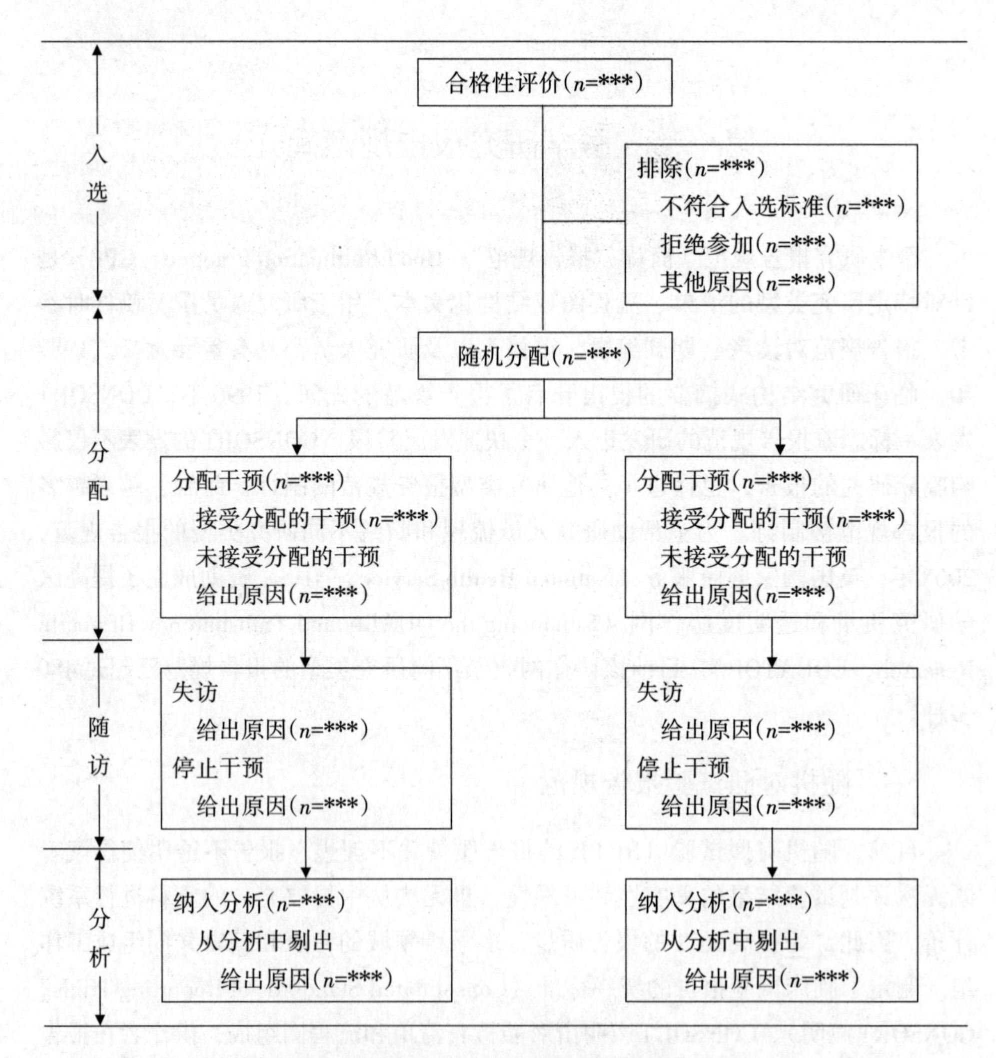

图8-1　报告平行组随机对照试验不同阶段进展的流程图——CONSORT 2010

二、系统评价/Meta分析报告规范

为提升系统评价报告质量，系统评价/Meta分析报告规范（The Preferred Reporting Items for Systematic Reviews and Meta-Analyses，PRISMA）于2009年首次发布。PRISMA 2009发布后迅速得到广泛认可，被国内外期刊广泛采用作为系统评价的报告规范。PRISMA 2009也被改编和修订，衍生出许多不同的版本，以适应不同类型系统评价的报告。过去十多年中，系统评价制作出现了许多创新，在方法和术语方面取得了很大进展。为了适应新的需求，Page等对PRIMSA 2009进行了更新和修订，形成PRISMA 2020并于2021年3月在线发表在BMJ（附件）。此外，2019年国内学者工小琴等对PRISMA声明进行了扩展，形成了针刺系统评价与Meta分析报告规范（PRISMA-A）（附件）。

第二节　中医药研究报告规范

一、草药干预措施随机对照试验报告规范

（一）背景与现况

草药产品被广泛使用，其成分及质量差异很大，在RCT中也十分常见。使用草药干预措施的RCT，通常对方法学的描述不够充分。尽管这些试验的报告质量可能会随着时间的推移而提高，但许多试验仍缺乏重要的信息，尤其是草药的成分信息。未经处理的草药是天然产物，其化学成分可被多个因素所影响，如药材品种、生长气候和采收时间。市面上由不同厂家生产的同类草药产品，其不同批次之间的成分和化学成分的浓度依旧有差异。即使草药产品为了获得更一致的药品质量而对已知活性成分或标记化合物进行标准化，产品中其他成分的浓度依然存在差异。而这些因素可导致体外药理活性及和人体生物利用度方面的差异。综上所述，专门对草药干预措施随机对照试验进行了修订，形成了草药干预措施随机对照试验报告规范——CONSORT扩展声明，以便帮助研究者和编辑改善使用草药干预措施RCT的报告。

（二）CONSORT扩展声明解读

因为制订草药干预措施随机对照试验报告规范的小组未在CONSORT流程图中推荐任何新的CONSORT清单条目或修改，仅详细阐述了9个条目，以增强

其与草药干预措施试验的相关性（表、图、附录表，可从www.annals.org网站下载），包括对8个条目（条目1“标题和摘要”；条目2“背景”；条目3“参与者”；条目6“结果”；条目15“基线数据”；条目20“解释”；条目21“可推广性”；条目22“总体证据”）和针对1项条目的详细推荐（条目4“干预措施”）。在草药干预措施随机对照试验报告规范——CONSORT扩展声明中主要对一些特殊的条目进行详细解读。

附件显示了对条目4的详细阐述及与每条内容相关的报告范例。这些推荐以“如适用”开头，以表明该条目推荐的所有信息可能并不适用于每种类型的草药干预措施。例如，仅将未经处理的草药材料（如叶和茎）制成茶或水煎汤剂，就不需要“所用提取溶剂的类型和浓度及草药与溶剂的比例”的描述（条目4B.3）。同理，并非每个草药干预措施都会有成品或提取物的名称或制造商名称（条目4A.2），而可能由研究人员专门为该研究而制成。在这种情况下，必须报告有关制备和配制草药产品的所有方法。同样，如果草药干预措施没有临床研究人员的参与，则不需要报告条目4F。除以上例外情况外，推荐按照附表3报告草药干预措施RCT的所有信息。

在报告草药干预措施RCT时与现有CONSORT清单条目联用，特别是认为RCT的报告必须提供有关草药干预措施的清晰与完整性的描述；认为该声明也可能与报告其他研究设计中的草药干预措施有关，无论是临床前试验（如体内试验或体外试验）或临床试验（单人交叉临床试验），并向感兴趣的读者介绍详细的解释条目4的推荐，提供了良好的示范报告。

二、中药复方临床随机对照试验报告规范

（一）背景与现况

中药复方是传统中医药临床治疗最主要的形式，但CONSORT 2010声明及其草药的扩展版均未能有效提升中药复方RCT报告的质量。2017年，由卞兆祥和郑颂华领衔的香港浸会大学团队、商洪才和张伯礼领衔的中国中医科学院、天津中医药大学和北京中医药大学团队、吴泰相和李幼平领衔的中国循证医学中心、四川大学团队和其他中医药学与中西医结合领域专家组成的专家组，用14年时间广泛、深入地征求意见和调研，制订了中药复方临床试验报告的统一标准（CONSORT-CHM Formulas）（以下简称CONSORT-中药复方）。这将进一步提升中药复方临床随机对照试验报告的质量，为中国争取了中医药临床试验国际标准制定的“话语权”，对提升中药复方产业创新能力和推动中药复方及相

关产品标准体系建设具有战略意义。

（二）CONSORT-中药复方2017解读

CONSORT-中药复方2017在CONSORT 2010声明基础上，加入了中医药的核心元素“证”的概念，同时兼顾中药复方的特点，形成了中药复方的报告规范；检查清单新增了1项子条目“关键词”（条目1c），并对25项条目中的7项内容进行扩展，包括文题和摘要（条目1a和1b）、背景和目的（条目2a和2b）、受试者（条目4a）、干预措施（条目5）、结局指标（条目6a）、可推广性（条目21）和解释（条目22），另依据中药复方的特点对“危害（条目19）”的解释进行了修改。此扩展版也结合了“干预措施的描述和重复的框架”的具体内容（Template for Intervention Description and Replication，TIDicR）。

CONSORT-中药复方条目清单见附件。每条新增、扩展和补充的清单条目均附有详尽的解说，附件1提供了良好的报告实例以供参考（可从www.annals.org网站下载）。

三、针刺随机对照试验报告规范

（一）背景与现况

2001年7月，为了规范针灸临床试验的报告，提高针刺随机对照试验中干预措施报告的完整性和透明度，以便更清楚地解释和容易地重复这类试验，由16位有经验的国际知名的针灸师和针灸科研人员在英国EXETER大学起草了一份有关针刺临床试验干预措施报告的国际标准——Standards for Reporting Interventions in Controlled Trials of Acupuncture（STRICTA），最终在2002年正式发表。2008年，中国Cochrane中心和CONSORT工作组开始合作，进一步修订了STRICTA清单，作为CONSORT的正式扩展版，于2010年9月在《中西医结合学报》上发表。经过10年的历程，针灸临床研究报告规范在针刺治疗的合理性、针刺的细节、治疗方案、其他干预措施、治疗师的背景以及对照或对照干预等方面有了更为详尽和完整的报告标准。STRICT全文可从http：// www.stricta.info/网址免费下载。

（二）STRICTA 2010解读

新的STRICTA对照检查清单作为CONSORT的正式扩展版，包含6项条目及17条二级条目，为报告针刺治疗的合理性、针刺的细节、治疗方案、其他干预措施、治疗师的背景以及对照或对照干预提供了指南。修订的STRICTA对照检查清单有望与CONSORT声明及其非药物治疗扩展版共同提高针刺临床试验的报告质量。附件列出了修订后的STRICTA清单如何与CONSORT清单相对应以及它对非药物试验的扩展。

第三节　卫生保健实践指南的报告规范

卫生保健实践指南的报告条目（RIGHT）：2013年，由兰州大学学者发起，联合来自美国、加拿大、英国、德国等11个国家以及包括世界卫生组织、EQUATOR、GIN、COCHRANE、GRADE、AGREE等7个国际组织的20余名专家，共同成立了国际实践指南报告规范（Reporting Items for Practice Guidelines in Healthcare，RIGHT）工作组。该工作组历时3年，完成了包含7大领域、22个条目的报告清单，旨在为卫生政策与体系、公共卫生和临床实践领域的指南提供报告规范，帮助提高实践指南的完整性和报告质量。2017年1月，RIGHT声明全文已正式发表在《内科学年鉴》（*Annals of Internal Medicine*）上，具体条目见表附件，其方法流程图见图8-2，可在网站上下载使用，网址为：http：//right-statement.org。此外，RIGHT工作组还开发出了针对中医药的扩展版，详情见附件。

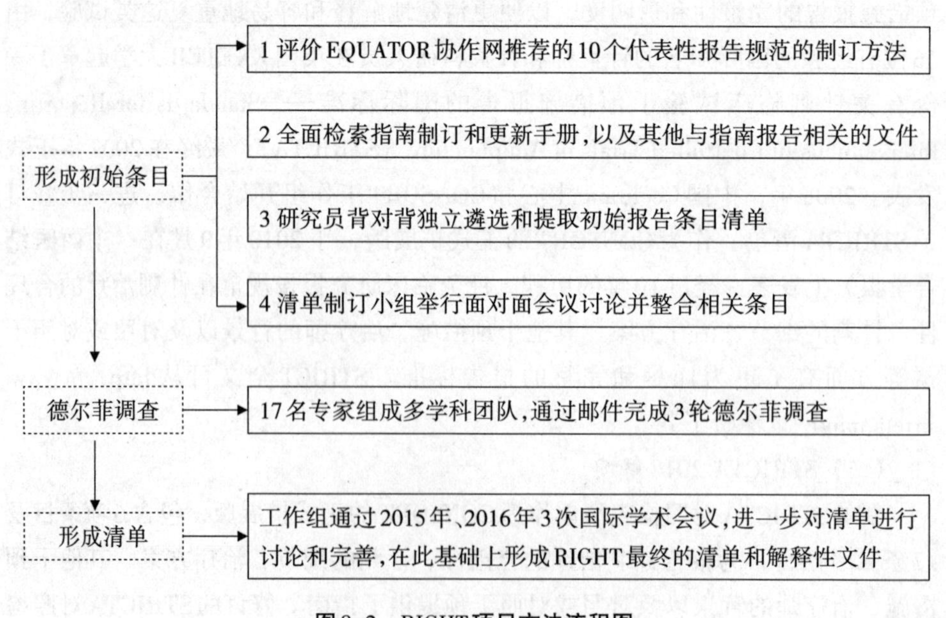

图8-2　RIGHT项目方法流程图

下　编

方法实践

第九章　中医药随机对照试验研究范例

第一节　恩替卡韦联合中药治疗 HBeAg阳性慢性乙型肝炎的随机对照试验

一、案例来源

Xiaoke Li, Daqiao Zhou, Xiaoling Chi, et al. Entecavir combining Chinese herbal medicine for HBeAg-positive chronic hepatitis B patients： a randomized, controlled trial[J]. Hepatology International, 2020, 14（6）： 985-996.

二、研究背景

许多研究集中在慢性乙型肝炎抗病毒优化治疗策略，通过促进乙型肝炎e抗原（hepatitis B e antigen，HBeAg）和表面抗原（hepatitis B surface antigen，HBsAg）血清转化，克服核苷类似物（Nucleoside analogs，NAs）低血清转化和高风险耐药突变的局限性，获得更有利的结局。越来越多的证据表明，HBeAg转阴和血清转化对预后至关重要。高血清HBeAg水平与肝细胞癌和肝硬化的发生有关。早期HBeAg的转阴可以降低肝硬化和肝细胞癌等终末期疾病的发病风险。恩替卡韦（entecavir，ETV）和富马酸替诺福韦二吡呋酯（tenofovir disoproxil fumarate，TDF）等核苷类似物是乙肝病毒DNA复制的有效抑制剂。

中医治疗慢性乙型肝炎的作用体现在免疫调节和症状缓解方面。虽然已有多项研究表明，氧化苦参碱和黄芩苷等中药可能具有抗病毒作用，如抑制乙肝病毒RNA的产生，但中医药的疗效需要通过开展针对性的临床试验进行揭示。中医方剂在国内被广泛使用，前期研究表明中药调肝益脾颗粒（Tiao-Gan-Yi-Pi granule，TGYP）和调肝健脾解毒颗粒（Tiao-Gan-Jian-Pi-Jie Du granule，

TGJPJD）联合拉米夫定（lamivudine，LAM）比LAM单药治疗慢性乙型肝炎的效果更好。

在这项临床试验中，研究团队关注了ETV联合TGYP和TGJPJD治疗慢性乙型肝炎能否改善乙型肝炎患者HBeAg转阴率的结局变化。

三、问题构建

该研究关注的临床问题为ETV联合TGYP和TGJPJD治疗慢性乙型肝炎能否改善乙型肝炎患者HBeAg的转阴率。根据构建临床问题的PICO原则可分解为：

P：HBeAg阳性患者

I：ETV联合中药TGYP和TGJPJD

C：ETV加中药安慰剂

O：治疗108周后两组受试者的HBeAg转阴率

四、研究方法

（一）伦理学审批及注册

2012年11月15日，研究方案通过北京中医药大学附属东直门医院伦理委员会批准，伦理批准号为ECSL-BDY-2012-71。

2012年11月30日，研究计划在中国临床试验注册中心（Chinese Clinical Trial Registry，ChiCTR）注册，注册号为ChiCTR-TRC-12002784。其研究计划书在2018年9月发表于《中国结合医学杂志》（*Chinese Journal of Integrative Medicine, CJIM*）。

（二）研究设计类型

研究设计类型为多中心随机、双盲、安慰剂对照临床试验（图9-1）。

（三）样本量估算

研究的结局指标为HBeAg转阴率，病例随机分为干预组和对照组两组，两组样本量比值为1∶1（即两组病例数相等）。因此，采用随机对照试验（两组率）比较的样本量计算公式，如下：

$$N = \frac{\left(U_\alpha + U_\beta\right)^2 \times 2P \times (1 - P)}{\left(P_1 - P_0\right)^2}$$

要求双侧检验，一般α为0.05，且U值为双侧，U_α=1.96；β为单侧，β=0.1，把握度（检验效能）1-β=0.9，U_β=1.28，把握度（检验效能）为0.8时，则

U_β=0.84，一般情况下把握度（检验效能）0.9较多见，但需要更大的样本量。

P_1和P_0分别代表干预组预期疗效和对照组的原疗效，$P=(P_1+P_0)/2$。根据先前研究的结果，ETV治疗3年的血清转换率为24%～44%。文章参考了2010年发表的一项研究，ETV治疗108周后血清转换率为27%，则假设HBeAg的转阴率将提高10%。考虑20%的失访率，需要在公式计算得到的结果上再增加20%。最终计算得到每组样本量为298例，两组共需患者596例。

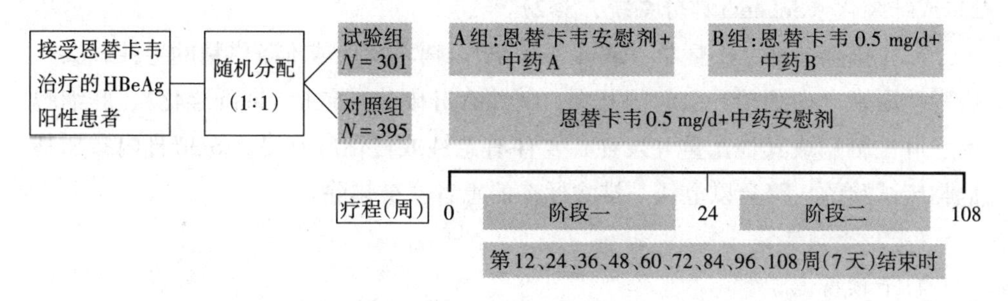

图9-1　研究设计

A组：恩替卡韦安慰剂（0.5 mg/d）+中药A（调肝益脾颗粒），1剂/日；B组：恩替卡韦0.5 mg/d +中药B（调肝健脾解毒颗粒），1剂/日。疗效评价：每12周一次的转氨酶、肾功能、HBV-DNA、HBV-血清标志物（HBsAg、HBsAb、HBeAg、HBeAb、HBcAb）检查，每24周一次的血常规检查。

（四）随机化分组

符合条件的参与者通过中央随机化系统以1∶1的比例被随机分配入试验组和对照组。随机分组由中国科学院临床医学研究所设计和管理。每种试验药物都被分配了一个唯一编号，并由在线系统分发。

（五）盲法

研究使用中药颗粒安慰剂，其外观和味道与试验组药物均一致。所有参与者、研究人员和结果测量人员在第108周之前对治疗分配不知情。

（六）病例选择

2012年11月至2013年9月，在16个临床试验中心共招募596例患者。病例纳入遵循全国地域平衡原则，志愿者主要从门诊招募。首席研究员向参与者介绍方案以及研究的好处和风险，要求参与者填写知情同意书。

1. 诊断标准

参考《亚太肝病学会乙型肝炎管理的临床实践指南》2015年更新版。

2. 病例纳入标准与排除标准

（1）纳入标准：①根据中国慢性乙型肝炎防治指南，诊断为HBeAg阳性的慢性乙型肝炎（HBsAg阳性>6个月），符合接受NAs治疗要求的初治患者；②年龄在18～65岁之间；③血清乙肝病毒DNA>20000 IU/mL（105 copies/mL）；④血清谷丙转氨酶（Alanine transaminase，ALT）≥2×正常上限（upper limit of normal，ULN），或ALT<2×ULN，活检证实有明显炎症（Scheuer评分系统，G≥2）或纤维化（Scheuer评分系统，S≥2）。

（2）排除标准：①怀孕（或准备怀孕）、哺乳女性或准备供精的男性；②非病毒性因素（如酒精）引起的肝炎；③伴有肝硬化（包括4期纤维化）、肝细胞癌、肝性脑病或其他严重并发症；④伴有急性或慢性肝衰竭；⑤30日内参加其他临床试验的。符合以上任一排除标准的患者会被排除。

（七）干预实施

1. 干预措施

试验组为中药颗粒（TGYP和TGJPJD）+ETV（标准疗法）；对照组为安慰剂+ETV（标准疗法）。

中药颗粒（含安慰剂）由PuraPharm股份有限公司提供。中药颗粒每天口服2次，每次1剂，饭后服用。中药颗粒制备工艺如下：在97±2 ℃的水条件下，采用吊篮法动态提取各药材，提取液用200目滤布过滤，滤液在真空下浓缩至相对密度1.10～1.20（温度60±5 ℃），加入糊精和水，搅拌30 min，然后喷干，收集干糊粉。中药颗粒安慰剂为5%原方（试验药）与95%副方（含0.25%焦糖色素、0.005%日落黄87、0.02%酒黄石85和99.725%糊精）的混合物。ETV（0.5 mg/片）及相应安慰剂由青峰药业集团提供。

2. 干预阶段

试验分为两个阶段。第一阶段为初始模式（0～24周），试验组的受试者被分为两个亚组，A组为ETV（0.5 mg/d）加中药A（TGYP），1剂/天；B组为ETV（0.5 mg/d）加中药B（TGJPJD），1剂/天；第二阶段（25～108周），试验组的受试者均接受ETV（0.5 mg/d）加TGJPJD，1剂/天；对照组在0～108周均接受ETV（0.5 mg/d）加中药颗粒安慰剂。每12周进行一次评估，包括转氨酶、肾功能、乙肝病毒DNA、血清标志物（HBsAg、HBsAb、HBeAg、HBeAb、HBcAb）检查，每24周进行一次血常规检查。

（八）结局测量

1. 主要结局

主要结局指标为随访终点108周时的HBeAg转阴率。由独立的临床检测服务商对血液样本进行集中检测，使用Abbott ARCHITECT系统I2000化学发光免疫分析仪对乙肝病毒标志物进行分析。

2. 次要结局

次要结局指标包括：①血清ALT正常化，ULN为40 U/L；②血清HBsAg水平降低（<0.05 IU/mL）；③血清乙肝病毒DNA水平降低，在Applied Biosystems 7500 Real-time Quantitative PCR仪上采用ACON法检测，定量检测限为500 IU/mL。

3. 安全性评估

除心电图和腹部B超外，还包括常规血液、尿液和粪便检查。不良事件由当地首席研究员在每次临床访问时记录和评估。当发生严重的不良事件，并且不能排除与药物的因果关系时，将不良事件报告给首席研究员，以决定是否单独中止研究。

考虑到长期抗病毒治疗过程中ETV耐药风险不可避免，对于疑似病毒学突破的受试者（乙肝病毒DNA水平与前一次检查相比增加≥10 000 IU/mL），立即进行肝功能标志物和HBV DNA水平的重复检查。如果病毒学突破被证实或读数被认为是危急的（总胆红素>5×ULN或ALT>12×ULN），将暂停参与试验。这些患者被重新评估并接受其他适当的NAs治疗。

（九）统计分析

在108周疗程结束后，对分组信息进行揭盲，并对各组疗效进行评价。由独立的统计分析小组进行数据分析。统计分析小组对主要结果进行意向性分析(Intent-to-Treat，ITT)，其中所有提供至少一次治疗后评估基线数据的患者将被纳入全分析集（Full Analysis Set，FAS）。违反规程的受试者将被单独分析。

1. 统计描述

采用Shapiro-Wilk检验数据分布。服从正态分布的连续型变量（两组）均以均数±标准差表示；不服从正态分布的连续型变量（在任意组）以中位数和四分位数间距表示；分类变量用绝对数和百分比表示。

2. 结局指标分析

对于主要结局，在第12、24、36、48、60、72、84、96、108周结束时，用Pearson χ^2检验比较各组在每个时点的HBeAg转阴比例。采用重复测量方差分析比较两组间的趋势差异（包括比例和滴度）。对于次要结局指标，在第12周、第24周、第36周、第48周、第60周、第72周、第84周、第96周、第108周结束时，利用Pearson χ^2检验比较每个时点未检测到乙肝病毒DNA（<500 IU/mL）和正常血清ALT（<40 U/L）的比例。采用重复测量方差分析比较两组患者HBsAg滴度变化趋势、HBsAg转阴率、ALT归一化率的差异。比较两组患者在第108周结束时HBsAg转阴率（<0.05 IU/mL）和HBsAg控制良好比例（<1000 IU/mL）的差异。双侧P值<0.05为有统计学意义；置信区间（CI）设为95%。

3.安全性分析

安全性分析包括所有FAS病例。采用χ^2检验比较各组间的不良事件发生率。

4.缺失数据

使用最后一次观测结转的方法来补充缺失数据。

五、结果摘要

（一）基本临床特征

最终有568名患者纳入FAS，其中试验组285名，对照组283名，共530名患者（占FAS人数的93.31%）完成了108周的治疗（图9-2）。两组的基本特征比较差异不具有统计学意义（表9-1）。

表9-1　纳入FAS的患者基本特征

基本特征	恩替卡韦 + 中药	恩替卡韦+中药安慰剂	P值
人数	285	283	
年龄/岁	32(26～40)	32(27～40)	n.s
性别　男性(%)	206(72.28)	205(72.44)	
性别　女性(%)	79(27.72)	78(27.56)	
接受过核苷(酸)类似物治疗			n.s
否	235(82.46)	231(81.63)	
是	50(17.54)	52(18.37)	
接受过中医治疗(%)	13(4.56)	17(6.01)	n.s
否	272(95.4)	266(94.0)	
是	13(4.6)	17(6.0)	
药物过敏史(%)	9(3.16)	12(4.24)	n.s
否	276(96.8)	271(95.8)	

续表9-1

基本特征	恩替卡韦＋中药	恩替卡韦+中药安慰剂	*P*值
是	9(3.2)	12(4.2)	
HBeAg(S/CO)	500.91(53～972.96)	603.53(61.3～1033.82)	n.s
HBV-DNA(log10 IU/mL)	7.2(5.98～7.97)	7.2(5.99～7.95)	n.s
BMI	22.04(20.42～23.88)	22.09(20.30～23.75)	n.s
HBsAg(IU/mL)	5534.44(1913.91～15515.23)	6377.37(1949.86～20454.22)	n.s
ALT(IU/L)	134(98.0～198.50)	126(89.0～177.40)	n.s

* HBeAg：乙肝病毒e抗原检测；HBV-DNA：乙肝病毒DNA；BMI：身体质量指数；HBsAg：乙肝表面抗原；ALT：血清转氨酶检测有丙氨酸转氨

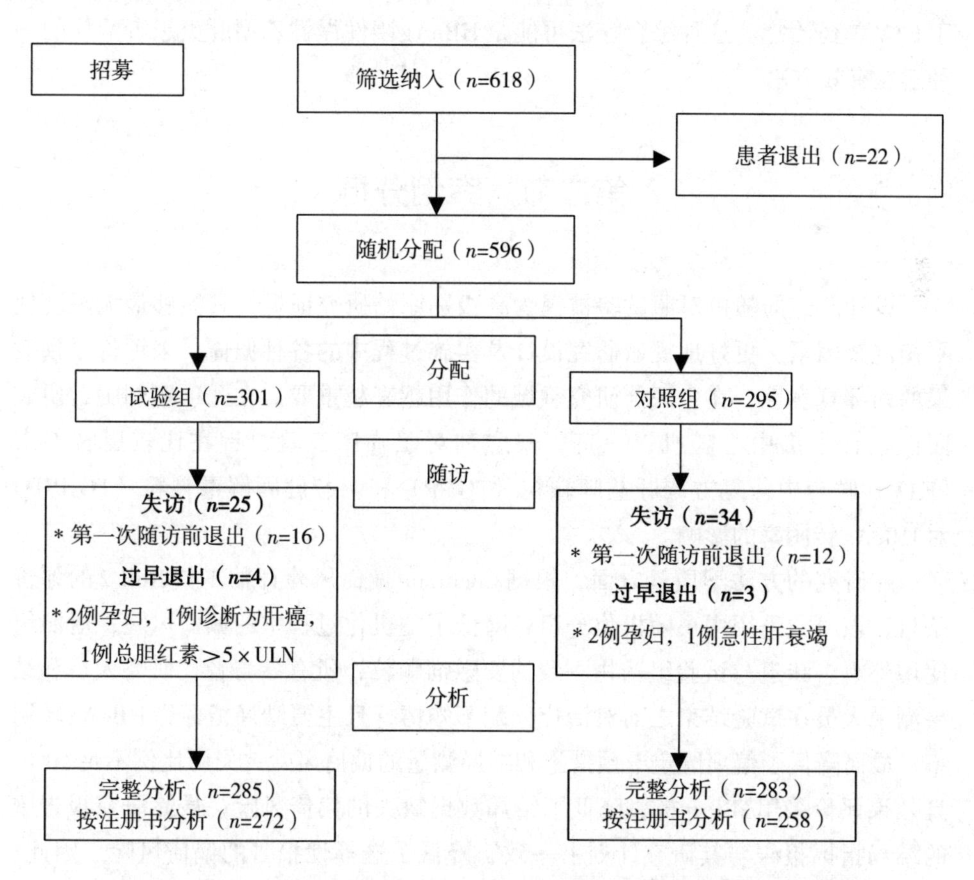

图9-2　恩替卡韦联合中药治疗HBeAg阳性慢性乙型肝炎随机分组流程图

（二）治疗效果

试验组治疗108周后的HBeAg转阴率为37.54%（95% CI：31.9%～43.2%），对照组为27.21%（95% CI：22.0 %～32.4%），两组间差异有统计学意义［δ=10.33%（95% CI：8.4%～12.3%），P=0.0085］。其他观察指标的两组比较差异均不具有统计学意义（P>0.05）。

（三）安全性评估

整个试验共出现51例不良事件，其中试验组28例，对照组23例，因两组不良事件发生率均较低，不能确定摄入研究药物的风险差异是否存在统计学意义。

六、研究结论

ETV与中药TGYP和TGJPJD的联合治疗方案在HBeAg转阴率方面的效果优于ETV单药治疗。这种综合疗法可能是HBeAg阳性慢性乙型肝炎患者治疗的一种潜在有效方法。

第二节　案例分析

设计严谨的随机对照试验被视为高级别原始研究证据，其能够最大限度地平衡混杂因素，更好地规避研究设计及实施过程中的各种偏倚，来评价干预效果的内部真实性，在中医药研究领域的作用越来越重要。在此项案例中，研究团队设计了多中心随机、双盲、安慰剂对照临床试验，旨在比较恩替卡韦（ETV）联合中药复方调肝益脾颗粒（TGYP）和调肝健脾解毒颗粒（TGJPJD）对HBeAg转阴率的影响。

在研究的方法学质量方面，根据Cochrane偏倚风险评估工具RoB 2的评价条目，该研究采用中央随机化分组，降低了随机化过程中的偏倚风险；对照组使用外观、味道与试验组药物一致的安慰剂颗粒，所有参与者、研究人员和结果测量人员在试验结束之前对治疗分配不知情，且主要结局指标为HBeAg转阴率，故而降低了偏离既定干预措施和结局测量的偏倚风险；失访比例不足10%，且效果评价采用ITT分析，降低了结局数据缺失的偏倚风险；最终研究报告中的结局指标报告与其研究计划书一致，降低了选择性报告的偏倚风险。因此，总体来看这是一项低偏倚风险的随机对照试验。

在报告质量方面，该项随机对照试验满足了报告声明CONSORT 2010的大部分条目，但在病例剔除或脱落标准、资料收集的场所和地点、招募受试者、亚组分析、结果外推性讨论等方面还需加强报告。另外，根据CONSORT-中药复方报告条目清单，该项研究需要注意中医证型、每种药物的认证方法、传统中医学理论解释方面的报告。

综上，从研究质量与报告质量方面判断，该项随机对照试验研究结果具有真实性，但进行决策应用时仍需要考虑临床重要性和适用性的问题。

第十章　中医药非随机对照试验研究范例

第一节　习练八段锦对肺部磨玻璃样结节患者身心影响的非随机对照试验

一、案例来源

Ying Lu, Jie Li, Wei Ni, et al. Effectiveness of mind-body exercise via Baduanjin on physical and psychological outcomes in patients with pulmonary ground-glass nodules: A non-randomized controlled pilot study[J]. Complementary Therapies in Clinical Practice, 2023, 50（2023）: 101679.

二、研究背景

近年来，随着低剂量计算机断层扫描（Low-Dose Computed Tomography，LDCT）在临床中的广泛应用，肺部磨玻璃样结节（Ground-Glass Nodule，GGN）的检出率明显增加。GGN的主要表现为肺内模糊性衰减加重，但不影响支气管和血管边缘。GGN根据其病理特点可诊断为局灶性纤维化、非典型腺瘤增生（Atypical Adenomatous Hyperplasia，AAH）、原位腺癌（Adenocarcinoma In Situ，AIS）、微创腺癌（Minimally Invasive Adenocarcinoma，MIA）、侵袭性腺癌（Invasive Adenocarcinoma，IA）等。评估可疑性肺癌需要多学科方法，诊断不明容易引起GGN患者焦虑、抑郁等，这种情绪若得不到充分缓解，会对患者身心健康产生负面影响，增加临床癌症易感性，降低生活质量。因此，需要对GGN患者的身心压力进行针对性临床干预。

八段锦是一种身心锻炼，在我国宋代（约800年前）就已经有记载应用，不仅在中国被广泛习练，在西方国家也越来越受欢迎。在过去的五年里，已有大量关于八段锦疗效的系统评价证据出现，主要集中在慢性非传染性疾病（如高血压、糖尿病、慢性阻塞性肺病和癌症）和精神健康障碍（如焦虑、抑郁和失眠）。

此项非随机对照试验的目的在于观测习练八段锦方案对GGN患者肺功能、心理健康及其他相关临床结局的效果。

三、问题构建

该研究关注的临床问题为习练八段锦能否改善GGN患者肺功能、心理健康及其他临床结局。根据构建临床问题的PICO原则可分解为：

P：GGN患者

I：八段锦+健康教育

C：健康教育

O：肺功能、心理和生活质量指标

四、研究方法

（一）伦理学审批及注册

研究按照《赫尔辛基宣言》进行，研究方案通过岳阳市中西医结合医院伦理委员会批准，伦理批准号为2017-031-01。所有的纳入患者签署知情同意书。

2018年2月5日，研究计划在美国临床试验数据库（clinicaltrials.gov）完成注册，注册编号为NCT03420885，注册题目为“八段锦治疗肺结节的疗效观察”。

（二）研究设计类型

研究设计类型为非随机、评估者盲的对照试验。

（三）盲法

对结局评估人员施盲。告知受试对象在评估期间不要透露自己接受的干预措施。

（四）病例选择

通过微信广告招募志愿者。2017年4月至2020年1月，在上海气功研究所、岳阳中西医结合医院和上海中医药大学龙华医院共招募60例GGN患者。病例纳入标准与排除标准为：

1. 纳入标准

（1）LDCT或CT扫描可识别单个/多个具有针状、分叶或非均匀密度的

GGN；（2）年龄18～75岁；（3）头脑清晰，有独立生活的能力。

2. 排除标准

（1）肿瘤复发；（2）严重的躯体疾病；（3）有精神病、躁狂或严重人格分裂病史；（4）孕妇或哺乳期妇女；（5）参与其他临床试验。

（五）干预实施

八段锦干预组以健康教育为基础加八段锦习练。对照组只接受健康教育，不接受额外培训。八段锦习练计划基于对中国古代八段锦的文献调查，并由课题组在临床实践中开发，干预时间为16周，习练由教师指导完成。受试对象随时可以通过微信咨询负责本组的临床医生，每周完成1次在家练习日记，以确保日常锻炼的安全和充分。

（六）结局测量

在干预前和干预结束后（第16周）评估所有结果。由经验丰富的临床医生独立评估肺功能，经过培训的研究助理评估心理状况和生活质量。结果评估人员对受试对象的分组情况不知情。

1. 主要结局指标

（1）肺功能：肺功能由同一台仪器（MINATO AS-507，日本）和相同的临床医生按照标准方案进行肺功能测试。参数包括用力肺活量（Forced Vital Capacity，FVC）、FVC百分比（FVC%）、1 s用力呼气量（Forced Expiratory Volume in 1s，FEV1）、FEV1与FVC之比（FEV1/FVC）、呼气峰值流量（Peak Expiratory Flow，PEF）。

（2）心理状况：使用Zung氏焦虑自评量表（Self-Rating Anxiety Scale，SAS）和抑郁自评量表（Self-rating Depression Scale，SDS）对受试对象的心理状况进行评估。分数越高表明抑郁或焦虑程度越高。

此外，该研究分析了肺功能变化与心理状况之间的关系，研究人员认为这一结果将为八段锦干预效果的机制提供初步数据。

2. 次要结局指标

生活质量（Quality of Life，QOL）：通过受试对象自填健康调查量表（Short form 36，SF-36）评估其生活质量，分为身体功能、角色-身体、身体疼痛、一般健康、活力、社会功能、角色-情绪和心理健康8个维度。总结性成绩包括健康成分总结（Physical Component Summary，PCS）和心理成分总结（Mental Component Summary，MCS）。得分从0到100，得分越高，健康相关的生活质量越好。

（七）依从性与不良事件监测

1.依从性

在干预过程中，集体习练打卡和在家习练日记记录次数/总习练次数≥80%的参与者被认为具有良好的依从性。习练期间通过微信或短信随访，后续随访由受过培训的中医临床医生进行。

2.不良事件

任何与干预相关的不良事件均记录在病例报告文件（Case Report File，CRF）中，并报告给伦理委员会，如肌肉拉伤、头晕、疲劳、呼吸短促或跌倒等。

（八）统计分析

统计分析均使用SPSS（Version 22.0，IBM，Armonk，New York，NY，USA）进行。$P\leqslant 0.05$时，差异有统计学意义。无特殊说明，数据以$\bar{X}\pm s$表示，并计算各组间从基线到16周变化的95%CI，报告结果测量的中位数和四分位间距。通过Cronbach's alpha对SAS、SDS和SF-36的内部一致性和可靠性进行评估。

对于正态分布资料，非配对两组变量的基线和干预前、后差异的统计比较采用独立样本t检验；组内干预前、后的变化采用配对样本t检验。对于非正态分布参数，使用非参数Mann-Whitney U检验对非配对两组变量的基线和干预前、后差异进行统计比较；非参数Wilcoxon检验用于组内干预前、后的变化。采用Pearson相关系数分析检验肺部预后变化与心理预后的相关性。

考虑非随机设计导致的潜在混杂因素不完全平衡，采用线性回归分析评估每个混杂因素对主要结局的影响：①预先指定$P<0.20$作为初步筛选混杂因素，进行简单的线性回归分析。试验中包括的潜在混杂因素包括性别、年龄、诊断时间、既往GGN手术史和GGN特征。②如果多个混杂因素对主要结局（因变量）有影响，则进一步采用enter法进行多元线性回归，以估计不同混杂因素（自变量）的影响。用R^2和标准化的β值和P值来表示影响的强度和精度。

五、结果摘要

（一）基本临床特征

60名GGN患者最终完成试验，八段锦习练干预组和健康教育对照组均为30名（图10-1），两组基线比较差异不具有统计学意义（表10-1）。

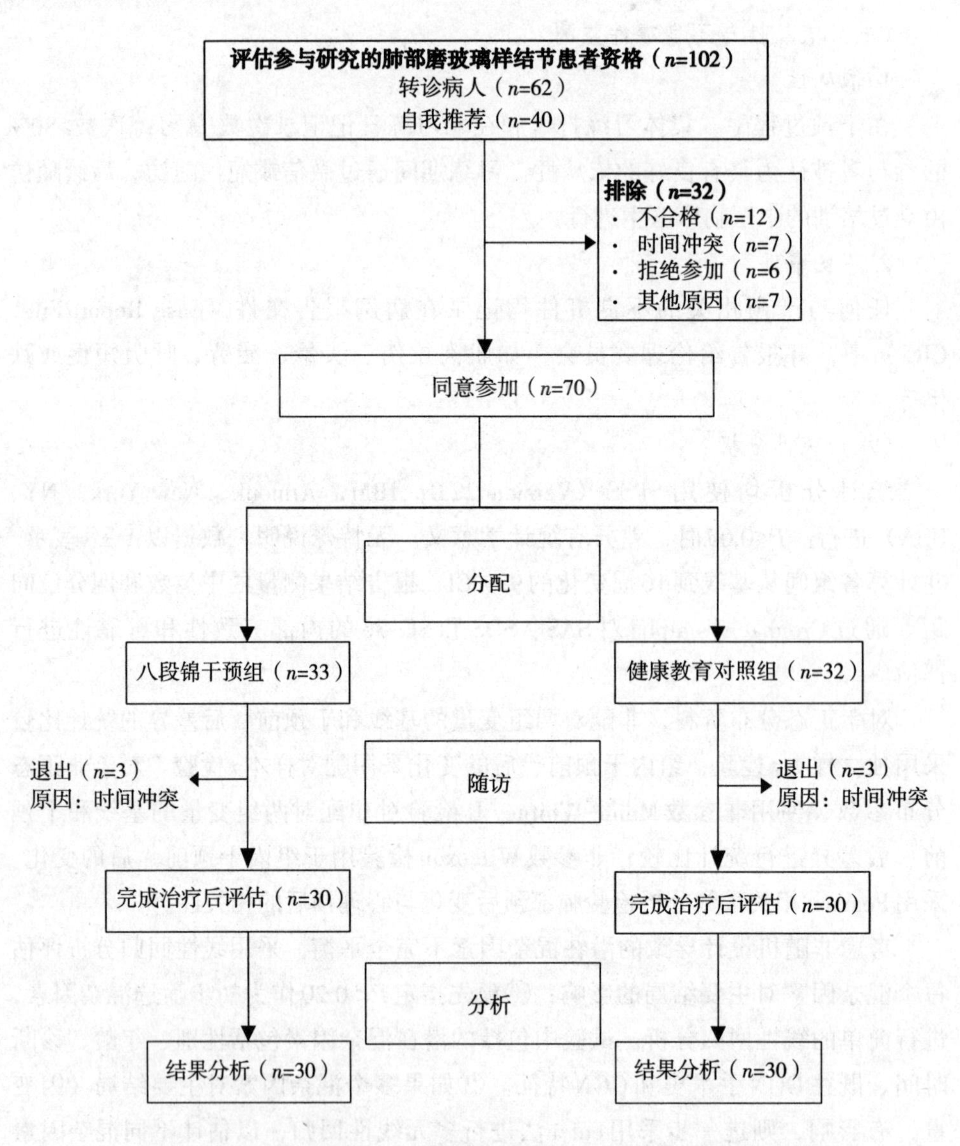

图10-1 习练八段锦对肺部磨玻璃样结节患者身心影响分组流程图

表10-1 纳入分析的患者基本特征

基本特征	八锦段组(n= 30) 均数±标准差;n(%)	对照组(n= 30) 均数±标准差;n(%)	八锦段vs对照组 P值
女性	27(90.00%)	24(80.00%)	0.470
年龄/岁	55.83 ± 11.03	57.90 ± 10.34	0.457

续表10-1

基本特征	八锦段组(n= 30) 均数±标准差;n(%)	对照组(n= 30) 均数±标准差;n(%)	八锦段vs对照组 P值
诊断时间/月	8.97 ± 5.39	9.30 ± 7.45	0.789[b]
毛玻璃结核手术史	18(60.00%)	18(60.00%)	1.000
毛玻璃结核特征			
数量≥3	17(56.67%)	18(60.00%)	0.793
尺寸≥5 mm	20(66.67%)	21(70.00%)	0.781
肺功能*			
FVC/L	2.70 ± 0.70	2.78 ± 0.69	0.559[b]
FEV 1/L	2.16 ± 0.64	2.10 ± 0.56	0.784[b]
FEV 1 /FVC/%	79.62 ± 7.94	76.30 ± 9.68	0.152
心理状态[a]			
焦虑(SAS量表)	41.60 ± 7.19	39.53 ± 7.47	0.279
抑郁(SDS量表)	41.57 ± 9.58	41.23 ± 9.88	0.824[b]
生活质量(SF-36 量表)*			
身体成分	46.38 ± 4.34	47.71 ± 7.07	0.385

*FCV：用力肺活量；FEV1：第一秒用力呼气容积；SAS：焦虑自评量表（Self-Rating Anxiety Scale）；SDS：抑郁自评量表（Self-Rating Depression Scale）；SF-36：健康状况调查问卷（36-item Short-Form）

（二）治疗效果

与健康教育对照组相比，八段锦干预组在肺功能（FVC、FVC%、FEV1）、心理指标（SAS评分、SDS评分）和生活质量（SF-36）方面均有明显改善，具体结局指标为：FVC（*MD* = 0.21，95% CI：0.10～0.33，*P*<0.05）、FVC%（*MD* = 6.90，95%CI：3.10～10.70，*P*<0.05）、FEV1（*MD* = 0.18，95% CI：0.07～0.29，*P*<0.05）、SAS评分（*MD* =4.90，95% CI：8.28～1.52，*P*<0.05），SDS评分（*MD* =5.83，95% CI：9.46～2.21，*P*<0.05）；PCS（*MD* = 5.03，95% CI：2.54～7.51，*P*<0.05），MCS（*MD* = 5.78，95% CI：2.64～8.92，*P*<0.05）。采用线性回归分析研究混杂变量对主要转归改善的影响，未发现显著变化。此外，

Pearson相关系数分析表明，肺功能（FVC、FVC%、FEV1、FEV1/FVC和PEF）的改善与焦虑症状和抑郁症状的减轻显著相关。

（三）依从性与安全性

60名参与者（92.31%）完成了所有评估。八段锦干预组大多数患者（90.90%）参加了≥80%的集体训练和家庭练习。在干预过程中发现7起不良事件（对照组4例，试验组3例），包括慢性疼痛、疲劳和心理压力。

六、研究结论

研究结果表明，八段锦干预组的GGN患者在肺功能和心理结局方面优于健康教育对照组，且疗效稳定。该研究结果支持八段锦作为一种有效、安全、愉快和有前景的补充干预措施，用于治疗有生理和心理困扰的GGN患者。

第二节　案例分析

临床试验以患者为研究对象，往往受到客观原因及伦理道德问题等制约而不能实现随机对照试验，此时可以考虑非随机对照试验。非随机对照试验是未按随机化原则将研究对象分组，在一定程度上避免了伦理学的限制，故可行性与依从性较好，容易实施，在中医药临床疗效研究中也有着重要意义。在上述案例中，研究团队通过非随机对照试验观测了习练八段锦方案对GGN患者肺功能、心理健康等相关临床结局指标的影响。

在研究的偏倚风险方面，根据Cochrane协作网推荐的非随机干预研究评价工具ROBINS-Ⅰ（Risk of Bias in Non-randomized Studies of Interventions），关于混杂偏倚，两组基线平衡（包括了年龄、病程、肺功能等观察指标等），但研究中断可能与结局有关，故可能存在中等程度的偏倚风险；关于研究对象选择的偏倚，研究对象有严格的选择标准，可能不存在因干预措施选择的情况，随访与干预起始时间一致，故可能存在低等程度的偏倚风险；关于干预分类的偏倚，对两组干预方案进行明确，且干预方案较单一，可能不存在因结局而改变干预的问题，故可能存在低等程度的偏倚风险；关于偏离既定干预的偏倚，全部参与者完成了评估，干预组大多数患者参加了≥80%的集体训练和家庭练习，符合依从性说明，且在研究中无更改干预的情况，可能存在低等程度的偏倚风险；关于缺失数据的偏倚，研究未对脱落数据进行解释，仅分析了完成试验的患者，可能存在中等程度的偏倚风险；关于结局测量，对结局评估人员施盲，可能存在低等程度的偏倚风险；关于选择性报告偏倚，因未获得研究方案，偏倚风险不清楚。

在报告质量方面，该项非随机对照试验满足了非随机对照设计报告规范（Transparent Reporting Non-randomized Designs，TREND）的大部分条目，但在样本量计算、分组方法、病例剔除或脱落的说明解释、结果外推性讨论等方面还需加强。

这项研究可以为中医药非随机对照试验研究范式提供参考，八段锦本身是一种有效、安全的补充替代措施，但对于GGN患者肺功能的疗效还需更大范围及更多高质量研究证据的支持。

第十一章　中医药单臂试验研究范例

第一节　糖肾祛湿方治疗糖尿病肾病的单臂临床试验

一、案例来源

刘枚芳, 张青, 黄恺琪, 等. 糖肾祛湿方治疗糖尿病肾病的单臂探索性临床研究[J]. 中国中西医结合肾病杂志, 2022, 23（12）：1056-1060.

二、研究背景

糖尿病肾病（Diabetic Kidney Disease，DKD）是指由糖尿病引起的慢性肾脏病（Chronic Kidney Disease，CKD），20%～40% 的糖尿病患者合并DKD，DKD起病隐匿，进展迅速，已成为我国中老年人发生终末期肾脏疾病（End-Stage Kidney Disease，ESKD）、心血管事件和死亡的首要病因。DKD缺乏特异性治疗手段，目前国际指南推荐的一线用药为ACEI/ARB、SGLT-2两大类，这些药物能有效减少肾病复合终点事件，如肌酐翻倍、ESKD的发生风险，但仍有很多DKD患者出现进行性的肾脏损害，因此，如何运用中西医结合防治DKD进展是目前迫切需要解决的临床关键问题。

在DKD临床治疗实践中，糖肾祛湿方在缓解临床症状、改善肾功能指标、提高患者生活质量方面均显示出优势。研究采用单臂、探索性的研究设计，探索糖肾祛湿方治疗糖尿病肾病的疗效与安全性。

三、问题构建

该研究关注的临床问题是糖肾祛湿方对DKD的临床疗效和安全性，根据构建临床问题的PICO原则可分解为：

P：糖尿病肾病患者（DKD）

I：糖肾祛湿方

C：无

O：肾小球滤过率下降速率等指标

四、研究方法

（一）伦理审查

研究得到广东省中医院伦理委员会批准，批件号为BF2020-067-01。

（二）研究设计类型

单臂、单中心、探索性临床试验研究。

（三）病例来源及选择

自2020年5月起在广东省中医院肾病门诊或病房就诊的所有符合DKD诊断，肾小球滤过率（eGFR）15～89.9 mL·min^{-1}·1.73 m^{-2}的患者。

1.诊断标准

DKD诊断依据《2016中国成人糖尿病肾脏病临床诊断的专家共识》，至少具备以下1条：①能够肯定高血糖与慢性肾脏病（CKD）的因果关系或高血糖为CKD的起始病因或排除了non-DKD；②已有病理学诊断的支持：对于已行肾穿刺病理检查的患者，如存在糖尿病特征性的肾脏损害的病理学证据，DKD诊断可确立。

2.病例纳入标准

①符合上述DKD诊断标准；②eGFR15～89.9 mL·min^{-1}·1.73 m^{-2}，且入组前3个月波动范围≤30%；③所有纳入患者均需签署知情同意书。

3.病例排除标准

①立即需要透析治疗；②正在接受激素或免疫抑制剂治疗；③合并有活动期恶性肿瘤；④严重的心律失常、严重的心力衰竭，NYHA分级Ⅲ级及Ⅲ级以上者；⑤孕妇或哺乳期患者；⑥无法合作者，如精神病患者；⑦正在参加其他临床试验的患者。

4.病例退出及脱落

病例的退出、脱落指患者入组后在研究过程中不愿继续参加临床试验或不能按规定完成全部疗程的病例。退出、脱落病例的处理：研究者应采取家访、电话、信件等方式与受试者取得联系，记录最后一次治疗时间，完成所能完成的评估项目。了解其退出的原因，如实记录在病例报告表中。保留所有退出、脱落病例的观察资料。

（四）干预方案

所有病例均依据病情分期，参照现有DKD及CKD 3～5期西医治疗指南及DKD中西医结合诊疗方案给予常规治疗。在此基础上，所有纳入患者均予糖肾祛湿方，组成为：黄芪（北芪）20 g，（盐）菟丝子15 g，（焯）桃仁10 g，苍术10 g，（蒸）陈皮10 g，积雪草15 g，蝉花10 g，每天1剂，水煎服。总疗程为6个月，患者在入组后每1个月随访1次。总疗程结束后，对所有入组患者结局指标进行自身前、后对照比较。所有患者在研究期间，不能服用具有类似祛湿作用的中成药，不能服用其他口服中药汤剂。

（五）检测指标及时点

在第0、3、6个月留取患者的静脉血检测实验室指标，留取尿液检测尿蛋白/肌酐比值，并在每个访视时点详细记录患者生命体征、用药方案、是否发生不良反应等；在试验前、后需要对心电图、泌尿系统彩超及大便常规+隐血进行检测。

1. 一般项目

包括受试者的顺序号、姓名拼音缩写、年龄、性别、民族、教育程度、婚姻状况、职业类别等人口学资料，以及原发病、病史、病程合并用药等资料。

2. 诊断性指标

疾病的诊断性指标为eGFR。

3. 疗效性观察指标

（1）主要效应指标：肾小球滤过率下降速率（eGFR slope）；

（2）次要效应指标：尿蛋白/肌酐比值、糖化血红蛋白、血脂、人血白蛋白。

4. 安全性观察指标

（1）实验室检查项目：血常规、肝功能、肾功能、电解质、血脂、心电图、双肾B超、大便常规+隐血。

（2）不良事件的观察记录：主要包括不良事件、严重不良事件和药物不良反应。

（六）统计学方法

采用EpiData 3.1收集数据，双人录入与双人核对。在临床试验资料统计分析之前，由统计分析人员制订统计分析计划，明确详细的统计分析步骤。采用STATA 15.0统计分析软件包。正态性检验，按标准正态分布下检验水平$\alpha = 0.1$；

自身前、后疗效比较，采用双侧检验，检验水平 $\alpha = 0.05$。

五、结果摘要

研究最终纳入病例79例，统计分析共59例（剔除5例，脱落11例，中止1例，进入透析终点3例）（图11-1）。患者平均年龄为62.42 ± 9.65岁；女性患者23人，占总体的39%；平均病程为14.52±7.16年；平均体重指数为24.30±3.48；eGFR的中位数为39.42 mL·min^{-1}·1.73 m^{-2}；PCR的中位数为1.10 g/g；HbA1c%的中位数为7%（表11-1）。接受糖肾祛湿方干预3个月后，患者的eGFR由基线（46.39±24.91）mL·min^{-1}·1.73 m^{-2}升至（50.00±27.05）mL·min^{-1}·1.73 m^{-2}，差异具有统计学意义（$P < 0.05$）；干预6个月后，eGFR为（47.96 ± 29.98）mL·min^{-1}·1.73 m^{-2}，较第3个月轻微下降，但仍高于基线。经分析，eGFR的年下降速率为（−2.61 ± 2.58）mL·min^{-1}·1.73 m^{-2}，差异具有统计学意义（$P < 0.05$）；PCR较前升高（$P > 0.05$）；糖化血红蛋白（HbA1c%）较治疗前下降（$P > 0.05$）；高密度脂蛋白（HDL-C）较治疗前升高（$P < 0.05$）；中性粒细胞比值（NEUT%）与单核细胞比值（MONO%）较前升高（$P < 0.05$）。患者未出现其他安全性指标异常，亦无不良事件及严重不良事件发生。

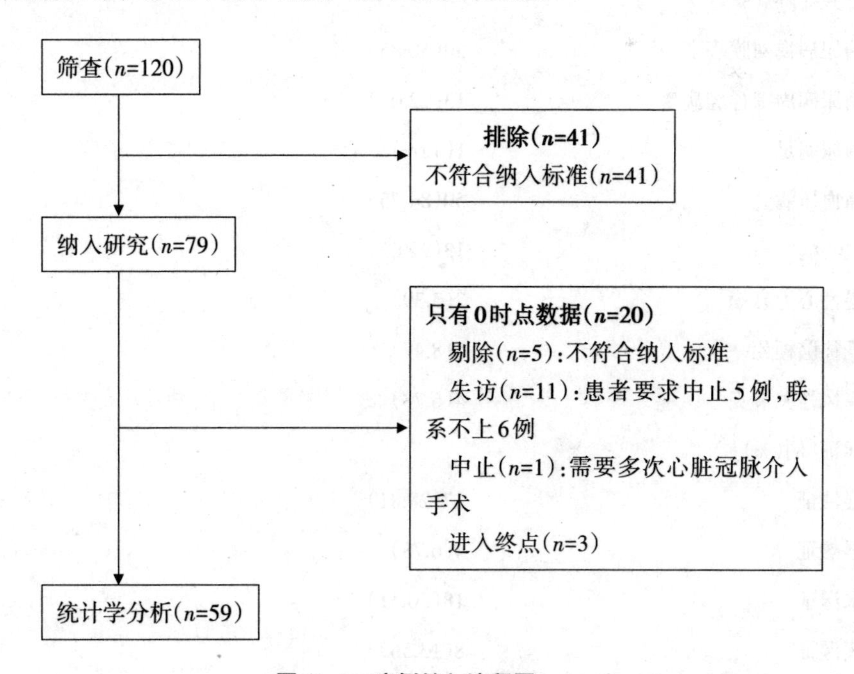

图11-1　病例纳入流程图

表11-1　人口统计学资料分析与基线情况表(n=59)

项目	($\bar{X}$±s)/M(P_{25},P_{75})
年龄/岁	62. 42 ±9.65
性别/女	23(39%)
BMI	24.30 ±3.48
血压	
收缩压/mmHg	133.53 ±13.19
舒张压/mmHg	71.90 ±9..39
糖尿病病程/年	14.52 ±7.16
CKD 分期[例(%)]	
1 期	2(3.39)
2 期	12(20.34)
3 期	26(44. 07)
4 期	19(32.20)
合并症[例(%)]	
糖尿病视网膜病变	30(50.85)
糖尿病周围神经病变	13(22.03)
糖尿病足	1(1.69)
高血压病	50(84.75)
冠心病	13(22.03)
慢性心力衰竭	2(3.39)
既往脑梗死	5(8.47)
痛风性关节炎	4(6.78)
标证[例(%)]	
湿浊证	17(28.81)
湿热证	4(6.78)
水湿证	18(30.51)
瘀湿证	8(13.56)
血瘀	33(55.93)

续表11-1

项目	$(\bar{X}\pm s)/M(P_{25},P_{75})$
	本证[例(%)]
脾肾气虚	34(57.63)
脾肾阳虚	7(11.86)
气阴两虚	3(5.08)
实验室指标	
eGFR($mL\cdot min^{-1}\cdot 1.73\ m^{-2}$)	39.42(26.01,62.35)
尿蛋白/尿肌酐(PCR,g/g)	1.10(0.55,2.33)
HbA1c%	7.00(6.10,7.77)

六、研究结论

研究结果表明，糖肾祛湿方能够有效延缓DKD患者肾功能下降；糖肾祛湿方可能通过改善糖脂代谢、调控免疫途径改善DKD患者的肾功能；糖肾祛湿方治疗DKD的安全性良好，但其疗效和潜在机制有待进一步高质量的临床研究验证。

第二节　案例分析

单臂研究，即单组临床研究，所有的受试对象都在同一观察组，未设立其他试验组和对照组。其优势在于可以减少患者的接受治疗的不确定性，用于对照组不适用、新型治疗方案疗效评估、样本量小等情况。单臂临床试验研究在中医药疗效评价方面发挥着重要作用。在上述案例中，研究团队采用单臂、单中心、探索性的临床研究设计，研究糖肾祛湿方治疗糖尿病肾病的疗效与安全性。

在研究的方法学质量方面，根据非随机对照试验方法学评价指标（Methodological Index for Non-randomized Studies, MINORS）的评价条目，该研究明确给出了研究目的，所定义的问题是精确的；其病例的纳入标准与排除标准都具有明确的描述，保证了纳入患者的连续性；明确解释定义了结局指标值的标准，包括eGFR slope、糖化血红蛋白、血脂等疗效观察指标和实验室观察指标，终点检测指标能较恰当地反映研究目的；疗程为6个月，每1个月随访1次，随访时间充足，能够对疗效与安全性指标进行评估。但该研究缺少预先制定的研究方案，没有预期数据的收集，未报告注册情况；研究纳入病例79例，失访11例，失访率超过了5%；且缺少样本量的估算。因此，总体来看，此项研究可能存在一定的偏倚风险。

在报告质量方面，该项单臂试验满足了非随机对照设计报告规范TREND清单的大部分条目，但在样本量、分析单位、招募、可推广性等方面还需要加强报告。由于该研究为单组设计，缺少对照组，分配方法、盲法、基线相似性、分析的数量、辅助分析等条目不适用。

综上，从研究质量与报告质量方面判断，该项单臂临床试验研究结果具有一定的真实性，但其论证强度远不及随机对照试验，进行决策应用时仍需谨慎对待其研究结果的价值和意义。

第十二章　中医药真实世界研究范例

第一节　注射用丹参多酚酸盐安全性的真实世界研究

一、案例来源

Yingying Yan, Yiheng Yang, Weiwei Wang, et al. Post - Marketing Safety Surveillance of the Salvia Miltiorrhiza Depside Salt for Infusion: A Real World Study [J]. PloS One, 2017, 12(1): e 0170182.

二、研究背景

中药注射剂是我国独有的创新性研究成果，具有较高的临床价值。随着监管政策和市场竞争格局的变化，诸多中药注射剂需要通过上市后再评价来获得更真实、更深入的临床证据，以进一步论证其优势，并寻找新的临床定位、适用人群、使用方法等。通过回顾性及前瞻性真实世界研究，不仅可以将药品使用价值最大化，还能实现新增适应症以扩大药品适用人群，提高市场占有率，甚至对后期企业修改说明书、大数据分析及适用人群的精准细分都具有重要的意义。

丹参（Salvia Miltiorrhiza）是一种传统中药，数千年来被广泛用于治疗心绞痛、高脂血症和急性缺血性中风。丹参多酚酸盐（Salvia Miltiorrhiza Depside Salt，SMDS）是一种丹参水溶性纯化物，由高度纯化的上市药物制成，于2005年被中国食品药品监督管理总局批准为中药注射剂，含有丹参酸镁B（≥85%）、迷迭香酸（≥10.1%）、石精酸（≥1.9%）等5种同源物。丹参酸镁B含有7个酚羟基，是新一代天然抗氧化剂之一。由于自由基在人体正常生理功能和疾病中发挥着重要作用，抗氧化应激是缺血性心肌保护研究进展的重要组成部分。已有心血管药理学研究结果表明，丹酚酸镁B具有多效性，包括抗氧化作用、抗血小板聚集和抗血栓作用，还能促进心肌血管生成，抑制心肌细胞凋亡，修复心肌缺血缺氧损伤，保护内皮细胞离子等。SMDS的疗效已在临床试验中得到证实，其适应症以稳定型心绞痛为主。

随着SMDS的上市及广泛使用，在标准世界中未发现的安全问题可能开始出现。与临床试验严格的患者纳入标准和排除标准相比，真实世界研究可以纳入更广泛的人群，特别是使用SMDS时可能有更高风险因素的特殊人群。考虑到真实世界中SMDS不良反应的发生率、表现、结果和危险因素仍然未知，该项研究通过多中心前瞻性队列设计调查真实世界SMDS的安全性问题和处方模式。

三、问题构建

该研究关注的临床问题是真实世界临床实践中SMDS的安全性问题，包括不良事件（Adverse Event，AE）、与SMDS相关的不良事件（Adverse Drug Event，ADE）和药物不良反应（Adverse Drug Reaction，ADR）。根据构建临床问题的PICO原则可分解为：

P：36家医院的患者

I/E（暴露因素）：使用SMDS

C：无

O：药物安全性，包括不良事件、药物不良反应等

四、研究方法

（一）伦理学审批及注册

研究经北京大学第三医院医学伦理委员会批准并豁免知情同意书（伦理审批编号：IRB00006761-2011093）。申请豁免的原因如下：（1）该研究为观察性、非干预性研究。只有在使用了不合理的药物时，药剂师才会进行干预。本研究对患者的风险最小。唯一的风险是患者的隐私，但在研究过程中会得到很好的保护和保密。（2）豁免不会对患者的权利和福利产生不利影响。（3）如果没有豁免，知情同意会引起注册偏倚，医生开处方也会受到影响。在本研究中，除华山医院获得复旦大学华山医院伦理委员会的地方批准外，其他35家合作医院接受了中心伦理。

研究计划在美国临床试验数据库（clinicaltrials.gov）完成注册，注册编号为

NCT01872520，于2013年6月7日首次发布。

（二）研究设计类型

研究设计类型为多中心、前瞻性、药剂师主导的队列研究设计（基于真实世界研究理念）。

（三）研究地点选择与纳入标准

根据SMDS在不同地区和医院的销售情况，以及医院的级别和类型，研究邀请了科研能力优秀的药剂科医师加入研究。纳入医院可代表SMDS在中国大陆的处方分布，包括二级以上的综合医院、专科医院、中医医院等36家。

研究地点连续招募患者。每个医院均纳入2012年4月至2015年1月期间使用SMDS（上海绿谷药业有限公司）的患者，包括住院患者、急诊患者和有安全信息的门诊患者。因SMDS的半衰期仅为2.87 h，随访时间至患者出院或停用SMDS 14天。

（四）样本量估算

采用PASS 11.0.7计算样本量。考虑到Ⅳ期研究SMDS药物不良反应发生率为0.56%，希望观察到不良反应发生率小于0.1%。为了在α为0.05的情况下达到0.5%的精度，研究需要25334名患者。假设20%的样本会丢失，研究样本量为30400例患者。

（五）数据收集

研究开始前采用标准化病例报告表格（Standardized Case Report Forms，CRF）和标准化数据收集程序。对以临床药剂师为主的调查工作人员进行了方案、数据元素、数据字典和基于网络的电子数据系统的培训。所有数据均收集并提交到基于网络的电子数据系统（http：//210.14.78.123：88/portal/root/gcp_data_dsdf/index.jsp），该系统由每个参与医院的当地调查人员提供安全和密码保护。

临床药剂师每天在中心药房识别符合纳入条件的患者，记录患者信息，观察不良事件。病人的结果将由医生测量，然后由药剂师记录。

（六）数据元素

数据元素由项目负责人、科学委员会的临床和药学专家开发和确定，包括患者人口学特征、病史、诊断、危险因素、SMDS的处方模式、联合用药、不良事件、实验室检查结果、出院时的结局以及药剂师的干预措施。所有数据元素均在患者入组前由经过良好培训的药剂师收集。药剂师接受了一套包含变量字典和定义的标准化培训。CRF包括CRF-A和CRF-B。CRF-B包含不良事件信息，CRF-A包含除不良事件信息外的所有数据元素。用ICD-10编码病史和诊断变量，用MedDRA编码不良事件变量，用WHO-ATC编码用药变量。

（七）数据管理和质量控制

研究者在提交基本信息时，为每位患者分配了唯一的ID。重复记录通过医院、SMDS治疗期间住院ID或门诊ID这些变量进行识别。对提交的每位患者的数据核查3次，分别由第二药剂师、临床监察员（Clinical Research Associate，CRA）和数据管理员独立进行。如遇问题，标准化病例报告表格将返给第一个可以输入和修改数据的药剂师。数据输入跟踪、定期提醒和来自CRA的查询用于支持完成准确的电子标准化病例报告表格。

（八）不良事件记录及解释

临床药师记录所有与SMDS相关的不良事件。不良事件的报告来源有4种，分别是患者死亡、患者出院时病情加重、药剂师报告和异常的实验室检查结果。根据Ⅲ期试验和Ⅳ期试验，研究关注了可能是AE信号的实验室检查，包括：肾功能检查、肝功能检查、血常规检查、凝血和止血功能检查以及粪便潜血检查。为了便于药品不良事件解释委员会（Adverse Drug Events Interpretation Committee，ADEIC）对药品不良反应进行解释，收集了发生不良反应的患者病历。WHO-UMC因果关系评估系统将不良事件分为确定、可能性较大、可能、不太可能、有条件（或未分类）或不可评估（分类）六个级别。超过“可能”的水平被定义为与SMDS相关的药物不良事件（ADE），分为轻度、中度和重度。根据WHO对药物ADR的定义，检查了发生ADE患者SMDS的处方模式，并且只有标签上使用的ADE被定义为ADR。

（九）统计分析

采用SAS 9.2进行统计分析。分类数据以频率表示，适当时采用χ^2和Fisher精确概率法进行比较。连续性变量根据实际情况以$\bar{X} \pm s$和中位数（四分位间距[Interquartile Range，IQR]）表示，并采用析因方差分析进行比较。用单因素泊松回归确定纳入多因素泊松回归分析的潜在有统计学意义的相关预测因素。检验水准α=0.05，进而得到相对危险度和95%可信区间。所有可用的患者均纳入单因素和多因素泊松回归。

五、结果摘要

研究最终纳入全国9省14市36家医院的30180例患者（基本信息见表12-1）。注射用丹参多酚酸盐不良事件发生率为6.40%，与药物相关的不良事件发生率为1.57%，不良反应发生率为0.79%，共发现了9种新的与药物相关的不良事件。多重泊松回归分析模型表明：男性（R^2=1.381，P=0.009，95%CI [1.085～1.759]）、合并用药种类数多（R^2=1.049，P=0.000，95%CI [1.041～1.057]）、总疗程长（R^2=1.027，P<0.001，95%CI [1.013～1.041]）、给药浓度高（R^2=1.003，P=0.014，95%CI [1.001～1.006]）、使用非说明书溶媒（R^2=1.900，P=0.002，95%CI [1.260～2.866]）是药品相关不良事件的独立危险因素；药品说明书适应证内用药与药物相关的不良事件发生率较低具有显著相关性（R^2=0.655，P=0.000，95%CI [0.532～0.807]）。

表12-1　患者基本特征表

变量		住院病人(n = 30180)
医院类型数量(%)	综合医院	23(63.89%)
	中医院	11(30.56%)
	专科医院	2(5.5 6%)
人口学特征	性别，男性数量(%)	17384(57.60%)
	年龄(中位数，Q_1，Q_3)	62(50, 73)
	汉族数量(%)	26922(89.20%)
	吸烟人数(%)	6990(23.16%)
	饮酒人数(%)	4521(14.97%)
	有药物过敏史人数(%)	3988(13.21%)
	有食物过敏史人数(%)	182(0.60%)
住院时间		11.00(8.00,16.00)
住院死亡率(%)		201(0.67%)

六、研究结论

研究结果表明，注射用丹参多酚酸盐在广泛人群中的耐受性良好，药物相关的不良反应发生率为0.79%。临床实践中应在说明书指导下处方和使用注射用丹参多酚酸盐。

第二节　案例分析

真实世界研究（Real World Study，RWS）起源于实用性随机对照试验，2010年谢雁鸣等在《真实世界研究：中医干预措施效果评价的新理念》中指出RWS是中医临床试验和中药上市后再评价的一种新方法，将RWS理念引入中药评价领域。随后围绕安全性、有效性、用药规律等问题开展了一系列关于中药上市后的研究。在此项案例中，研究团队通过前瞻性、多中心、药师主导的队列研究设计的真实世界研究对注射用丹参多酚酸盐的安全性进行评价。

在研究的方法学质量方面，根据纽卡斯尔-渥太华量表（Newcastle-Ottawa-Scale，NOS）中队列研究的评价条目，研究对象为接受丹参多酚酸盐处方的患者，具有较好的代表性；研究开始前采用标准化病例报告表格和标准化数据收集程序，暴露因素确定可靠；研究开始时尚无要观察的不良反应发生；参与研究的医疗单位代表性好、药剂师科研能力优秀并进行了标准化培训，研究设计较好地控制了混杂因素；不良反应的结局指标由药剂师记录与评价；根据药物的半衰期设定了足够长的随访时间；但结果中未对失访情况进行说明，可能降低了研究的方法学质量。

在报告质量方面，该研究满足了常规收集医疗卫生数据开展观察性研究的报告规范（Reporting of Studies Conducted Using Routinely Collected Data，RECORD）的大部分条目，但以下报告规范条目仍存在不足：①标题和摘要部分未明确报告研究发生的地理区域和时间窗；②方法部分未提供用于选择研究对象的编码或规则的研究参考文献；③方法部分未描述数据缺失与队列失访的解决方法；④结果部分未描述总结研究变量数量的完整程度与随访时间。

综上，由于部分报告信息不全，不能很好地判断该研究的偏倚风险，在进行决策应用时需注意该研究在结果数据完整性与队列随访完整性方面的评价。

第十三章　中医药病例报告研究范例

第一节　威灵汤治疗非小细胞肺癌免疫相关性苔藓样皮炎1例

一、案例来源

Ying Liu, Jiong Tang, Lin-Yuan Yu, et al. Successful treatment of immune-related lichenoid dermatitis by Weiling decoction in a patient with non-small cell lung cancer: A case report and review of literature[J]. Explore, 2023, S1550-8307(23): 60-65.

二、研究背景

鳞状非小细胞肺癌是一种预后差的肺癌亚型，由于其特殊的临床病理特征，如缺乏驱动基因突变、诊断时疾病进展和共病等，治疗具有挑战性。

免疫检查点抑制剂的出现极大地改变了晚期鳞状非小细胞肺癌的治疗策略。信迪利单抗因其优异的抗肿瘤效果和相对低廉的价格，已于2021年在中国被批准作为晚期鳞状非小细胞肺癌的一线治疗药物。尽管信迪利单抗抗肿瘤疗效显著，但其引起的非特异性增强免疫系统反应可导致一系列免疫相关不良事件（Immune-Related Adverse Events，irAE），其中皮肤irAE已引起关注。其常规处理主要是糖皮质激素等免疫抑制药物的免疫抑制，但长期的免疫抑制可能会引起各种副作用，尤其是在老年患者中。中草药（Chinese Herbal Medicines，CHM）是中医的主要组成部分之一，由于其毒性较低，并发症较少，已被用作西药治疗皮肤病的替代或补充药物。已有研究表明CHM在调节免疫系统方面具有重要作用，其中一些CHM具有糖皮质激素等的免疫抑制特性。

该研究关注了一例晚期鳞状非小细胞肺癌患者在信迪利单抗治疗期间的皮肤毒性，首次报道了中药方威灵汤成功改善信迪利单抗诱导的苔藓样皮炎。

三、问题构建

此项病例报告关注的临床问题是中药方威灵汤对信迪利单抗治疗晚期鳞状非小细胞肺癌诱发的苔藓样皮炎的疗效。根据构建临床问题的PICO原则可分解为：

P：信迪利单抗治疗晚期鳞状非小细胞肺癌诱发苔藓样皮炎的患者

I：中药方威灵汤

C：无

O：皮肤症状改善程度

四、病例总结

（一）临床表现及既往史

患者，男，71岁，于2021年10月被诊断为驱动基因阴性的鳞状非小细胞肺癌伴肾上腺转移（$pT_2N_2M_1$，Ⅳ期）。患者有严重的胃溃疡史，吸烟史为55年，否认自身免疫性疾病、既往皮肤病或家族癌症史。2021年11月25日，用信迪利单抗（200 mg，d1）（Tyvyt@；Innovent Biologics，江苏，中国）联合吉西他滨（1600 mg，d1，d8）和卡铂（400 mg，d1）作为一线治疗，每3周给药一次。经过4个周期的化学免疫治疗，胸部计算机断层扫描确认部分反应。随后，患者于2022年3月3日开始单独使用信迪利单抗维持治疗。在第1个维持治疗周期后约1周，患者身体多处出现零星斑疹，主要分布在上肢和下肢，并伴有瘙痒。后进行局部类固醇和抗组胺苯海拉明治疗，症状无改善。3天后，患者斑丘疹恶化，覆盖了>30%的体表面积，遂进行住院治疗。

（二）临床检查及诊断

体检发现患者上肢瘙痒性丘疹鳞状突起，双手丘疹开始融合成大片，周围有脓疱，伴有瘙痒和灼烧感。同时，患者出现较广泛的黄斑丘疹水肿伴下肢合并性红斑，局部出现透明水疱，部分水疱已溃烂。面部及口腔黏膜未受累。腿部病变的皮肤活检显示明显的表皮角化不全伴密集的带状淋巴细胞浸润和棘皮层。真皮-表皮交界处有嗜酸性粒细胞。未见肿瘤细胞，角质形成细胞未见坏死或凋亡。在排除其他病因如转移性皮肤鳞状细胞癌和Stevens-Johnson综合征后，诊断为信迪利单抗诱导的地衣样皮炎（Ⅲ级）。

（三）临床治疗及疗效

给患者加味威灵汤，每日口服。威灵汤是一种清热祛湿的经典中药方，可缓解皮肤反应（患者使用的所有中药均列于表13-1）。患者入院时出现轻微发热（37.9 ℃），C反应蛋白和中性粒细胞值分别为85.3 mg/L和83.4%，提示感染，故给予头孢呋辛1.5 g q8h。治疗后10天，患者上、下肢体结痂开始脱落，出现红色色素沉着。患者住院25天后出院，症状好转满意，无感染迹象。维持减味威灵汤剂量约3个月后停药，无皮肤irAE复发及其他不良反应。患者拒绝接受进一步的抗肿瘤药物治疗，在本报告时疾病没有进展。

表13-1　威灵汤处方中的中药组成

药名	剂量/g
泽泻	20
茯苓	15
猪苓	15
白术	15
肉桂	10
苍术	10
厚朴	5
陈皮	10
甘草	5
白鲜皮	15
蝉蜕	15

五、研究结论

本报告提示使用威灵汤可能是治疗信迪利单抗治疗诱发的鳞状非小细胞肺癌患者苔藓样皮炎的一种安全、有效的补充/替代方法，还需要进一步开展机制研究。

第二节　案例分析

病例个案报告在证据金字塔中被列为较低级别证据，但它却是认识新病机或不良反应的第一线索，在临床上特别适用于报道疑难杂症的新发现、特殊治疗等。中医强调辨证论治及个体化治疗，对于病例个案报告或有更多需求。上述案例报告的即是使用中药方威灵汤对信迪利单抗使用诱发的苔藓样皮炎的治疗。

根据加拿大卫生经济研究所IHE标准，该病例报告清晰地说明了研究目的、患者特点、干预措施、随访时间、资金来源等，但结局测量首次出现是在结果部分，患者是否接受其他治疗情况不明，故可能影响了该报告的整体质量。根据病例报告撰写规范，该报告符合文题、摘要、关键词、前言、患者基本信息、临床症状与表现、既往接受诊治情况、临床发现与诊断结果、治疗干预、治疗效果与随访、资金来源、伦理等条目的报告要求，但对鉴别诊断、利益冲突声明的报告还需加强。

综上，这是一篇报告质量偏高的病例报告，结果显示了威灵汤对信迪利单抗使用诱发的苔藓样皮炎的显著疗效，可为相关临床决策及研究提供参考或线索，但该项证据来自单个病例，临床疗效还需要进一步通过临床研究进行证实。

第十四章　中医药系统评价/Meta分析研究范例

第一节　艾灸缓解癌症患者放化疗副作用的Cochrane评价

一、案例来源

Zhang H W, Lin Z X, Cheung F, et al. Moxibustion for alleviating side effects of chemotherapy or radiotherapy in people with cancer[J]. Cochrane Database of Systematic Reviews, 2018, 11（11）：CD010559.

二、研究背景

近年来，化疗和放疗的进展极大地改善了癌症的治疗效果。然而，细胞毒性药物和电离辐射也会导致许多令人痛苦的副作用。化疗和放疗最常见的副作用包括疲劳、疼痛、恶心和呕吐。其他副作用包括：①骨髓抑制导致贫血；②毛囊细胞损伤导致脱发；③胃肠道损伤导致腹泻；④口腔溃疡；⑤皮肤对辐射的反应等。虽然目前已有减少癌症放疗和化疗副作用的新型药物开发计划，但仍有很大一部分患者无法获得满意的治疗效果。需要新的、有效的治疗方法来减少化疗和放疗相关的不良反应，尤其是危害最小的非药物策略。

这项研究通过系统评价和Meta分析方法对已发表的随机对照试验进行综合，系统分析了艾灸对缓解癌症患者放化疗副作用的效果。

三、问题构建

该研究关注的临床问题是艾灸是否能够有效缓解癌症患者的放疗和化疗副作用。为开展系统评价研究，根据PICOS原则可以明确以下要素：

P：接受化疗，或放疗，或同时放疗和化疗的癌症患者

I：艾灸治疗

C：假艾灸、空白对照或常规治疗

O：副作用发生率和严重程度、生活质量、不良事件等

S：随机对照试验

四、研究方法

（一）注册与审批

研究方案“Moxibustion for alleviating side effects of chemotherapy or radiotherapy in cancer patients”于2013年6月6日在Cochrane系统评价数据库发表，编号为CD010559，获得网址为https：//doi.org/10.1002/14651858.CD010559。

（二）文献纳入标准与排除标准

1.纳入标准

（1）研究类型为随机对照试验，对于随机交叉试验，只纳入Ⅰ期数据，因为可能存在治疗残留效应，不限制文献发表语言；（2）研究对象包括接受化疗、放疗或两者兼有的癌症患者，年龄不限；（3）试验组干预措施为任何类型的艾灸治疗，包括艾桶或艾条的直接艾灸和间接艾灸；（4）对照组干预措施包括假艾灸、空白对照或其他常规治疗；（5）结局指标：国际标准认定的放疗或化疗引发的毒副作用发生率及严重程度、生活质量、患者报告的身心症状、不良事件等相关指标。

2.排除标准

（1）针刺疗法，即将针插入穴位或将针的末端包裹在点燃的艾灸中；（2）针刺与艾灸相结合治疗；（3）其他草药或补充药物共同给药治疗。

（三）文献检索

计算机检索PubMed、Cochrane Library、MEDLINE、Embase、AMED、中国生物医学文献数据库、中文生物医学期刊文献数据库、中医药在线、万方——中国学位论文全文数据库、中国医学发展促进委员会和中国期刊文献索引，并使用“相关文章”功能以及参考文献查找相关文献，提高查全率，避免漏检。检索其他资源：试验注册平台，包括metaregister（www.controlled-trials.com/mrct）、Physicians Data Query（/www.ncbi.nlm.nih.gov）、www.clinicaltrials.gov和www.cancer.gov/clinicaltrials；灰色文献数据库，包括USA CenterWatch Clinical Trials Listing Service和OpenSIGLE（欧洲灰色文献信息系统）。检索时限自建库

至检索实施时间（2018年2月）。

根据PICOS原则制定检索策略，检索词为：艾灸（Moxibustion）、艾草（Moxa）、放射治疗（Radiotherapy）和化学疗法（chemotherapy），以及上述词语的同义词和衍生词。以MEDLINE的检索为例，其检索策略见表14-1。

表14-1　MEDLINE数据库的检索策略

MEDLINE
#1 Moxibustion/
#2（moxa or moxibustion）.mp.
#3 #1 or #2
#4 exp Radiotherapy/
#5（radiotherap* or radiation）.mp.
#6（chemoradi* or radiochemo*）.mp.
#7 radiotherapy.fs.
#8 exp Antineoplastic Agents/
#9 Antineoplastic Combined Chemotherapy Protocols/ 10.chemotherap*.mp.
#10 chemotherap*.mp.
#11 drug therapy.fs.
#12 4 or #5 or #6 or #7 or #8 or #9 or #10 or #11
#13 #3 and #12
#14 exp Neoplasms/
#15（cancer* or tumor* or tumour* or malignan*or carcinoma* or neoplas*）.mp.
#16 #14 or #15
#17 #13 and #16
#18（animals not（humans and animals）.sh.
#19 #17 not #18

说明：mp表示标题、原始标题、摘要、主题标题词；fs表示副标题；sh表示主题标题。

（四）文献筛选

将检索结果导入NoteExpress软件，删除重复文献。根据文献纳入标准与排除标准，由两位研究者通过阅读题目和摘要进行独立筛选，排除明显不符合标准的文献，对可能符合条件的文章全文进行进一步评估，并逐一标记为“纳入”“排除”或“不清楚”。如遇分歧意见则通过咨询第三位研究者讨论后决定。若数据重复发表，则选择样本量较大或随访时间较长的研究文献。当文章报告信息不清楚或数据缺失时，联系试验作者进行核实，并记录所有通信。

（五）资料提取

两位作者使用预先设计的Excel表独立进行资料提取。如果在数据提取过程中出现两位研究者意见不一致的情况，通过咨询第三位研究者协商解决分歧。提取的资料内容有：①一般资料；②试验设计；③参与者特征；④干预措施特征；⑤偏倚风险信息；⑥随访信息；⑦结局指标及数据等。

（六）偏倚风险评估

两名研究者独立评估纳入研究中的偏倚风险，任何分歧通过与第三位研究者讨论解决。采用《Cochrane系统评价手册5.1.0》提供的偏倚风险评估工具进行评估。

（七）统计分析

1. 合并效应量选择

二分类变量结局采用RR及95%CI进行合并分析；连续型变量结局使用MD及95%CI进行合并分析。

2. 缺失数据处理

在处理纳入的案例分析时，使用“偏倚风险”对结果缺失数据的潜在影响进行解释。

3. 异质性评估

通过森林图对不能归因于抽样误差的异质性大小进行估计。当统计学异质性存在时，检查研究的组成部分，如参与者、干预措施和结果，以确定其异质性来源，并调查其可能的原因。

4. 报告偏倚

由于对纳入研究进行广泛的比较，没有按研究方案进行漏斗图分析。

5. Meta分析

Meta分析均使用逆方差加权随机效应模型。

6. 亚组分析和异质性检测

根据对照组中不同的干预措施设置亚组进行分析。由于纳入的研究有限，没有根据癌症类型、间接或直接灸法、参与者年龄和灸法治疗持续时间进行计划的亚组分析。

7. 敏感性分析

由于缺乏相关研究无法进行。

（八）结果总结表及GRADE证据质量评价

结果总结表用于呈现系统评价的结果，主要包括：①化疗或放疗相关毒副作用的发生率和严重程度；②生活质量（EORTC QLQ-C30）；③患者报告的身心症状，包括恶心、呕吐、腹泻等；④评估化疗或放疗副作用的客观疗效指标，包括白细胞减少症、白细胞计数、血红蛋白、血小板计数等。

使用GRADE系统对证据的确定性、不一致性、设计局限性（偏倚风险）、不精确性、间接性和其他因素（如发表偏倚）进行评级，并进行相应解释。

五、结果摘要

（一）文献检索与筛选结果

共获得1224篇文献，去除重复发表文献后为823篇，阅读题目、摘要后对202篇文献进行全文筛选，最终纳入29篇文献进行分析（图14-1）。

（二）纳入研究的基本特征

29项随机对照试验包括2569名患者，样本量从24人到332人不等。所有研究均以中文报告；28项是在中国进行；涉及多种癌症，如鼻咽癌、原发性非小细胞肺癌、乳腺癌、宫颈癌等；研究中有1279名参与者是男性（49.8%）。5项试验比较艾灸与不治疗；15项比较艾灸联合常规治疗与常规治疗；1项比较艾灸与假艾灸；8项比较艾灸与常规药物治疗。

（三）排除研究

排除研究的主要原因是缺乏随机分配、艾灸结合其他疗法、中医药作为对照干预、没有靶向结果、根据对照组或两组的症状进行不同的常规治疗、没有化疗或放疗、重复或伪造的报告结果等。

（四）偏倚风险评估结果

18项研究的总体偏倚风险较高；11项研究的偏倚风险不明确（图14-2）。

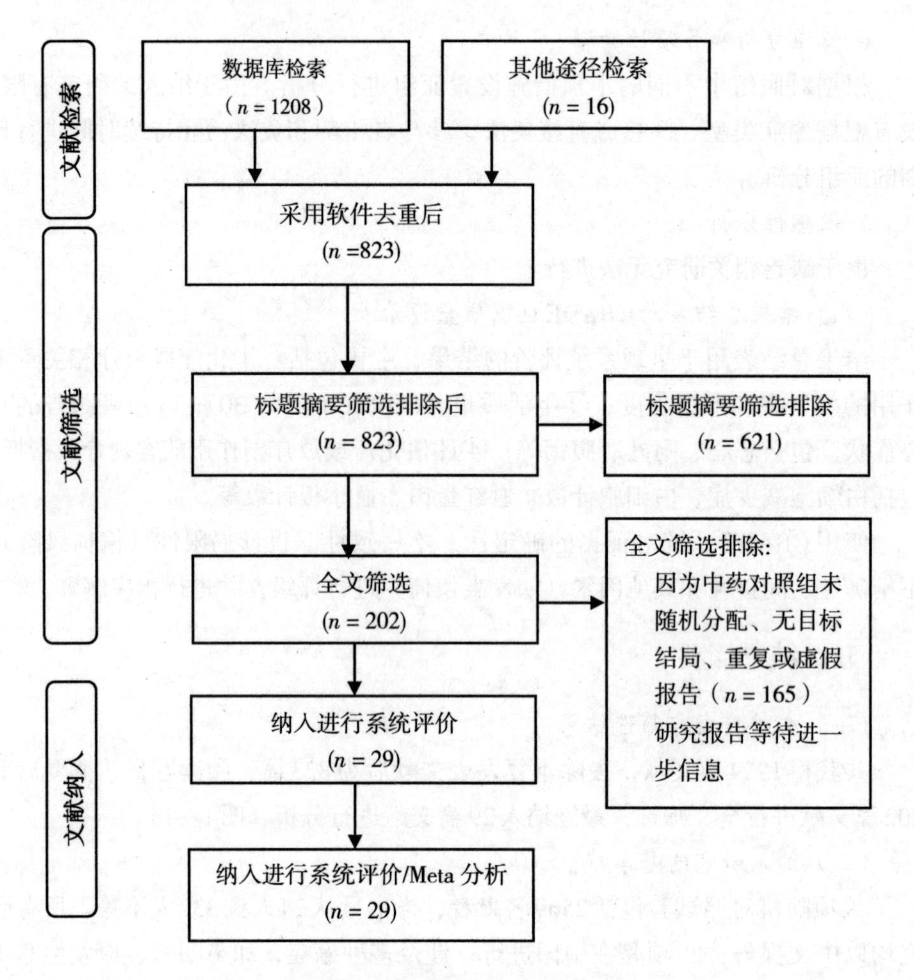

图 14-1 纳入研究 PRISMA 流程图

图 14-2 纳入研究偏倚风险情况

（五）Meta分析结果

1.空白对照

艾灸治疗与较高的白细胞计数（*MD*=1.77×10^9/L，95%CI [0.76, 2.78]，80名参与者，低确定性证据）（图14-3）和较高的血清血红蛋白浓度（*MD*=1.33 g/L，95%CI [0.59, 2.07]，66名参与者，高确定性证据）（图14-4）相关。在对白细胞减少症影响上的差异无统计学意义。

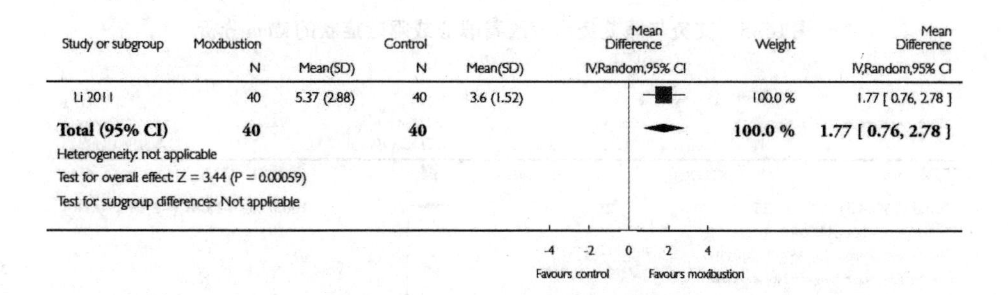

图14-3　艾灸与空白对照比较改善白细胞计数的Meta分析

Study or subgroup	Moxibtuion N	Mean(SD)	Control N	Mean(SD)	Mean Difference IV,Random,95% CI	Weight	Mean Difference IV,Random,95% CI
Yu 2004	36	11.57 (1.38)	30	10.24 (1.64)		100.0 %	1.33 [0.59, 2.07]
Total (95% CI)	**36**		**30**			**100.0 %**	**1.33 [0.59, 2.07]**

Heterogeneity: not applicable
Test for overall effect: Z = 3.52 (P = 0.00043)
Test for subgroup differences: Not applicable

-4　-2　0　2　4
Favours control　Favours moxibution

图14-4　艾灸与空白对照比较改善血清血红蛋白浓度的Meta分析

2.假艾灸对照

一项研究（50名参与者）的低确定性证据表明，艾灸提高了生活质量量表得分。同时，恶心或呕吐（*MD*=−38.57分, 95%CI [−48.67, −28.47]）（图14-5）和腹泻（*MD*=−13.81分, 95%CI [−27.52, −0.10]）（图14-6）症状得分减小，白细胞计数（*MD*=1.72×10^9/L, 95%CI [0.97, 2.47]）（图14-7）、血清血红蛋白水平（*MD*=2.06 g/L, 95%CI [1.26, 2.86]）（图14-8）和血小板水平（*MD*=210.79×10^9/L, 95%CI [167.02, 254.56]）（图14-9）升高。

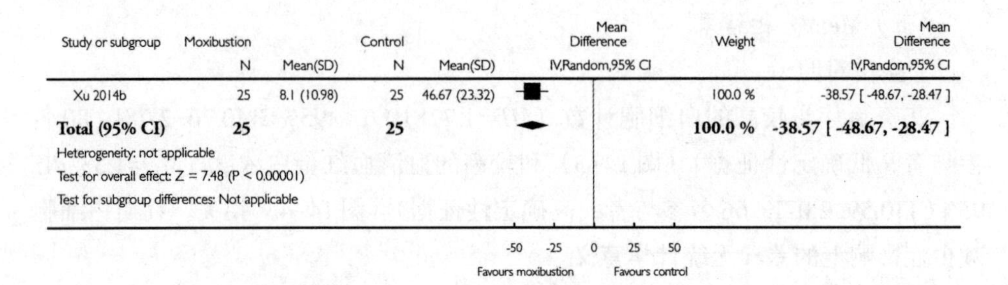

图14-5 艾灸与假艾灸比较改善恶心或呕吐症状的Meta分析

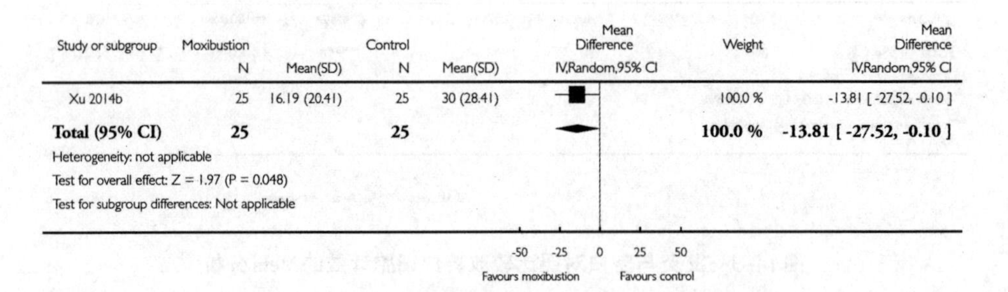

图14-6 艾灸与假艾灸比较改善腹泻症状的Meta分析

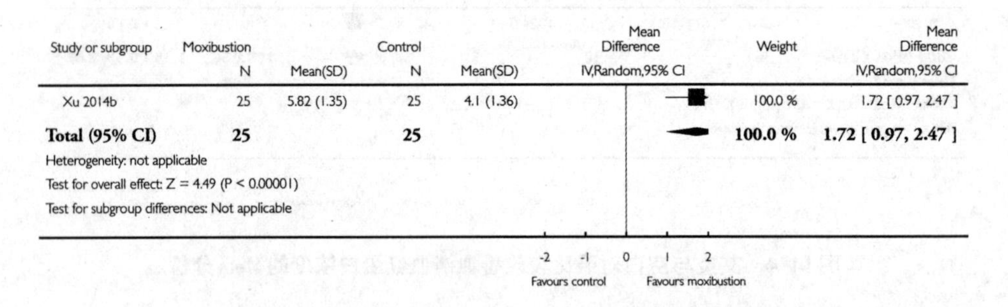

图14-7 艾灸与假艾灸比较改善白细胞计数的Meta分析

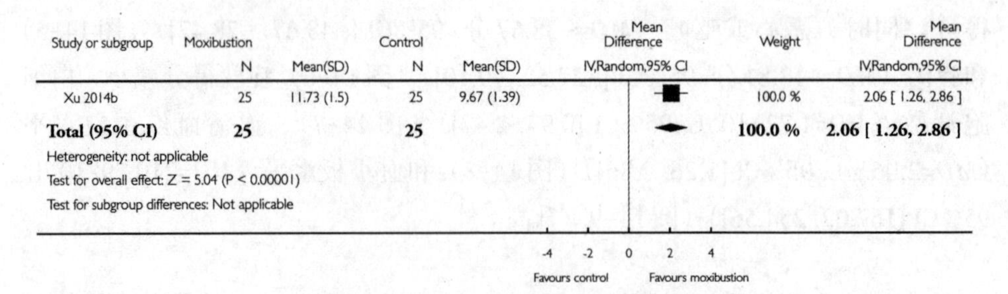

图14-8 艾灸与假艾灸比较改善血清血红蛋白水平的Meta分析

Study or subgroup	Moxibustion N	Mean(SD)	Control N	Mean(SD)	Mean Difference IV,Random,95% CI	Weight	Mean Difference IV,Random,95% CI
Xu 2014b	25	383.69 (84.01)	25	172.9 (73.56)		100.0 %	210.79 [167.02, 254.56]
Total (95% CI)	**25**		**25**			**100.0 %**	**210.79 [167.02, 254.56]**

Heterogeneity: not applicable
Test for overall effect: Z = 9.44 (P < 0.00001)
Test for subgroup differences: Not applicable

-200　-100　0　100　200
Favours control　Favours moxibustion

图14-9　艾灸与假艾灸比较改善血小板水平的Meta分析

3.传统药物对照

一项研究（90名参与者）的低确定性证据表明，艾灸治疗改善了白细胞计数（MD=0.40×10⁹/L, 95%CI [0.15, 0.65]）（图14-10）。

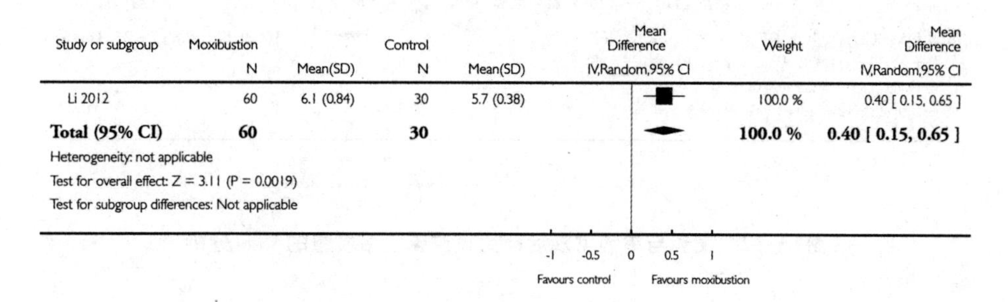

图14-10　艾灸与传统药物比较改善白细胞计数的Meta分析

4.单纯常规治疗对照

低确定性证据表明，艾灸加常规治疗与白细胞减少症的发病率和严重程度降低相关（R^2=0.14, 95%CI [0.01, 2.64]，1项研究，56名参与者）（图14-11）；生活质量量表得分较高（MD=8.85分, 95%CI [4.25, 13.46]，3项研究，134名参与者）（图14-12）；恶心和呕吐症状评分较低（R^2=0.43, 95%CI [0.25, 0.74]，7项研究，801名参与者）（图14-13）；血清血红蛋白水平较高（MD=3.97 g/L, 95%CI [1.40, 6.53]，2项研究，142名参与者）（图14-14）。

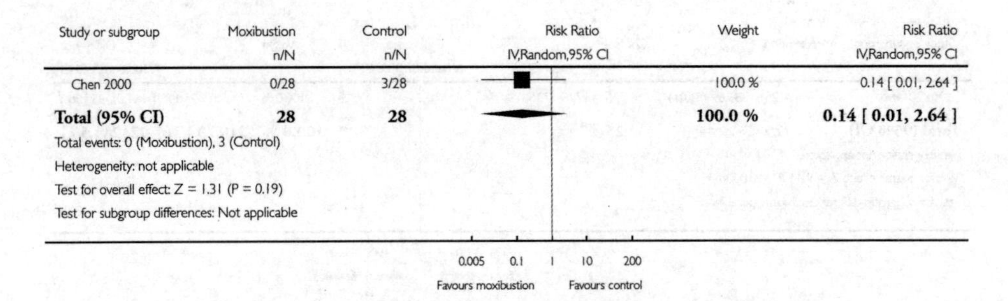

图14-11 艾灸与单纯常规治疗比较改善白细胞减少症的Meta分析

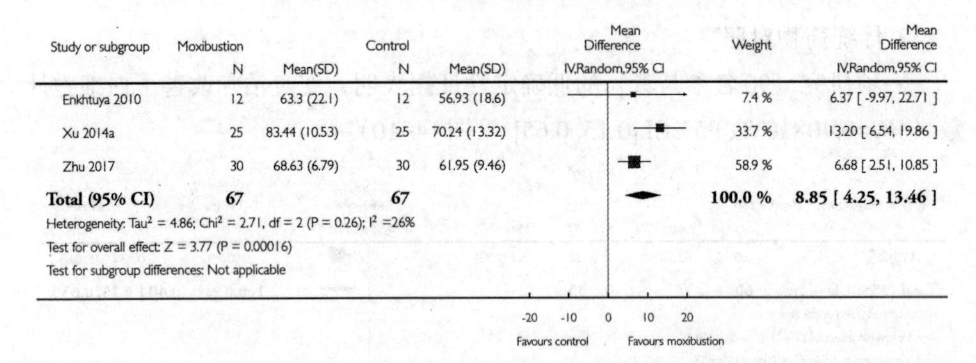

图14-12 艾灸与单纯常规治疗比较改善生活质量的Meta分析

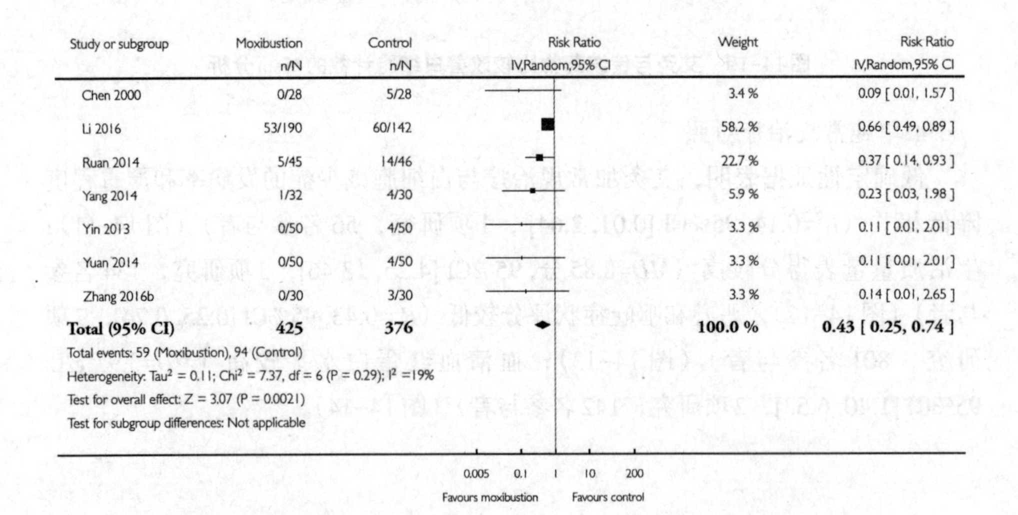

图14-13 艾灸与单纯常规治疗比较改善恶心和呕吐症状的Meta分析

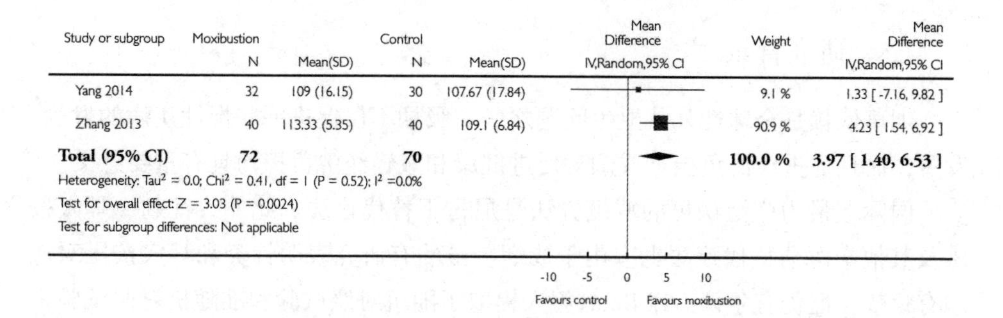

图14-14　艾灸与单纯常规治疗比改善血清血红蛋白水平的Meta分析

5.不良事件

只有一项研究报告1名癌症患者在接受艾灸后出现发烧和咽喉痛，但症状在24 h后消失，没有复发。两项研究报告没有参与者发生过与艾灸相关的明显不良反应。其他研究没有提供不良事件信息。

六、研究结论

有限的、低确定性的证据表明，艾灸治疗可能有助于减少化疗或放疗的血液和胃肠毒性，改善癌症患者的生活质量，尚不能确定艾灸治疗的益处或风险，需要后续报告不良反应的高质量研究进行补充。

第二节　针刺与尼古丁替代疗法戒烟效果比较的网状Meta分析

一、案例来源

Runjing Dai, Yongchun Cao, Hailiang Zhang, et al. Comparison between Acupuncture and Nicotine Replacement Therapies for Smoking Cessation Based on Randomized Controlled Trials： A Systematic Review and Bayesian Network Meta - Analysis[J]. Evidence - Based Complementary and Alternative Medicine, 2021, 16 (2021)： 9997516.

二、研究背景

烟草依赖是全球性公共卫生问题之一。吸烟不仅促进一些慢性疾病的发生、发展，而且加重经济负担。戒烟对促进健康和减轻经济负担均具有重要意义。

国际上最为广泛认可的戒烟方法是尼古丁替代疗法。此外，针刺、耳穴按压及其他中医药替代疗法也应用于戒烟。虽然有研究表明针灸和耳穴按压对戒烟有疗效，但仍有争议。El Bahri等人提取了随机对照试验和准随机对照试验来评估针刺及其衍生方法对戒烟的效果，结果表明针刺对戒烟的效果受到方法差异的影响。

尼古丁替代疗法的优点是方便、见效快，而针刺疗法的优点是类型多样、价格低廉、更容易被大众接受。另一方面，无论是尼古丁替代疗法还是针刺疗法，都有一些缺点，如头晕、头痛或患者产生过敏现象。目前，尼古丁替代疗法、针刺疗法的戒烟效果评价主要基于直接比较，且不同疗法的安全性比较有限。

此项研究基于随机对照试验，通过系统评价和网状Meta分析方法对尼古丁替代疗法、针刺疗法等多种干预方案的戒烟效果及安全性进行了比较分析。

三、问题构建

该研究关注的临床问题是针刺疗法与尼古丁替代疗法戒烟效果及安全性的比较。为开展系统评价研究，根据PICOS原则可明确以下要素：

P：有戒烟意愿的吸烟者

I：尼古丁贴片

C：针刺及其衍生疗法

O：戒断率

S：随机对照试验

四、研究方法

（一）注册与审批

研究方案于2020年3月在PROSPERO平台（http：//www.crd.york. ac.uk/PROSPERO/）注册，注册编号为CRD42020164712。

（二）文献纳入标准与排除标准

纳入针刺疗法与尼古丁替代疗法或其他针刺衍生疗法的随机对照试验。

1. 纳入标准

（1）研究类型为随机对照试验，中文或英文发表；（2）研究对象符合吸烟的诊断标准、有戒烟想法且自愿接受针刺、耳穴按压、尼古丁替代疗法或任意两种治疗方法结合治疗的吸烟者；（3）试验组干预措施包括针刺（耳针或体针均可）、耳穴按压、针刺结合耳穴按压；（4）对照组干预措施包括假针刺（无效穴位或进针深度达不到预期效果）、假耳穴按压（无效穴位）、尼古丁替代或单独耳穴按压。

2. 排除标准

（1）接受除耳穴按压和针刺疗法外的两种或多种疗法结合治疗的戒烟者；（2）任何含有电或激光刺激的针刺疗法；（3）研究数据有误或信息不完整，数据无法整合的文献；（4）非中文或非英文发表的文献；（5）不能获取全文及重复发表的文献。

（三）文献检索

计算机检索中国知网、中国生物医学文献数据库、PubMed、Cochrane Library、Embase以及Web of Science数据库，通过对引文和书目的系统评价进行正向和反向引文筛选，以提高查全率，避免漏检。检索时间为建库至检索实施时间（2021年3月）。

根据PICOS原则制定检索策略，检索时对"O"不进行限定。检索词为：戒烟（Smoking cessation）、尼古丁替代疗法（Nicotine Replacement Therapy）、针刺（Acupuncture）和耳穴按压（Auricular Acupressure），以及上述词语的同义词和衍生词。以PubMed的检索为例，其检索策略见表14-2。

表14-2 PubMed数据库的检索策略

PubMed
#1 Search "Smoking Cessation"[Mesh]
#2 Search Smoking*[Title/Abstract] OR tobacco*[Title/Abstract]
#3 Search #1 OR #2
#4 Search "Nicotine Chewing Gum"[Mesh] OR "Tobacco Use Cessation Devices" [Mesh]
#5 Search Nicotine*[Title/Abstract] OR Tobacco Use Cessation Devices [Title/Abstract]
#6 Search #4 OR #5
#7 Search " Auricular acupressure "[Mesh]

续表14-2

PubMed
#8 Search Auricular acupressure* [Title/Abstract]
#9 Search #7 OR #8
#10 Search "Acupuncture Therapy"[Mesh]
#11 Search Acupuncture*[Title/Abstract] OR Pharmacoacupuncture* [Title/Abstract] OR Acupotom*[Title/Abstract]
#12 Search #10 OR #11
#13 Search #6 OR #9 OR #12
#14 Search #3 AND #13
#15 Search #3 AND #13 Filters: Randomized Controlled Trial

（四）文献筛选

将检索结果导入Endnote X9软件，并进行文献去重工作。根据文献纳入标准与排除标准，由两名研究者通过阅读题目和摘要进行独立筛选，排除明显不符合标准的文献，对于不能确定的文献进行原文下载阅读后决定排除或纳入。如果在文献筛选过程中出现两位研究者意见不一致的情况，通过咨询第三位高级研究者讨论后决定。若数据重复发表，则选择样本量较大或随访时间较长的研究文献。

（五）资料提取

使用预先设计的Excel表格进行资料提取，主要信息包括题目、第一作者、出版年份、样本量、干预措施、年龄分布、性别比例、疗程、随访时间、结局指标及不良事件等。当报告多个时间段的数据时，记录每个时间段的数据。两名研究者独立进行资料提取，并进行交叉核对，对缺失信息或错误信息进行补充或修改。

（六）偏倚风险评估

采用《Cochrane系统评价手册5.1.0》提供的偏倚风险评估工具进行评估，每项研究被判断为低偏倚风险、不明确偏倚风险或高偏倚风险。

（七）结局指标

以短期戒断率和长期戒断率作为主要结局指标，其中短期戒断率是指受试者在特定的检测日，根据生化指标或主观报告判断其此前的7天内是否处于戒断状态；长期戒断率则指从开始到结束一直保持戒烟状态。以呼吸一氧化碳、尿可替宁或两者兼有的生化指标作为戒断率的判断标准；若未报告由生化指标作为判断依据的戒断标准，则选用受试者自我报告的戒断情况。此外，治疗前、后尼古丁依赖程度量表（Fagerstrom Test for Nicotine Dependence，FTND）评分的变化和日吸烟量的变化作为次要结局指标。

（八）统计分析

利用WinBUGS软件（V.1.4.3；MRC Biostatistics Unit，Cambridge University，UK）完成所有数据处理，包括森林图、联赛表及SUCRA概率排序表；用Stata软件（V.15；Stata Corp）绘制网状图；用Review Manager（V.5.3.5；RevMan）软件绘制漏斗图，并用Begg检验评估漏斗图的对称性，以评估发表偏倚风险。FTND评分变化值、日吸烟量变化等连续型数据采用加权均数差（Weighted Mean Difference，WMD）及其95%CI表示；短期戒断率或长期戒断率、不良反应发生例数等二分类数据则采用相对危险度（Risk Ratio，RR）及其95% CI表示。

通过χ^2检验和I^2值评估研究间异质性的情况。若$P \leq 0.05$，则表示存在统计学异质性；若$I^2 < 50\%$，则采用固定效应模型。反之则采用随机效应模型并进行敏感性分析。采用节点劈裂法进行一致性检验，若直接比较与间接比较结果差异不具有统计学意义（$P > 0.05$），则表明一致性较好。

五、结果摘要

（一）文献检索与筛选结果

共获得7739篇文献，去除重复发表文献后为6015篇，阅读题目、摘要筛选后对117篇文献进行全文筛选，最终纳入23篇文献进行分析（图14-15）。

（二）纳入研究的基本特征

23项随机对照试验包括2706名患者、6种干预措施，其中18项研究报告了短期戒断率，8项研究报告了长期戒断率，7项研究报告了FTND评分，6项研究报告了日常吸烟的情况（表14-3）。

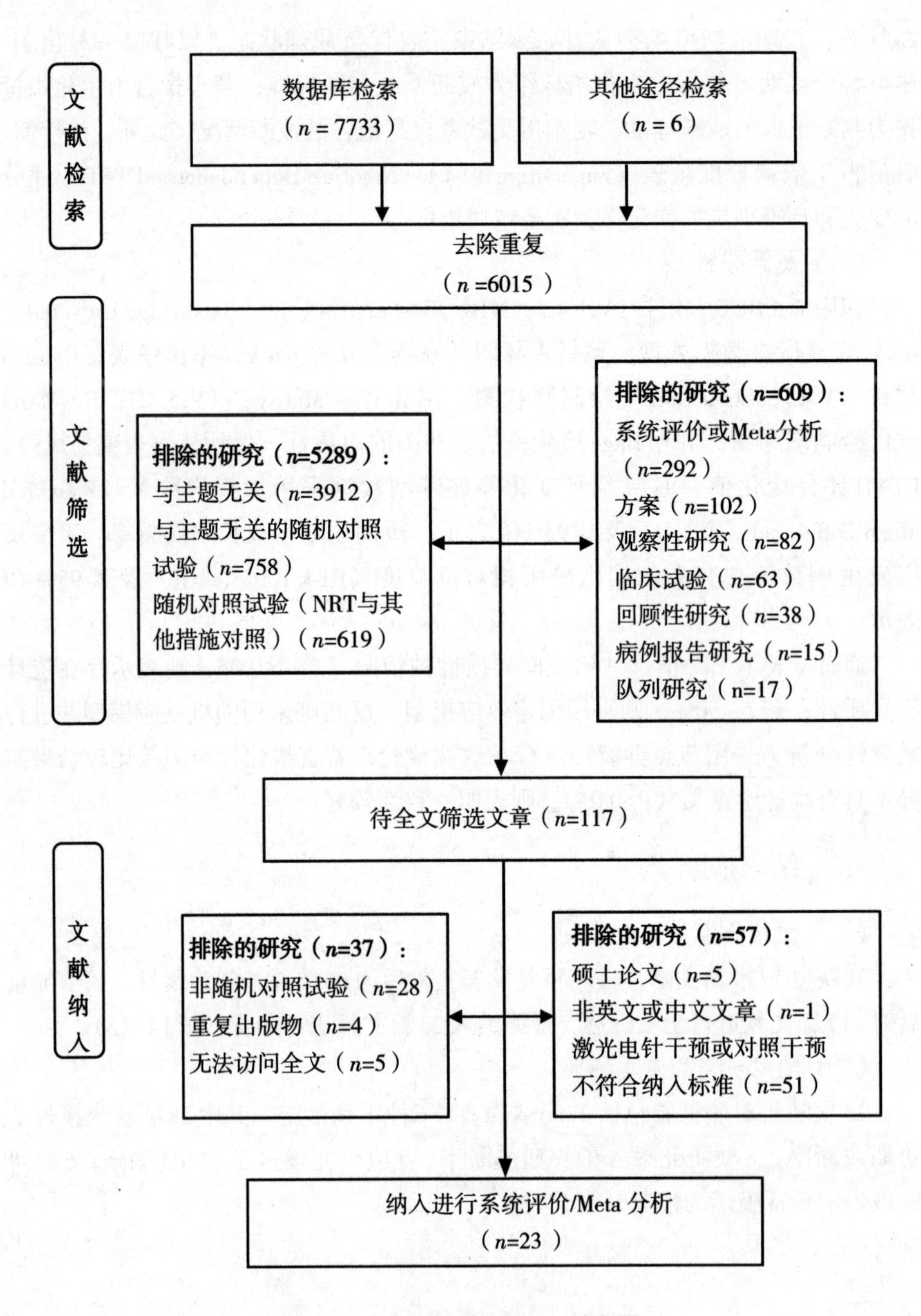

图 14-15　纳入研究 PRISMA 流程图

表14-3　纳入研究的基本特征

研究	干预	样本量	女性比例/%	平均年龄（实验组和对照组）	脱落	治疗疗程(T)和随访时间(F)	结局
MacHovec et al, 1978	针灸疗法 vs 假针灸疗法	24	0	37	没有报告	T:1个月 F:6个月	戒断率(短期)
Lamontagne et al, 1980	针灸疗法 vs 假针灸疗法	65	没有报告	33.2±7.9/35.1±6.8	没有报告	T:1个月 F:6个月	戒断率(短期和长期)
Zhang et al, 2004	针灸疗法 vs 假针灸疗法	60	0	25.7±4.40/25.43±3.66	没有报告	T:4周 F:1年	戒断率(短期)
Zhang et al, 2004	针灸疗法 vs 假针灸疗法	118	15.25	54.3±16.9/53.0±16.9	针灸:5(8.47) 假针灸治疗:8(13.56)	T:8周 F:6个月	戒断率(短期)、平均每日吸烟量、FTND得分
Zhang et al, 2004	针灸疗法 vs 假针灸疗法	80	6.25	40.0/42.0	针灸:16(42.1) 假针灸治疗:18(42.86)	T:2周 F:2周	MNWS得分,BDI得分、BAI得分
Chae et al, 2011	针灸疗法 vs 假针灸疗法	29	0	24.9±2.6/25.0±3.4	没有报告	T:3周 F:8个月	呼出一氧化碳的水平，在视觉提示时HRV的状态、对吸烟提示的注意力分散、对针灸的信念和可信度、盲法指数

续表 14-3

研究	干预	样本量	女性比例/%	平均年龄（实验组和对照组）	脱落	治疗疗程(T)和随访时间(F)	结局
Kang et al, 2013	针灸疗法 vs 假针灸疗法	25	0	25.2±2.0/24.8±1.6	没有报告	没有报告	呼出一氧化碳的水平、对吸烟相关视觉线索的渴望得分
Ma et al, 2014	针灸疗法 vs 假针灸疗法	136	25.74	37～45	针灸：12(17.65) 假针灸治疗：14(20.59)	T:8周 F:6个月	戒断率(短期)
Wang et al, 2006	穴位按摩 vs 尼古丁替代疗法	204	9.8	20～64	没有报告	T:20天 F:—	戒断率(短期)
Li et al, 2009	穴位按摩 vs 假耳穴按摩	140	23.57	38.23±9.7/38.26±9.56	穴位按摩：1(1.43) 假耳穴按摩：3(4.29)	T:4周 F:3个月	戒断率(短期)
Yeh et al, 2009	穴位按摩 vs 假耳穴按摩	79	没有报告	28±7.79/27±7.63	穴位按摩：9(23.08) 假耳穴按摩：11(27.5)	T:6周 F:—	戒断率(短期)、血清可替宁水平、香烟消耗量、呼出一氧化碳的水平
Wing et al, 2010	穴位按摩 vs 假耳穴按摩	70	30.00	46.5±12.36/46.4±11.36	没有报告	T:3周 F:3个月	戒断率(短期)、呼出一氧化碳的水平,每天吸烟量

续表14-3

研究	干预	样本量	女性比例/%	平均年龄（实验组和对照组）	脱落	治疗疗程(T)和随访时间(F)	结局
Ayse A-D, 2011	穴位按摩vs假耳穴按摩	47	36.17	33.8±10.26/34.0±10.43	没有报告	T:1个月 F:6个月	戒断率(短期和长期)，呼出一氧化碳的水平，FTND评分，BDI评分
Zhang et al, 2013	穴位按摩vs假耳穴按摩	43	58.14	50.4±11.49/49.8±8.53	没有报告	T:8周 F:3个月	戒断率(短期)、烟草消耗量，每天吸烟量
Silva Rd.e et al, 2014	穴位按摩vs假耳穴按摩	30	66.67	41	没有报告	T:5周 F:1个月	呼出一氧化碳的水平，FTND分数，每日吸烟量
Lee et al, 2016	穴位按摩vs假耳穴按摩	60	0	22.67±2.02/22.19±2.02	穴位按摩：3(10.00) 假耳穴按摩：4(13.33)	T:6周 F:—	FTND得分，呼出一氧化碳的水平、戒烟的自我效能感
Han, 2006	针灸加耳穴按摩vs穴位按摩	42	40.48	没有报告	没有报告	T:10天 F:1个月	戒断率(短期)
Liu et al, 2015	针灸加耳穴按摩vs穴位按摩	48	20.83	42±8/40±6	没有报告	T:4周 F:—	戒断率(短期)、每日吸烟量、FTND得分，烟草依赖自我评分表的得分

续表14-3

研究	干预	样本量	女性比例/%	平均年龄（实验组和对照组）	脱落	治疗疗程(T)和随访时间(F)	结局
Steiner et al, 1982	针灸加耳穴按摩vs假针灸疗法	32	34.38	没有报告	针灸加耳穴按摩:5(31.25) 假针灸疗法:4(25.00)	T:2周 F:—	戒断率(短期)、平均组每日吸烟量的变化、烟草消耗量、治疗组报告的Tehchi感觉
Clavel F et al, 1985	针灸疗法vs尼古丁替代疗法	429	没有报告	没有报告	没有报告	T:1个月 F:13个月	戒断率(短期和长期)
Clavel F et al, 1997	针灸疗法vs尼古丁替代疗法	485	55	34	没有报告	T:6个月 F:4年	戒断率(短期和长期),呼出一氧化碳的水平,FTND评分,BDI评分
Zhang et al, 2017	针灸疗法vs尼古丁替代疗法	60	没有报告	没有报告	没有报告	T:30天 F:—	戒断率(短期)
Chai et al, 2019	针灸疗法vs穴位按摩vs针灸加耳穴按摩vs尼古丁替代疗法	400	6.5	43±14/45±14/46±13/45±14	没有报告	T:8周 F:16周	戒断率(短期和长期),FTND得分、HIS得分

（三）偏倚风险评估结果

所有纳入研究存在不同细节的报告缺陷，因此总体质量为“低”（图14-16）。

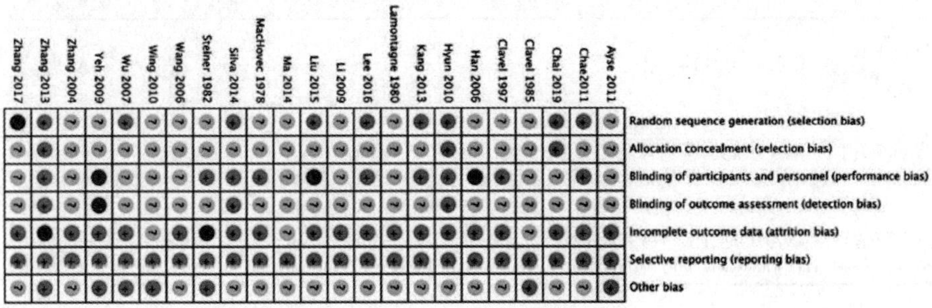

图14-16　纳入研究偏倚风险图

（四）异质性分析

分析了4个结局的一致性。结果显示数据收敛性良好，短期戒断率和长期戒断率及日常吸烟的异质性较小，FTND评分存在较大的异质性，选择随机效应模型进行分析（表14-4）。

表14-4　异质性分析结果

干预	短期戒烟率			长期戒烟率			FTND 评分			每日吸烟量		
	P	I^2/%	N	P	I^2/%	N	P	I^2/%	N	P	I^2/%	N
AA vs APAA	NA	72.84	3	NA	NA	1	NA	77.80	2	NA	NA	1
AA vs AT	0.75	0.00	1	NA	NA	1	NA	NA	1	—	—	—
AA vs NRT	0.08	78.38	2	NA	NA	1	NA	NA	1	—	—	—
AA vs SAA	NA	35.70	3	NA	0	3	NA	78.90	3	NA	71.9	5
APAA vs AT	0.25	71.91	1	NA	NA	1	NA	NA	3	—	—	—
APAA vs NRT	0.36	55.29	1	NA	NA	1	NA	NA	3	—	—	—

续表14-4

干预	短期戒烟率			长期戒烟率			FTND 评分			每日吸烟量		
	P	I^2 /%	*N*	*P*	I^2 /%	*N*	*P*	I^2 /%	*N*	*P*	I^2 /%	*N*
APAA vs SAT	0.92	0.00	1	—	—	—	—	—	—	NA	NA	1
AT vs NRT	NA	49.46	4	NA	0	3	NA	NA	1	—	—	—
AT vs SAT	NA	75.15	5	NA	0	2	NA	NA	1	—	—	—

（五）模型拟合程度

随机效应模型拟合程度良好。

（六）网状Meta分析结果

在短期戒断率、FTND评分和日吸烟量的变化方面，针刺（AT）、假针刺（SAT）、耳穴按压（AA）、假耳穴按压（SAA）、针刺加耳穴按压（APAA）和尼古丁替代疗法（NRT）等干预措施均无差异。在长期戒断率方面，SAA与AA的差异（R^2=2.49, 95% CI [1.14, 5.97]）有统计学意义（表14-5）。

表14-5　网状Meta分析结果

AA	1.01（0.54, 1.90）	0.66（0.31, 1.42）	0.65（0.33, 1.30）	0.66（0.30, 1.48）	0.48（0.18, 1.17）
1.32（0.62, 2.80）	APAA	0.65（0.29, 1.46）	0.65（0.30, 1.38）	0.65（0.24, 1.82）	0.48（0.18, 1.18）
1.78（0.89, 3.65）	1.36（0.66, 2.82）	AT	0.99（0.56, 1.72）	1.00（0.34, 3.04）	0.73（0.39, 1.25）
1.43（0.70, 2.85）	1.09（0.53, 2.20）	0.8（0.48, 1.28）	NRT	1.01（0.36, 2.96）	0.74（0.32, 1.58）
2.49（1.14, 5.97）	1.89（0.65, 6.00）	1.4（0.49, 4.24）	1.75（0.62, 5.38）	SAA	0.73（0.20, 2.34）
2.57（0.78, 8.63）	1.96（0.59, 6.63）	1.44（0.54, 3.90）	1.80（0.61, 5.51）	1.03（0.23, 4.29）	SAT

（七）不良事件

17项研究未报告不良事件，1项研究报告了轻微出血、血肿、头晕、昏厥、残余针刺感、压痛和治疗期间的轻微感染等反应。

（八）不一致性分析

对短期戒断率进行不一致性分析，显示结果一致性良好（表14-6）。

表14-6　不一致性分析结果

Interventions	P	Direct	Indirect	Network
AA vs APAA	0.7495200	0.087(−0.53, 0.74)	−0.42(−3.4, 3.3)	0.0067(−0.61, 0.63)
AA vs AT	0.7438467	−0.30(−1.6, 0.96)	−0.54(−1.7, 0.67)	−0.41(−1.2, 0.35)
AA vs NRT	0.1711933	−0.64(−1.4, 0.13)	0.42(−1.1, 1.8)	−0.42(−1.1, 0.26)
APAA vs AT	0.1804600	0.0093(−1.1, 1.1)	−1.0(−2.1, 0.23)	−0.42(−1.2, 0.38)
APAA vs NRT	0.2610467	−0.067(−1.2, 1.1)	−0.88(−2.0, 0.24)	−0.43(−1.2, 0.33)
APAA vs SAT	0.9323333	−0.86(−4.4, 1.8)	−0.74(−1.9, 0.27)	−0.73(−1.7, 0.16)
AT vs NRT	0.7435400	0.061(−0.53, 0.61)	−0.47(−3.5, 3.2)	−0.010(−0.59, 0.54)
AT vs SAT	0.9212133	−0.32(−0.99, 0.25)	−0.48(−4.1, 2.4)	−0.31(−0.96, 0.22)

（九）累积排序曲线下面积

SUCRA概率排序结果显示，APAA和AA在短期戒断率及长期戒断率方面成为最佳干预的可能性最大（表14-7）。

表14-7　SUCRA分析结果

干预	短期戒烟率		长期戒烟率	
	SUCRA	排序	SUCRA	排序
AA	0.1848	1	0.0785	1
APAA	0.1945	2	0.3181	2
AT	0.5715	3	0.6256	4
NRT	0.6033	5	0.3829	3
SAA	0.5892	4	0.7994	6
SAT	0.8567	6	0.7956	5

（十）敏感性分析

对长期戒断率、短期戒断率、日吸烟量进行敏感性分析，临床相似性与方法学相似性均较好。

（十一）发表偏倚

对短期戒断率进行Begg检验，结果显示发表偏倚风险低（图14-17）。

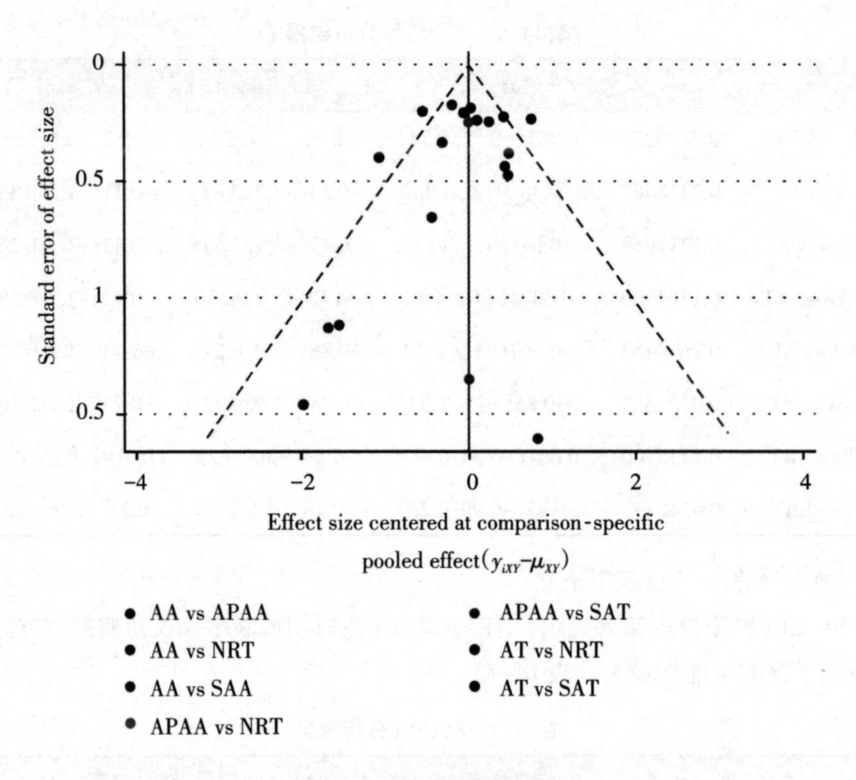

图14-17　发表偏倚漏斗图

六、研究结论

在长期戒断率方面，AA优于SAA，但在其他方面没有差异。在短期戒断率的比较中，各组干预的效果没有差异。仍需要高质量研究证据来阐明APAA和AA等干预措施的优势。此外，治疗过程中不良反应的报告应该加强。

第三节　针刺治疗慢性疼痛的IPDmeta分析

一、案例来源

Vickers A J, Vertosick E A, Lewith G, et al. Acupuncture Trialists' Collaboration. Acupuncture for Chronic Pain：Update of an Individual Patient Data Meta-Analysis[J]. J Pain, 2018, 19(5):455-474.

二、研究背景

慢性疼痛是近年来备受关注的公共健康问题之一，疾病持续发展威胁全球范围内约20%的人群，我国慢性疼痛发生率约为35.9%，且疼痛的患病率与年龄呈正相关，年龄越大患病率越高，45～64岁慢性疼痛发病率为42.2%。在持续疼痛影响下患者会面临生理、心理及社会生活的改变，影响患者的生活质量，危及其生命安全。

针刺是中医最常用的技术操作，其对机体功能的影响已获得普遍认同。目前符合针刺适应症的临床疾病有461种。有证据表明，针刺在改善疼痛及其伴发症方面能够取得令人满意的疗效。但目前还没有研究能够证实针刺对慢性疼痛持久的影响，使针灸成为一种具有争议的疗法。

目前已开展了大量针灸治疗慢性疼痛的随机对照试验。大多数研究的方法学质量较低，因此基于这些研究的Meta分析的可解释性和价值备受争议。单个病例数据Meta分析（Individual Patient Data Meta Analysis，IPDMA）纳入高质量的试验，使用更精确的统计技术，使不同形式的结果得以合并，能提高数据质量。

此前已有一项针刺治疗慢性疼痛的IPDMA，其结果显示针刺能够有效缓解慢性疼痛。随着新证据的出现，该研究更新了此前的IPDMA。

三、问题构建

该研究关注的临床问题是针刺治疗慢性疼痛的效果。为开展系统评价研究，根据PICOS原则可明确以下要素：

P：慢性疼痛患者

I：针刺疗法

C：接受假针刺干预或不接受针刺干预

O：疼痛评分（结局测量工具无限制）

S：随机对照试验

四、研究方法

（一）文献纳入标准与排除标准

纳入针刺疗法治疗慢性疼痛的随机对照试验。

1. 纳入标准

（1）研究类型为随机对照试验，中文或英文发表；（2）研究对象为慢性疼痛患者；（3）试验组干预措施为针刺疗法；（4）对照组干预措施包括假针刺（无效穴位/进针深度达不到预期效果）或不接受针刺干预；（5）对原始数据和原始文献质量进行深入评估，仅纳入高质量文献研究数据。

2. 排除标准

（1）试验组干预措施为单一针刺疗法，如果干预组的患者被要求接受药物、手术或物理治疗则排除；（2）无法获取全文的研究。

（二）文献检索

计算机检索MEDLINE、CENTRAL（the Cochrane Collaboration Database）数据库和系统评价的引文列表，没有语言限制。检索文献发表时间为建库至检索实施时间（2015年12月31日）。

根据PICOS原则制定检索策略，检索时对“O”不进行限定。检索词为：针刺（acupuncture）、头痛（headache）、背痛（back pain）、颈部（neck）和肩部（shoulder），以及上述词语的同义词和衍生词。以MEDLINE的检索为例，其检索策略见表14-8。

表14-8 MEDLINE数据库的检索策略

MEDLINE
#1 acupuncture OR electro-acupuncture OR electroacupuncture
#2 back pain OR backache OR Intervertebral disk OR lumbar* OR sciatica
#3 neck OR cervic* OR spinal OR torticollis OR whiplash
#4 shoulder OR rotator cuff OR bursitis OR tendinitis OR tendonitis OR adhesive capsulitis
#5 Knee OR Arthralgia* OR Arthriti* OR Osteoarthrit* OR Hip

续表14-8

MEDLINE
#6 headache OR migrain* OR cephalgi* OR hemicrania
#7 Pain with "Randomized Controlled Trial" as a limit
#8 #1 OR #2 OR #3 OR #4 OR #5 OR #6
#9 #7 AND #8

（三）文献筛选

根据文献纳入标准与排除标准，由两名研究者通过阅读题目和摘要进行独立筛选，排除明显不符合标准的文献，对于不能确定的文献进行原文下载阅读后决定排除或纳入。如果在文献筛选过程中出现两位研究者意见不一致的情况，通过协商解决。

（四）资料提取

为了确保数据的准确性，联系了纳入研究的主要研究者，并要求其提供试验的原始数据。随后复制出版物中报告的所有结果，包括基线特征和结果数据。

（五）偏倚风险评估

纳入研究的偏倚风险评估由两名研究者独立完成并交叉核对，任何分歧通过与第三位资深研究者讨论解决。评价内容包括随机化、盲法、排除和失访。对原始数据和原始文献质量进行深入评估，只纳入高质量的文献研究数据，随机化的质量是此研究的一个纳入标准，只有具有完全符合随机分配的试验才会被分析。对于所有涉及假针刺的研究，盲法评估将遵循《Cochrane系统评价手册5.1.0》。

（六）结局指标

结局指标为疼痛评分，主要包括骨关节炎、慢性或复发性头痛、特异性和非特异性肩部疼痛以及非特异性背部或颈部疼痛评分。

（七）统计分析

每项试验都通过协方差分析进行重新分析，标准化主要结局指标（分数除以合并标准差）作为因变量，主要结局指标的基线得分和用于分层随机化的变量作为协变量。每次试验的针刺效果大小，即协方差分析的系数和标准误差，将被进行Meta分析。使用Stata软件（版本13，StataCorp，College Station，TX）中的metan命令进行Meta分析。计算了固定效应和随机效应的估计值。使用逆方差加权计算固定效应权重，使用DerSimonian和Laird方法计算随机效应权重。

原始论文中，没有单病例数据的试验被纳入敏感性分析。在统计分析中，采用多重差补法对缺失值进行处理和采用标准化方法进行统计分析。

五、结果摘要

（一）文献检索与筛选结果

共获得1757篇文献，阅读题目、摘要筛选后对75篇文献进行全文筛选，最终纳入39篇文献进行分析（图14-18）。

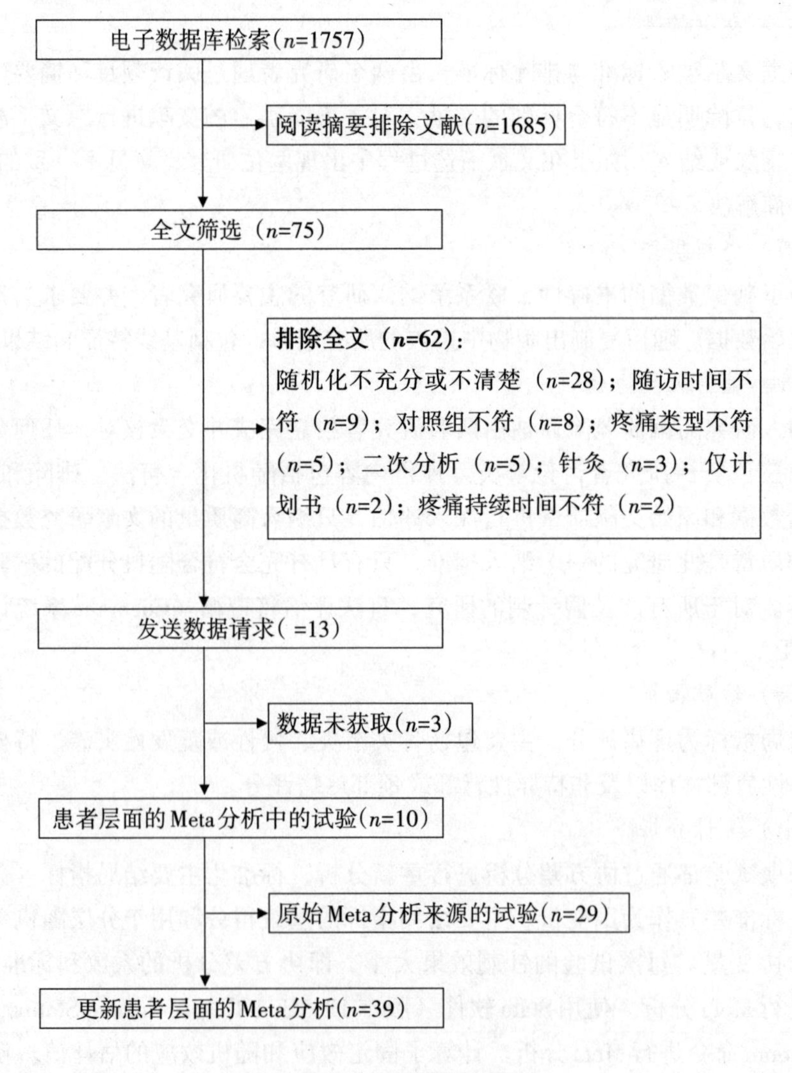

图14-18　纳入研究流程图

（二）纳入研究的基本特征

39项随机对照试验包括20827名患者，其中10项研究报告了骨关节炎疼痛情况，7项研究报告了头痛情况，4项研究报告了肩部疼痛情况，12项研究报告了肌肉、骨骼疼痛情况（表14-9）。

表14-9　纳入研究基本特征

总计（n=44）	疼痛的类型	对照组	主要结局指标	时间点
慢性头痛 (n=9)	偏头痛(n=3) 紧张性头痛(n=3) 均患有(n=3)	假对照(n=5) 无针刺对照(n=7) 辅助护理(n=2) 常规护理(n=4) 指导护理(n=1)	严重程度评分(n=2) 头痛天数(n=3) 偏头痛发作天数(n=2) 出现中重度疼痛的天数(n=1) 偏头痛残疾评估(MIDAS)(n=1)	1个月(n=1) 2个月(n=1) 3个月(n=3) 4个月(n=1) 6个月(n=2) 12个月(n=1)
非特异性肌肉骨骼疼痛(背部和颈部) (n=18)	背部(n=12) 颈部(n=6)	假对照(n=10) 无针刺对照(n=12) 辅助护理(n=3) 常规护理(n=7) 非特异性建议(n=1) 指导护理(n=1)	VAS(n=7) Roland Morris残疾问卷(n=3) Northwick Park颈部疼痛问卷(n=2) SF-36身体疼痛(n=2) 汉诺威功能问卷(n=1) Von Korff疼痛评分(n=1) Oswestry残疾指数(n=1)	1个月(n=4) 2个月(n=3) 3个月(n=5) 4个月(n=1) 6个月(n=2) 8个月(n=1) 12个月(n=1) 24个月(n=1)
骨关节炎 (n=13)	—	假手术对照组(n=10) 无针刺对照组(n=10) 辅助护理(n=3) 常规护理(n=5) 非特异性建议(n=2)	WOMAC(n=5) WOMAC疼痛评分(n=4) 牛津膝关节评分问卷(n=1) VAS103(n=1) 膝关节疼痛(0-10)(n=1) 关节特异性疼痛多维评估(n=1)	1个月(n=1) 2个月(n=3) 3个月(n=6) 6个月(n=3)
肩痛 (n=4)	—	假对照(n=4) 无针刺对照(n=1) 辅助护理(n=1)75	Constant-Murley评分(n=2) VAS(n=2)	1个月(n=2) 6个月(n=2)

（三）单病例数据Meta分析结果

在各种疼痛情况下，针刺干预均优于假针刺对照组和非针刺对照组（均 $P < 0.001$）。与非针刺对照相比，两组之间的差异接近0.5（SD）；与假针刺相比，差异接近0.2。另外，针刺镇痛效果会随着时间的推移而持续，一年后治疗效果略有下降，约为15%。在二次分析中，研究发现试验结果与针刺治疗特征之间没有明显的相关性，但针刺的效果大小与对照组的类型有关；与使用假对照及进行高强度干预的试验相比，干预组的效果较小。

（四）异质性分析

在7次比较中有5次发现了异质性。即使在排除了Vas等人的试验后，假对照的肌肉骨骼疼痛和骨关节炎仍存在异质性（分别为 P=0.001和 P<0.001）。在针刺与非针刺对照的比较中，所有结局存在异质性。

（五）敏感性分析

除了肌肉骨骼疼痛，对其他结局指标（骨关节炎、头痛、肩部疼痛）进行了敏感性分析，临床相似性与方法学相似性均较好。

六、研究结论

针刺治疗慢性疼痛是有效的，且治疗效果会随着时间的推移而持续。正确的针刺方法是影响治疗效果的重要因素，且针刺后疼痛的减轻不能仅用安慰剂效应来解释。此外，在不同的试验中，针刺效应的大小主要是与对照措施有关，而非针刺组的差异所致。

第四节　案例分析

在临床研究证据分类、分级系统中，高质量的系统评价/Meta分析被列为Ⅰ级/A级证据，位于循证医学证据金字塔的顶端。随着方法学的发展，系统评价与Meta分析已不局限于传统的直接比较，而发展有网状Meta分析、IPDMA等多种方法，这些方法在探知中医药临床疗效及安全性方面的应用越来越重要。

案例一：这是一项直接比较的传统Meta分析，其比较艾灸疗法和常规疗法对缓解癌症患者化疗或放疗副作用的效果。在研究的方法学质量方面，该研究严格遵守了Cochrane干预性系统评价指导手册的操作规范，根据随机对照试验和（或）非随机对照试验系统评价的质量评价工具AMSTAR 2的评价条目，未发现明显不符合的问题条目，可见是一项高质量的系统评价研究。在报告质量方面，研究满足了PRISMA 2020报告声明的所有条目，得分为27分，认为该研究信息完整。但根据GRADE评估结果，该项研究所提供结果的证据质量为低确定性，故在临床决策时还要加以充分考虑。

案例二：研究基于随机对照试验，采用贝叶斯网状Meta分析比较了针刺（AT）、耳穴按压（AA）、针刺结合耳穴按压（APAA）和尼古丁替代疗法（NRT）等中医疗法在戒烟中的相对安全性和有效性。在研究的方法学质量方面，根据AMSTAR-2，该研究问题和文献纳入标准遵循PICO准则；提供了前期设计方案；文献筛选和数据提取具有可重复性；实施了广泛、全面的文献检索；详细描述了纳入研究的特征；充分考虑了纳入研究的偏倚风险对证据综合的潜在影响等。但未提供完整的纳入与排除文献的清单，纳入研究的资金来源未进行报告，故影响了研究的整体质量。在报告质量方面，该项网状Meta分析满足了PRISMA扩展声明（PRISMA-NMA）要求的大部分条目，但缺少对所有文献信息来源的描述；未充分列出并说明所有资料相关的条目（如，资金来源）；未报告单个研究存在的偏倚（基于研究层面还是结局层面）及研究间的偏倚评估，从而影响了网状Meta分析结果证据强度的进一步判断。

案例三：这是一项基于随机对照试验的IPDMA。IPDMA被誉为临床二次研究的金标准，通过获取某一研究主题所有的相关临床试验，并与试验研究者建立合作，找到每个试验所包含的单个病例数据，再集中收集、检查和分析数据，最终合并试验结果得到干预措施效果的最佳估计值。中医药临床研究具有个体诊疗、复杂干预和疗效指标多样化的特点，采用IPDMA方法对中医疗效指标和干预措施重新编码或进行数据衍生，之后纳入Meta分析，可能为中医药临床研究疗效评价带来新的机遇。Tierney等学者提出了一套评价IPDMA方法学质量的标准，包含8个关键问题，其中4个问题特异性地针对IPDMA，分别是：①大多数试验是否获得了IPD（Individual Patient Data）；②是否检查了IPD的完整性；③分析方法是否合适；④结果报告是否符合IPD系统评价和Meta分析的首选报告项目。其余4个则适用于所有的系统评价，分别是：⑤IPDMA是否遵循系统评价制作规范；⑥是否所有符合条件的试验都已确定；⑦是否预先制定详细分析方法；⑧是否评估了纳入研究的偏倚风险。通过判断，案例三总体符合上述标准，是一篇方法学质量较高的IPDMA。在报告质量方面，该项IPDMA满足了PRISMA-IPD报告标准27个条目中的26条，唯一需要继续加强报告的是研究的局限性，总体而言，这篇IPDMA报告质量良好。

近年来，系统评价/Meta分析在中医药研究领域的应用不断增多，在中医药优效干预策略的遴选方面应用前景良好，为更好地服务中医临床决策，其研究质量及报告质量需要持续提高，针对中医药理论特点的研究指南及报告规范备受期待。

第十五章　中医药系统评价再评价研究范例

第一节　针刺治疗抑郁症有效性和安全性的系统评价再评价

一、案例来源

Meixuan Li, Junqiang Niu, Peijing Yan, et al. The effectiveness and safety of acupuncture for depression: An overview of meta - analyses [J]. Complementary Therapies in Medicine, 2019, 50(2020): 102202.

二、研究背景

抑郁症患者经常报告抗抑郁药物的副作用，无法忍受。虽然心理疗法似乎与抗抑郁药物效果相当，但仍未被患者普遍接受，并且治疗退出率与抗抑郁药物相似。面对传统治疗方法的局限性，抑郁症患者常常寻求针刺等替代疗法。据研究报道，针刺在美国、英国、中国、日本和韩国等国家常被用于抑郁症的治疗。

许多随机对照试验和Meta分析已经研究了与针刺相关的治疗抑郁症的方法。然而，大多数研究都未能提供充分的证据支持针刺治疗抑郁症的有效性，与假针刺或抗抑郁药物相比，总体结果一直保持着混合或不确定的状态。此外，这些Meta分析的质量需要评估，这是在做出循证决策之前必不可少的一步。

此项系统评价再评价的目的在于：①使用AMSTAR-2评估此前发表的Meta分析的方法学质量；②使用GRADE评估Meta分析中重要结果的证据质量；③总结这些Meta分析的结论，研究针刺治疗抑郁症的效果和不良反应。

三、问题构建

该研究对此前发表的针刺治疗抑郁症疗效和安全性的Meta分析进行再评价，并评估纳入的Meta分析的方法学质量和证据强度，根据PICOS原则可明确以下要素：

P：抑郁症患者

I：针刺

C：安慰针刺、空白对照或常规护理

O：抑郁症程度、不良事件总数

S：Meta分析

四、研究方法

（一）注册与审批

研究方案于2019年4月在PROSPERO平台（http：//www.crd.york. ac.uk/PROSPERO/）注册，注册编号为CRD42019122418。

（二）文献纳入标准与排除标准

纳入针刺疗法或其他针刺衍生疗法治疗抑郁症的Meta分析。

1.纳入标准

（1）研究类型为基于随机对照试验的Meta分析；（2）研究对象为抑郁症患者，符合抑郁症国际诊断标准；（3）试验组干预措施包括手法针刺、电针、激光针刺或针刺联合其他疗法；（4）对照组干预措施包括等候名单对照、常规治疗或无治疗、对照针刺（有创对照针刺、假针刺、微量针刺、无创对照针刺、模拟电针、模拟激光针）、抗抑郁药或心理疗法（认知-行为疗法、行为疗法、心理治疗、咨询）等；（5）研究结果包括抑郁症严重程度和不良事件总数。

2.排除标准

评论、会议摘要、重复发表或者无法获取数据的研究。

（三）文献检索

计算机检索中国知网、中国生物医学文献数据库、万方、PubMed、Cochrane Library、Web of Science数据库，通过对引文和书目的系统评价进行正向和反向引文筛选，以提高查全率，避免漏检。检索文献发表时间为建库至检索实施时间（2019年8月）。

根据PICOS原则制定检索策略，检索时对“C”和“O”不进行限定。检索词为：抑郁症患者（Depression）、针刺疗法（Acupuncture）和Meta分析（Meta-analysis），以及上述词语的同义词和衍生词。详细检索策略见表15-1。

表15-1　检索策略

PubMed
#1 acupunct*
#2 acupress*
#3 acupoint*
#4 electroacupunct*
#5 electro-acupunct*
#6 auriculotherap*
#7 auriculoacupunct*
#8 moxibust*
#9 Acupuncture
#10 Acupuncture Therapy
#11 Acupuncture Points
#12 Electroacupuncture
#13 OR #1～#12
#14 depression
#15 depressive disorders
#16 depress*
#17 affective disorder*
#18 affective symptoms
#19 OR #14～#18
#20 systematic review
#21 meta-analysis
#22 meta analysis

续表15-1

PubMed
#24 OR #20～#22
#23 #13 AND #19 AND #24

（四）文献筛选

排除重复文献，根据文献纳入标准与排除标准，由两名研究者通过阅读题目和摘要进行独立筛选，排除非系统评价的文献。然后，对剩下文献进行原文下载阅读决定排除或纳入。如果在文献筛选过程中出现两位研究者意见不一致的情况，通过互相讨论达成共识或者通过咨询第三位高级研究者讨论后决定。

（五）资料提取

资料提取主要信息包括第一作者、出版年份、国家、纳入研究的数量、样本量、干预措施、抑郁症类型、治疗干预、对照干预、质量评估方法、发文杂志和主要结局指标。

（六）质量评估

纳入系统评价的方法学质量评估由四名研究者独立完成并交叉核对。采用AMSTAR-2质量评价工具进行评估，包括16个评价项目，其中7个是关键项目。AMSTAR-2不仅给出总体评分，而且还根据关键领域的弱点进行了总体评级。AMSTAR-2将对审查结果的总体置信度分为四个等级：高（High）、中（Moderate）、低（Low）和极低（Very low）。评估结果减少为三个选项："是""部分是"和"否"。四名研究者的任何分歧通过讨论解决，在讨论未达成共识的情况下与第五位研究者讨论决定。

使用GRADE系统来评估与特定结果相关的证据强度。证据质量的评估考虑了五个方面：局限性、不一致性、间接性、不准确性和发表偏倚。

（七）结局指标

结局的测量时间点在干预完成后。如果研究在治疗期间报告了多个随访结果，我们会报告治疗完成前的最后观察结果。

（八）统计分析

对纳入研究质量、效果比较的结果（RR、WMD及其置信区间）进行描述性分析。使用Review Manager（V.5.3；RevMan）软件对主要结果进行Meta分析，采用SMD及95%CI、随机效应模型进行合并分析，根据Cochrane Q统计量和I^2值评估研究间异质性的大小，针对不同比较进行亚组分析。

五、结果摘要

（一）文献检索与筛选结果

共获得435篇文献，去除重复发表文献后为348篇，阅读题目、摘要筛选后对47篇文献进行全文筛选，最终纳入31篇文献进行分析（图15-1）。

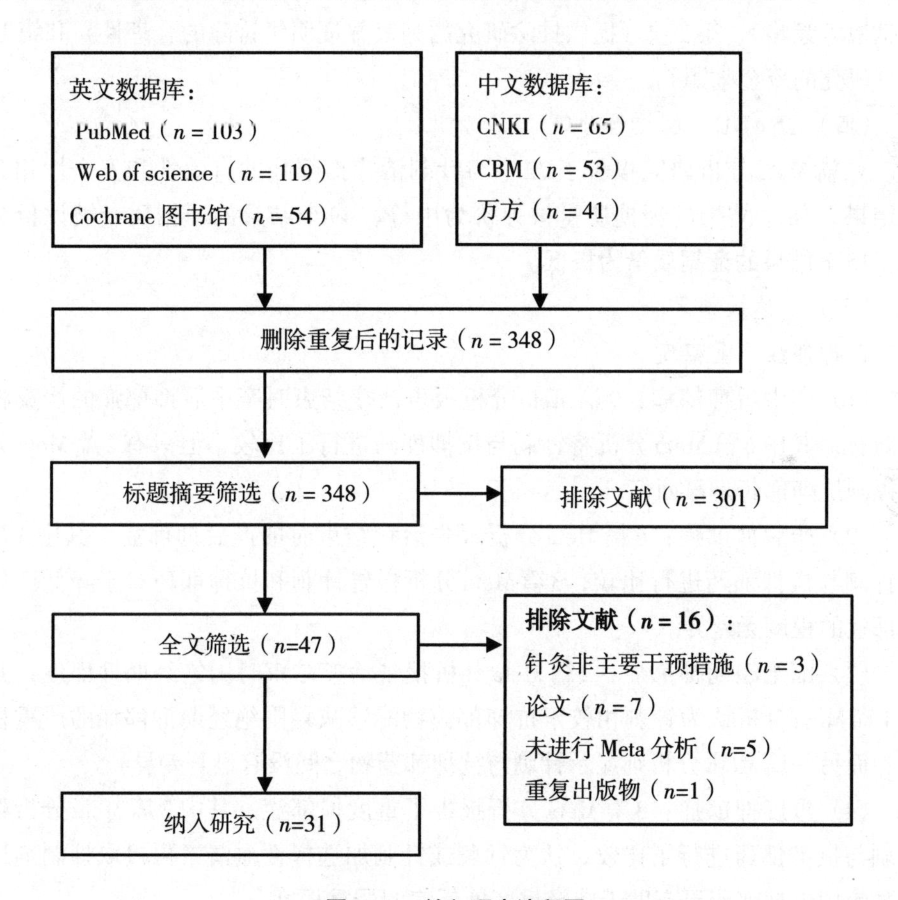

图15-1　纳入研究流程图

（二）纳入研究的基本特征

所有Meta分析均纳入随机对照试验，并发表在同行评审的期刊上。23篇研究使用Cochrane偏倚风险评估工具；8篇研究使用Jadad量表评估纳入研究的质量；8篇研究卒中后抑郁症；6篇研究产后抑郁症；2篇研究围绝经期抑郁症；2

篇研究重度抑郁症；各1篇研究产前抑郁症、原发性抑郁症、重度抑郁症以及卒中后抑郁症。10篇研究没有具体说明抑郁症的类型。

（三）方法学质量

AMSTAR-2评分结果显示，4篇Meta分析的方法学质量为高，1篇Meta分析的方法学质量为中等，9篇Meta分析的方法学质量为低，17篇Meta分析的方法学质量为极低。影响文献质量的关键因素包括第2项（明确声明评价方法是在进行评价之前建立的，并且报告了任何与方案的重大偏差）、第4项（全面的文献检索策略）、第7项（提供排除研究的列表并证明了排除的合理性）和第10项（研究的资金来源）。

（四）GRADE证据质量分级

31篇Meta分析研究报告了72个与针刺治疗抑郁症的有效性和安全性相关的结果，18个结果的证据质量被评价为中等，49个结果的证据质量被评价为低，15个结果的证据质量为极低。

（五）描述性结果

1. 抑郁症严重程度

（1）卒中后抑郁症：9篇Meta分析报告治疗结束时卒中后抑郁症的严重程度减轻，其中6篇Meta分析将针刺与抗抑郁药进行了比较，但只有2篇Meta分析提到抗抑郁药是氟西汀。

（2）产后抑郁症：6篇Meta分析报告治疗结束时的产后抑郁症，其中4篇将针刺与抗抑郁药进行比较，3篇Meta分析报告针刺和抗抑郁药对于降低产后抑郁症的程度无差异。

（3）围绝经期抑郁症：2篇Meta分析报告治疗结束时围绝经期抑郁症，其中1篇Meta分析认为针刺相较于抗抑郁药物能够减轻围绝经期抑郁症的严重程度，而另一篇Meta分析则显示针刺与抗抑郁药物之间没有显著差异。

（4）重度抑郁症：3篇Meta分析报告了重度抑郁症，其中2篇Meta分析将针刺与抗抑郁药进行了比较，认为针刺或针刺加选择性血清素再摄取抑制剂比单独使用抗抑郁药更有助于减轻重度抑郁症的严重程度。

（5）产前抑郁症：1篇Meta分析报告了产前抑郁症，结果表明抑郁症特异性针刺优于非特异性针刺。

（6）原发性抑郁症：1篇Meta分析报告了原发性抑郁症，表明电针加选择性血清素再摄取抑制剂在减轻原发性抑郁症的严重程度方面优于选择性血清素再摄取抑制剂。

（7）非特异性抑郁症：10篇Meta分析没有具体说明抑郁症的类型，其中7篇Meta分析表明针刺与抗抑郁药在减轻抑郁症严重程度方面没有差异，3篇Meta分析表明针刺加选择性血清素再摄取抑制剂减轻了抑郁症的严重程度。

2. 不良事件

6篇Meta分析报告了不良事件。结果均表明与抗抑郁药物相比，针刺减小了不良事件的发生率。

（六）Meta分析结果

Meta分析结果表明，在减轻抑郁症严重程度方面，针刺与无治疗/等候名单对照/常规治疗的差异（*SMD*=-0.74，95% CI [-1.06, -0.41]，8项试验，624名参与者）、与假针刺的差异（*SMD*=-0.27，95% CI [-0.51, -0.04]，20项试验，1055名参与者）、与抗抑郁药（选择性5-羟色胺再摄取抑制剂/四环素类抗抑郁药物）的差异（*SMD*=-0.28，95% CI [-0.46, -0.10]，30项试验，3068名参与者），针刺联合抗抑郁药与抗抑郁药的差异（*SMD*=-0.99，95% CI [-1.37, -0.61]，17项试验，1110名参与者），均有统计学意义。亚组分析显示，电针与假针刺之间的差异均无统计学意义，手法针刺、电针与四环素类抗抑郁药物之间的差异均无统计学意义。

六、研究结论

针刺可能比不治疗、假针刺和抗抑郁药更为有效和安全，但大多数纳入研究的方法学质量为低或极低，各结局的证据强度不高，尤需方法学严谨和充分证据进一步证实。

第二节　案例分析

系统评价再评价在确认和评估之前系统评价和Meta分析的可靠性、准确性和适用性基础上，进一步提供更全面、更精确的结论，可以帮助决策者、临床医生和研究人员了解现有证据的局限性、一致性和重要性，以更好地指导医学实践和确定未来研究的方向。在上述案例中，研究团队通过系统评价再评价的方法总结了当前针刺治疗抑郁症Meta分析的结果。

在研究的方法学质量方面，该研究基本符合AMSTAR-2评价条目的要求，但由于未提供排除研究的列表及排除的原因而影响了整体研究质量。在报告质量方面，该项研究报告符合PRISMA声明及其针刺研究报告扩展版的所有条目，故报告质量为高。

随着中医药Meta分析的发表量增多，可以考虑采用系统评价再评价方法对相同PICO问题的Meta分析进行综合，以更全面地评价和呈现证据。但目前还缺乏针对系统评价再评价、符合中医药理论特点的研究与报告指南，还需要开展这些方面的研究。

第十六章　中医药临床实践指南研究范例

第一节　穴位刺激辅助治疗术后疼痛的临床实践指南

一、案例来源

中国中西医结合学会麻醉专业委员会,甘肃省中西医结合学会麻醉专业委员会.穴位刺激辅助治疗术后疼痛临床实践指南（2021）[J].中华麻醉学杂志, 2021, 41（10）：1159-1165.

二、研究背景

快速康复与舒适化医疗俨然是现代医学的发展方向，其中疼痛管理是核心环节。流行病学调查结果显示，80%的外科手术病人存在中、重度术后急性疼痛，其中24%的病人术后急性疼痛始终未得到缓解。目前，国内外指南建议对术后急性疼痛采用多药物、多手段和多时机联合干预，但药物干预可引起恶心、呕吐、呼吸抑制等不良反应。穴位刺激作为一种安全、有效的替代疗法，对缓解疼痛有积极的效果。世界卫生组织于2003年将镇痛列为穴位刺激的适应症。

2017年中华医学会麻醉学分会发布《穴位刺激围术期应用专家共识》，该共识对围术期规范应用穴位刺激具有重要的指导作用，但未对穴位选择、操作资质等一些关键问题做出明确回答，未严格遵守指南制订方法，且未对推荐意见进行证据评级和推荐意见分级。为此，由中国中西医结合学会麻醉专业委员会发起，WHO指南实施与知识转化合作中心、GRADE中国中心、兰州大学循证医学中心、甘肃省医学指南行业技术中心提供技术支持和方法学指导，甘肃省中西医结合麻醉临床医学研究中心、甘肃省中医院麻醉疼痛医学中心、甘肃省中医药研究院中西医结合循证麻醉研究所负责制订该指南，为国内麻醉专业人员科学规范地应用穴位刺激辅助治疗术后疼痛提供参考。

三、制订方法

（一）注册与审批

指南在国际实践指南注册平台（International Practice Guidelines Registry Platform，http：// guidelines-registry.cn/）完成注册，注册编号为IPGRP-2020 CIN010。

（二）制订方法

指南主要基于WHO发布的《世界卫生组织指南制订手册》，参考美国医学科学院提出的临床实践指南定义和中华医学会发布的《制订/修订〈临床诊疗指南〉的基本方法及程序》，遵循指南研究与评估系统Ⅱ（Appraisal of Guidelines for Research and Evaluation，AGREE Ⅱ）的六大领域和卫生保健实践指南的报告条目（Reporting Items for Practice Guidelines in Healthcare, RIGHT）。

（三）制订步骤

指南制订小组通过构建临床问题，系统检索、评价、综合证据，调查病人意愿，进行专家共识会，最终形成推荐意见。

（四）评价方法

采用GRADE对证据质量和推荐意见进行分级（见表16-1）。

表16-1　证据质量与推荐强度分级

证据质量分级	具体描述
高质量(A)	非常有把握观察值接近真实值
中等质量(B)	对观察值有中等把握:观察值有可能接近真实值,但也有可能差别很大
低质量(C)	对观察值的把握有限:观察值可能与真实值有很大的差别
极低质量(D)	对观察值几乎没有把握:观察值与真实值可能有极大的差别
推荐强度分级	具体描述
强(1)	明显显示干预措施利大于弊或弊大于利
弱(2)	利、弊不确定或无论质量高低的证据均显示利、弊相当

四、指南内容

该指南涵盖疗效评价、临床操作、医师资质、适应症4个领域7个临床问题，共形成16条推荐意见，并对每条推荐意见给予详细的说明（表16-2）。采用GRADE对证据质量和推荐意见进行分级，其中1条推荐意见被强推荐，即推荐术后疼痛评分量表的选择应结合病人的发育、认知状态、教育水平以及语言文化，且证据质量为高；15条推荐意见被弱推荐，9条推荐意见证据质量为中等，6条推荐意见证据质量为低。低质量弱推荐主要包括与其他镇痛措施的联合干预，如针刺以及穴位按摩；穴位刺激辅助治疗的参数以病人能耐受的最大强度并持续30 min以上；电针辅助治疗使用低频与高频结合的疏密波；经皮穴位和电针刺激时机以术前或术后为主，或二者联合应用等。

表16-2　推荐意见汇总表

领域	临床问题	推荐意见	推荐强度等级与证据强度
疗效评价	穴位刺激辅助治疗术后疼痛的有效性和安全性?	建议将经皮穴位电刺激作为预防性镇痛和多模式镇痛的一种方法,和其他镇痛措施相结合可更好地改善术后疼痛,降低由镇痛药物导致的不良反应发生率,同时缩短住院时间,提高病人满意度	2B
		建议将电针作为预防性镇痛和多模式镇痛的一种方法,和其他镇痛措施相结合可更好地改善术后疼痛,降低由镇痛药物导致的不良反应发生率	2B
		建议将针刺作为预防性镇痛和多模式镇痛的一种方法,和其他镇痛措施相结合可更好地改善术后疼痛,降低由镇痛药物导致的不良反应发生率,同时提高病人满意度	2C
		建议将耳穴贴压作为预防性镇痛和多模式镇痛的一种方法,和其他镇痛措施相结合可更好地改善术后疼痛,降低由镇痛药物导致的不良反应发生率,同时缩短住院时间,提高病人满意度	2B
		建议将穴位按摩作为预防性镇痛和多模式镇痛的一种方法,和其他镇痛措施相结合可更好地改善术后疼痛,降低由镇痛药物导致的不良反应发生率	2C

续表16-2

领域	临床问题	推荐意见	推荐强度等级与证据强度
	如何选择疼痛评分量表？	推荐术后疼痛评分量表的选择应结合病人的发育、认知状态、教育水平以及语言文化差异等综合因素	1A
	穴位刺激辅助治疗术后疼痛的参数如何设定？	经皮穴位电刺激辅助治疗术后疼痛时，建议使用以病人能耐受的最大强度为宜；刺激持续时间建议 30 min 以上	2C
		电针辅助治疗术后疼痛时，建议使用低频与高频结合的疏密波	2C
临床操作	穴位刺激辅助治疗术后疼痛的刺激时机如何选择？	建议经皮穴位电刺激的刺激时机以术前或术后为主，也可二者联合应用	2C
		建议电针的刺激时机以术前或术后为主，也可二者联合应用	2C
		建议针刺的刺激时机为术后	2B
		建议耳穴贴压的刺激时机为术后或围术期持续应用	2B
		建议穴位按摩的刺激时机为术后	2B
	穴位刺激辅助治疗术后疼痛的穴位如何选择？	建议根据不同手术类型、手术部位依据中医理论选穴原则、神经节段取穴及经验取穴选择穴位	2B
医师资质	穴位刺激操作者的选择？	建议穴位刺激的操作由获得执业医师资格证的针灸医生、针灸专业的研究生或经过针灸培训的麻醉医生进行。耳穴贴压和穴位按摩也可由经过培训的研究人员和有经验的护理人员进行	2B
适应症	穴位刺激辅助治疗术后疼痛的适应症	穴位刺激适用于所有外科手术术后疼痛的治疗，但具体穴位刺激方法应根据不同手术类型及部位进行选择	2B

第二节　推拿治疗儿童厌食症循证临床实践指南

一、案例来源

葛龙，曹晓，吴大嵘. 推拿治疗儿童厌食症循证临床实践指南（2021版）[J]. 中医杂志，2022，63（13）：1295-1300.

二、研究背景

儿童长期厌食可影响生长发育，导致矮小、营养不良、贫血等症[1]。一项对中国九个城市生长发育迟缓的调查指出父母身材矮小、早产或低出生体重、出生身长短、早期喂养困难、食欲差、进食速度慢、食物过敏是影响婴幼儿及儿童期生长迟缓的主要危险因素。《中国儿童发展纲要（2021—2030年）》提出，改善儿童营养状况，将5岁以下儿童贫血率和生长迟缓率分别控制在10%以下和5%以下。

儿童厌食症的治疗主要分为中医治疗和西医治疗两大类。中医治疗包括内治法（服用中药、中成药）和外治法（推拿、贴敷、针灸等），西医治疗包括补锌、服用促胃动力药、活菌治疗等。中医临床应用中，推拿治疗及时、有效，安全性高，家长和患儿易于接受，应用较为广泛。

中华中医药学会2012年发布的《中医儿科常见病诊疗指南》中，推荐应用推拿治疗小儿厌食，但对其操作细则未做详细描述。为填补推拿治疗儿童厌食症的操作性指南空白，本指南遵循世界中医药学会联合会发布的《世界中医药学会联合会国际组织标准管理办法》和《标准制定和发布工作规范》，组建TCM Recs工作组，并启动《推拿治疗儿童厌食症循证临床实践指南》编制工作。本指南的制订目的在于为中医推拿临床工作者、护理和相关从业人员的临床行为提供指导，促进推拿治疗儿童厌食症的操作规范化，从而提高医疗服务质量。

三、制订方法

本指南设计和制订符合《标准制定和发布工作规范》、2014版WHO *Handbook for Guideline Development* 和GRADE规范。遵循RIGHT、AGREE Ⅱ和

IOM完成报告并评价。指南制订工作组严格按照指南制订规范，进行临床问题、结局指标的筛选和证据的合成，形成了8条推荐意见。具体编制步骤如下。

（一）指南制订委员会的组建

本指南制订委员会由中医科、中医推拿科、中医儿科、西医儿科、护理、指南方法学、系统评价方法学和循证医学等多学科专家组成，共成立4个工作组，包括指导委员会、共识专家组、秘书组、证据评价组。

（二）利益冲突声明

本指南制订工作组严格管理指南制订参与人员的利益冲突，采用统一的清晰、透明的利益冲突声明表。指导委员会、共识专家组、秘书组和证据评价组的成员均在正式参与制订相关工作前，填写统一样式的利益冲突声明表，声明任何潜在的经济利益冲突或学术性利益冲突。

（三）临床问题论证和结局指标重要性调研

指南工作组在中国知网、万方数据知识服务平台等数据库中全面检索推拿治疗儿童厌食症的系统评价，提取了已发表的系统评价中的临床问题和结局指标，经指导委员会讨论后，起草了包含12个临床问题和14个结局指标的初稿，通过邮件邀请23位来自国内的临床一线专家对临床问题和结局指标做重要性评价。最终23位临床一线专家均参与了第一轮调研，实际参与率为100%。

临床问题重要性对应分值为1～7分，表示非常不重要到非常重要。临床问题重要性判断标准为：≥5分表示该问题为关键问题，必须纳入指南；>4分且<5分表示该问题为重要问题，考虑纳入指南；≤4分表示该问题为次要问题，暂不纳入指南。临床问题共识结果判定标准：得分均数≥5分，且≥5分的问卷频率≥75%，认为该问题达成共识，纳入指南；得分均数≤4分，且≤4分的问卷频率≥75%，认为该问题达成共识，不纳入指南。结局指标重要性对应分值为1～9分，表示非常不重要到非常重要。结局指标重要性判断标准为：≥7分表示该问题为关键指标；>4分且<7分表示该问题为重要指标；≤4分表示该问题为次要指标。结局指标共识结果判定标准：得分均数≥7分，且≥7分的问卷频率≥75%，认为该问题达成共识；得分均数≤4分，且≤4分的问卷频率≥75%，认为该问题达成共识。

基于上述共识原则，未达成共识的暂不纳入进一步研究；其他临床问题均为关键问题，达成共识，纳入进一步研究。14个结局指标均为关键或重要结局指标，均达成共识，纳入指南。

结合专家反馈意见，最终纳入12个临床问题，均为关键问题。拟解决的12

个临床问题为：(1) 推拿和儿童厌食症的术语定义；(2) 儿童厌食症的中医诊断依据；(3) 儿童厌食症的常见中医辨证分型；(4) 推拿治疗儿童厌食症的适应症；(5) 推拿治疗儿童厌食症的适用年龄；(6) 推拿治疗儿童厌食症的有效性和安全性；(7) 推拿治疗儿童厌食症的操作准备；(8) 推拿治疗儿童厌食症的操作方法；(9) 推拿治疗儿童厌食症的操作要点；(10) 推拿治疗儿童厌食症的禁忌症；(11) 推拿治疗儿童厌食症的注意事项；(12) 推拿治疗儿童厌食症的日常调护。最终纳入14个结局指标，其中5个关键结局指标、9个重要结局指标。食欲恢复正常时间、食量恢复正常时间、中医证候积分、总有效率、不良反应发生率为关键结局指标（≥7分），进食量、血清瘦素、微量元素、血红蛋白、食欲调节因子、尿淀粉酶、唾液淀粉酶、尿D-木糖吸收排泄率、复发率为重要结局指标（4～7分）。

（四）证据检索、评价与合成

1.证据检索

证据评价工作组严格遵照系统评价制作原则，基于2020年发表的一篇推拿治疗儿童厌食症的系统评价，对临床问题人群（P）、干预（I）、对照（C）、结局（O）、研究设计（S）进行解构，重新检索证据，严格限制纳入研究的方法学质量，并基于指南的临床问题重新制作系统评价。

证据评价组共检索了6个数据库，中文数据库包括中国知网（CNKI）、中文科技期刊全文数据库（VIP）、万方数据知识服务平台、中国生物医学文献数据库（CBM）；英文数据库包括PubMed、Cochrane Library。检索时间为各数据库建库至2021年4月30日。检索词为推拿、儿童和厌食，采用主题词、关键词和自由词结合的检索方法，根据不同的数据库调整检索策略。

文献纳入标准：

(1) 研究设计：随机对照试验（RCT）。

(2) 研究对象：符合儿童厌食症诊断标准且年龄为12岁以下的患儿（性别、民族、地区不限）。

(3) 干预措施：推拿治疗（推拿操作方法、选穴原则、施治时间及疗程不限）或捏脊。

(4) 对照措施：西医治疗（包括服用西药和常规治疗，常规治疗包括饮食指导和预防、纠正脱水，如口服补液盐补液，适当口服药物调整酸碱及电解质紊乱）和中医治疗（包括中药治疗、针灸、敷贴等）。

文献排除标准：

（1）随机序列产生方法不明确；

（2）重复发表的研究。

2.偏倚风险评估和证据分级

采用Cochrane偏倚风险评估工具对最终纳入文献进行评价。评价方法包括随机分配方法、分配隐藏，对研究对象、治疗方案实施者采用盲法，对研究结果测量者采用盲法，保证结果数据的完整性，选择性报告研究结果和其他偏倚来源。

参照GRADE评价工具对证据进行分级，由于纳入研究为RCT，因此证据质量从“高质量”开始，并基于5个降级因素降低证据质量：（1）研究设计局限性；（2）不精确性（样本量小，效应估计值置信区间宽等）；（3）不一致性（临床异质性和统计学异质性）；（4）间接性；（5）其他偏倚（发表偏倚等）。证据质量分为高质量、中等质量、低质量和极低质量，最终以GRADE证据概要表的形式向指南专家共识组呈现结果。所有可采用Meta分析进行合并的证据概要以表格形式呈现。

3.证据合成

证据评价组严格遵照高质量系统评价制作方法，对推拿治疗儿童厌食症的有效性和安全性进行随机效应Meta分析，对不同参照组（中药治疗和西药治疗）进行亚组分析，以为指南制订提供充分参考。

（五）患者偏好与价值观

指南制订过程中充分考虑患者偏好与价值观，有利于指南在临床实践中为患者所接受和认可。证据评价组在检索中未发现推拿治疗儿童厌食症患者偏好与价值观的相关研究，因时间限制，未对患者偏好与价值观进行进一步研究。

（六）推荐意见的形成

以教材、相关专著、中医诊疗指南等为参考，以GRADE证据概要表为依据，形成了推荐意见框架。推荐意见的形成主要考虑专家共识结果、证据质量、可及性和政策支持等。基于GRADE方法，将推荐意见强度分为“强推荐”“弱推荐”“弱不推荐”和“强不推荐”。无临床证据支持由专家共识形成的推荐意见采用良好实践主张（Good Practice Statements，GPS）表示推荐强度。

经指导委员会专家内部讨论，拟定出推荐方案并制订推荐意见德尔菲专家共识问卷初稿，邀请23名临床专家进行问卷调查。推荐意见第一轮专家共识中，实际参与投票21名，参与率为91.30%。12个临床问题的推荐共识度均达到75%，形成共识。根据专家修改意见及指导委员会讨论意见，最终形成了8条推荐意见。

（七）指南文稿的形成与外审

秘书组依照RIGHT、AGREE Ⅱ和IOM规范起草指南文本，由指导委员会内审后草拟指南征求意见稿。征求意见稿发放给共识专家组评议后，交付同行评审期刊，参考期刊编辑和外部同行评审专家的意见，修改、完善和发布指南。

（八）指南的传播与更新

本指南将采用以下形式进行传播：（1）在期刊发表；（2）在相关学术会议进行解读，如通过广东省中医药学会小儿推拿专业委员会的学术活动推广；（3）通过网站（期刊官网、中国知网和万方数据库）等网络平台进行推广。

证据评价组将持续检索高质量大型推拿治疗儿童厌食症研究证据，由国际中医药快速推荐意见（TCM Recs）核心工作组根据证据质量和结果对更改推荐意见的可能性进行评价，及时更新本指南以符合临床实践需求，并参考更新版指南报告清单（Checklist for the Reporting of Updated Guidelines，Check Up）施行。

四、适用范围

（一）适用人群

本指南适用于0～12岁的非躯体疾病或其他精神疾病引起的厌食患儿，包括婴幼儿、学龄前期儿童、学龄期儿童。婴幼儿指3岁以下儿童；学龄前期儿童指3岁以上（含）、6岁以下儿童；学龄期儿童指6岁以上（含）、12岁以下儿童。

（二）使用人群

本指南可供中医儿科、小儿推拿科的医生和护士、中医推拿相关从业人员使用，西医相关人员也可做参考。

（三）适用机构

本指南适用于开展推拿治疗的机构。

五、术语定义

小儿推拿：又称小儿按摩，是在中医基础理论指导下，运用特定手法作用于小儿特定部位，以调整小儿脏腑、气血、经络功能，从而达到防病、治病目的的一种外治法。

厌食症：较长时期食欲不振，甚至拒食的一种病症。

六、证候诊断标准

厌食症诊断标准：以纳呆，甚则拒食为主症；面色少华，形体偏瘦，但精神尚好，活动如常；病程在1个月以上；有喂养不当、饮食失节或病后失调史；排除因各种疾病、药物引起的食欲低下。

本指南仅对专家共识指出的四种常见证型进行讨论，未全面覆盖所有证型。

（一）脾胃气虚

因脾胃气虚、中焦失运所致。临床证候为：食欲不振，脘腹痞胀，食后尤甚，大便溏薄或泄泻，神疲、倦怠，舌质淡，脉缓弱，伴见面色萎黄、头晕、乏力、消瘦等。

（二）乳食积滞

因乳食内积不化所致。临床证候为：脘腹胀实或痛，不思乳食，嗳腐酸馊，或呕吐乳片宿食，大便酸臭，便秘或溏薄，小便黄浊，舌质红，舌苔白厚或黄腻，脉弦滑，指纹紫滞，可伴见低热、潮热、手足心热、烦躁、夜啼等。

（三）脾虚肝旺

因五志怫郁、肝气犯脾、脾虚失运所致。临床证候为：急躁、易怒，胸胁胀痛，或腹胀痛泻，泻后痛缓，舌苔白，脉弦缓，伴见食少、纳呆等。

（四）脾胃不和

因邪阻中焦或脾失升清、胃不降浊、气机痞滞所致。临床证候为：脘腹痞闷，甚或胀痛，泛恶、嘈杂，不思饮食，或食后尤胀，呃逆不止，嗳气或矢气略舒，肠鸣作泻，或便溏不爽，舌苔薄白或偏厚，脉弦或滑等。

七、临床问题推荐意见

（一）推拿治疗儿童厌食症的有效性和安全性

推荐意见：建议采用推拿治疗儿童厌食症，推拿治疗儿童厌食症可缩短食欲、食量恢复正常时间，改善中医证候积分，提高治疗有效率，降低不良反应发生率（弱推荐，低质量证据）。

证据支持：指南工作组在已发表的推拿治疗儿童厌食症的相关系统评价基础上，进行了补充检索和筛选，最终纳入了27篇推拿治疗儿童厌食症的随机对照试验进行Meta分析。

Meta分析结果显示推拿治疗与药物（含中药、西药）治疗相比，在食欲恢复正常时间、食量恢复正常时间、微量元素（血锌）、血红蛋白、总有效率5个结局的改善方面均具备显著优势；在微量元素（血钙、血铁）、血清瘦素、尿D-木糖排泄率、复发率4个结局的改善方面不具备显著优势。在尿D-木糖排泄率、中医证候积分结局方面，推拿治疗与西药治疗相比有显著优势，与中药治疗相比无明显差异。推拿治疗的不良反应发生率稍低于药物治疗的不良反应发生率。27篇RCT涉及的药物治疗包括中药（健儿素、醒脾养儿冲剂、山麦健脾口服液、四君子汤合平胃散加减、以健脾益气四君子汤为底酌加利湿消食之药、江中小儿健胃消食片、小儿消食片、健胃消食片、健胃消食口服液、健儿消食口服液）治疗和西药（2‰硫酸锌联合酵母片、葡萄糖酸锌颗粒、多酶片、复合维生素片和复合维生素B、赖氨肌醇维生素B_{12}口服液、葡萄糖酸锌口服液、葡萄糖酸锌钙口服液、葡萄糖酸锌口服液联合五维赖氨酸颗粒、葡萄糖酸锌口服液联合四联双歧杆菌）治疗。因此，与药物治疗相比，推拿治疗具备见效快、有效性高、安全性较好的优势。

（二）推拿治疗儿童厌食症的操作准备

推荐意见（1）：建议推拿操作人员为推拿医师或推拿技师（良好实践主张，GPS）；推拿医师和推拿技师均应具备中医或中西医结合医学背景、大专及大专以上学历、儿推培训经历并获得相关证书，推拿医师另应为针灸推拿方向，推拿技师另应具备操作实践经验（GPS）。

推荐意见（2）：建议推拿介质选用粉剂（如滑石粉、爽身粉）、霜膏类（如润滑霜、自制软膏）、液体制剂（如甘油、葱姜水）（GPS）。补充说明：本推荐意见仅列举出每类介质中常用的介质名称，其他未详细列举介质可酌情使用；推拿介质的选择应结合患儿实际情况进行，避免过敏、误吸、吞服等不良情况发生。

推荐说明：指南制订工作组对已发表研究的操作人员资质和介质进行了调研，并根据调研结果形成了该推荐意见初稿。推拿操作人员为推拿医师共识度为95.65%、推拿技师共识度为73.91%；推拿医师应具备中医医学背景共识度为91.30%、中西医结合医学背景共识度为47.83%、大专及大专以上学历共识度为69.57%、操作实践经验共识度为56.52%、儿推培训经历并获得相关证书共识度为65.22%；推拿技师应具备中医医学背景共识度为52.17%、中西医结合医学背景共识度69.57%、针灸推拿方向共识度为56.52%、大专及大专以上学历共识度为43.48%、儿推培训经历并获得相关证书共识度为56.52%。推拿介质粉剂共识度为60.87%、霜膏类共识度为43.48%、液体制剂共识度为43.48%。

（三）推拿治疗儿童厌食症的常用穴位及其操作要点

推荐意见（1）：建议推拿治疗儿童厌食症采用的常用穴位为：脾经、四横纹、腹、板门、脊柱、足三里、中脘、脾俞、内八卦、胃经（强推荐，低质量证据）。

证据支持：1项推拿治疗小儿厌食选穴规律的研究得出10个重要穴位，从高到低依次排序为：脊柱、脾经、腹、足三里、内八卦、板门、中脘、胃经、四横纹、大肠经。1项基于数据挖掘的推拿手法选穴规律的研究筛选治疗小儿厌食症的推拿处方286张，涉及穴位76个，常用穴位20个，核心穴位组合57个，其中核心穴位为脊柱、脾经、腹、内八卦、足三里、板门6穴，频次较高的10个小儿推拿特定穴位为：脊柱、脾经、腹、内八卦、足三里、板门、四横纹、脾俞、中脘、胃俞。指南工作组基于以上两项研究的结论，选出14个常用穴位进行德尔菲法专家共识，统计结果显示，专家支持频次高于10次的穴位依次为：脾经（100%）、四横纹（100%）、腹（95.65%）、板门（95.65%）、脊柱（82.61%）、足三里（82.61%）、中脘（69.57%）、脾俞（69.57%）、内八卦（65.22%）、胃经（60.87%）。

推荐意见（2）：补脾经300次，顺运内八卦200次，清胃经300次，揉推四横纹100次，顺摩腹3 min，揉板门500次，捏脊3～5遍，按揉足三里100次，揉中脘100次，揉脾俞1～3 min（GPS）。

补充说明：在临床应用中，应根据患儿实际情况酌情加减操作次数。

推荐说明：指南工作组筛选治疗儿童厌食症的推拿处方27张，涉及穴位49个，对其穴位操作手法、操作方向和操作次数进行了统计分析。与《中医养生保健技术操作规范·少儿推拿》《小儿推拿学》《脏腑图点穴法》的穴位操作要点相结合，总结了以上操作要点，需进一步进行专家共识。

（四）不同证型儿童厌食症的加减配穴和操作要点（包括加减配穴、推拿手法和治疗疗程）

推荐意见（1）：建议推拿治疗儿童厌食症脾胃气虚证时增加的穴位为：三关、肾经、手阴阳（GPS）；建议推三关100次，补肾经300次，分手阴阳300次（阳重阴清）（GPS）。

推荐意见（2）：建议推拿治疗儿童厌食症乳食积滞证时增加的穴位为：三关、大肠、腹阴阳（GPS）；建议推三关100次，清大肠100次，分推腹阴阳100～300次（阳重阴清）（GPS）。

推荐意见（3）：建议推拿治疗儿童厌食症脾虚肝旺证时增加的穴位为：肝经（GPS）；建议清肝经100次（GPS）。

推荐意见（4）：建议推拿治疗儿童厌食症脾胃不和证时增加的穴位为：手阴阳、肝经（弱推荐，低质量证据）；建议分手阴阳300次（阳重阴轻），清肝经100次（弱推荐，低质量证据）。

补充说明：在临床应用中，应根据患儿病情酌情加减穴位及操作次数。

推荐说明：1项推拿治疗小儿厌食选穴规律的研究得出配穴使用频率达5%以上的穴位，按照证型依次为：脾胃气虚（脾经、脊柱、三关、足三里、腹、内八卦、脾俞）、脾失健运（脾经、四横纹、内八卦）、胃阴不足（二马、涌泉、肾经、手阴阳、脾经）、脾虚肝旺（肝经、足三里）。1项基于数据挖掘的推拿手法选穴规律的研究得出穴位常见应用效果：其中脊柱、脾经、足三里、脾俞、中脘、胃俞6穴多偏于健脾、补脾，即补虚；板门、四横纹偏于消食导滞，即泻实；腹、内八卦偏于行气，调理气机以运脾助导滞。指南工作组基于以上两项研究的结论，选出10个常用配穴进行德尔菲法专家共识，统计结果支持较高的穴位依次为：脾胃气虚[三关（65.22%）、肾经（34.78%）、手阴阳（30.43%）、乳食积滞（大肠（21.74%）、肝经（17.39%）、腹阴阳（17.39%）]、脾虚肝旺[肝经（69.57%）、脾胃不和[手阴阳（47.83%）、肝经（16.28%）]。

指南工作组筛选治疗儿童厌食症的推拿处方23张，涉及穴位30个，对其穴位操作手法、操作方向和操作次数进行了统计分析，并与《中医养生保健技术操作规范·少儿推拿》《小儿推拿学》《脏腑图点穴法》的穴位操作要点相结合，总结了以上操作要点。

（五）推拿治疗儿童厌食症的操作要求（操作时间、操作频率等）

推荐意见（1）：建议不同年龄段每次推拿操作时间为婴儿（10～20 min）、幼儿（15～30 min）、学龄前儿童（20～30 min）、学龄期儿童（20～30 min）（GPS）。

推荐意见（2）：建议推拿操作频率为3次/周或1次/天，疗程为5次/疗程、1～3疗程（GPS）。

推荐意见（3）：建议在白天（日出至日落期间）进行一般穴位的推拿，在睡前或上午（日出至12点）进行捏脊（GPS）。

补充说明：在临床应用中，应根据患儿病情酌情调整操作时间。

推荐说明：指南制订工作组对已发表研究的操作时间、频率、疗程和时机进行了调研，并根据调研结果形成了该推荐意见初稿。操作时间：婴儿

（10～20 min）共识度累计为78.26%、幼儿（15～30 min）共识度累计为73.9%、学龄前儿童（20～30 min）共识度为78.26%、学龄期儿童（20～30 min）共识度为60.87%。操作频率：3次/周或1次/天共识度累计为78.26%，疗程为5次/疗程、1～3疗程共识度为52.17%。适宜时机白天（日出至日落期间）进行一般穴位的推拿共识度为69.57%，在睡前或上午（日出至12点）进行捏脊共识度累计为100%。

（六）推拿治疗儿童厌食症禁忌症

推荐意见：操作部位有化脓或结核、可能存在肿瘤、骨折或外伤、关节脱位，局部禁用推拿；操作部位皮肤有损伤、溃疡、感染或有较严重的皮肤病者，局部禁用推拿；出血倾向患者，有内出血或正在出血的部位，禁用推拿；厌食伴有消化性溃疡、慢性肠梗阻及其他急腹症、神经性厌食、厌食伴发严重的恶心呕吐、传染性疾病患者，禁用推拿（GPS）。

推荐说明：指南制订工作组根据一轮调研结果的禁忌症要点，查阅相关论著和已发表文献中的禁忌症，形成了该推荐意见初稿。

（七）推拿治疗儿童厌食症的注意事项

推荐意见：建议操作者根据患者的病情选用恰当的手法，确保手法的安全性、准确性和有效性，操作过程中应密切观察患者的反应，以便适时调整手法刺激量，谨防不良反应或意外发生；婴幼儿和体重较轻者，注意调低刺激量；体重较重者注意在身体耐受情况下适当增加刺激量；治疗环境安静，室内光线充足，空气新鲜，温度和湿度适宜（以体感舒适为准），操作者手需要保持清洁和温暖（GPS）。

补充说明：患儿空腹或饱食情况下暂不进行推拿。

推荐说明：指南制订工作组根据一轮调研结果的注意事项要点，查阅相关论著和已发表文献中的注意事项，形成了该推荐意见初稿。

（八）推拿治疗儿童厌食症的日常调护

推荐意见：合理膳食，纠正不良饮食习惯，少食肥甘黏腻和生冷刺激的食物，创造良好进食环境，饮食有节，定时、定量摄入食物；调节生活作息，保证充足的睡眠和适量的户外活动；注意心理调适，保持良好的情绪，不可强迫儿童进食（GPS）。

推荐说明：指南制订工作组根据一轮调研结果的日常调护要点，查阅相关论著和已发表文献中的日常调护，形成了该推荐意见初稿。

八、指南方法学质量评价

指南征求意见稿完成后，工作组邀请了4名评价员，采用AGREE Ⅱ标准对指南的方法学质量进行评价。AGREE Ⅱ的6个领域得分分别为：领域1（范围和目的）为91.67%、领域2（参与人员）为72.22%、领域3（制定严谨性）为90.63%、领域4（表达的清晰性）为86.11%、领域5（应用性）为75.00%、领域6（编辑独立性）为91.67%。

九、推广和传播的促进因素与局限性

本指南推广和传播的促进因素：小儿推拿覆盖率逐年上升；国家相关政策支持力度较大；中医医疗技术相关手册为推拿人员的正规培训提供了保障。但推拿流派较多，手法差异较大，因此本指南普遍适用性受限。

局限性：第一，缺少高质量的证据支撑本指南的推荐意见；第二，本指南未严格进行大样本患者偏好与价值观研究。

十、其他考虑

目前，绝大部分省市依据参保人实际需求和医保基金运行情况，已将包括针灸、治疗性推拿等中医非药物诊疗技术在内的符合条件的中医诊疗项目纳入了医保支付范围。国家中医药管理局会同原国家卫生计生委、原国家食品药品监管总局等部门于2016年联合印发《基层中医药服务能力提升工程"十三五"行动计划》，将中医适宜技术推广工作纳入其中，开展基层常见病、多发病中医药适宜技术省级、县级推广基地建设，全国31个省（区、市）和新疆生产建设兵团均已建立省级基地，94.2%的县（市）建立了县级基地。在《中医医疗技术手册（2013普及版）》中对小儿推拿技术进行了专门的整理，建议在使用本指南时参考该手册。

十一、研究建议

基于目前的研究现状和临床实践，建议此后研究加强：（1）继续生产高质量推拿治疗儿童厌食症有效性和安全性的随机对照试验；（2）遵照随机对照试验设计、实施和报告国际规范，提升推拿治疗儿童厌食症研究质量；（3）开展多中心大样本横断面研究和定性访谈，收集厌食症儿童的家属偏好与价值观。

十二、经费来源

制作经费来源于2019年国家重点研发计划“中医药现代化研究”重点专项项目（2019YFC1709800/2019YFC1709805），未接收任何企业或公司资金资助。经费仅用于研究生劳务费、专家咨询费和指南全文出版费，均翔实记录。

第三节　案例分析

临床实践指南是基于系统评价的证据和衡量不同干预措施的利、弊而形成的能够为患者提供最佳保健服务的推荐意见，帮助临床医生在决策时考虑最佳证据、患者偏好及社会经济等各种因素。

一、案例一

围术期疼痛管理是快速康复与舒适化医疗的核心环节之一，穴位刺激在缓解围术期疼痛中发挥了重要的作用。为使麻醉专业人员能够科学、规范地应用穴位刺激辅助治疗术后疼痛，中国中西医结合学会麻醉专业委员会等组织联合制订、发布了这部穴位刺激辅助治疗疼痛的临床实践指南。

在指南制订流程方面，指南制订小组严格遵循WHO指南制订规范和国际标准，通过注册临床实践指南以保证指南制订前瞻性，构建临床问题以明确目标和人群，系统检索、评价、综合证据，使用GRADE方法对证据体质量进行分级，结合患者偏好与价值观以确定最佳的实践意见，经专家共识形成最终推荐意见。因此，整体来看这是一部制订流程严谨、制订方法规范的穴位刺激在围术期疼痛管理的指南，通过循证医学方法和各专业专家的共同努力，确保指南的科学性和实用性，以提供准确、可靠的临床指导和决策支持。

在推荐意见方面，使用GRADE方法系统地评估证据质量，综合考虑证据质量、效应量大小、患者偏好与价值观等因素将推荐分为强推荐和弱推荐，并使用“推荐”和“建议”等术语明确表达，有助于用户进一步了解推荐意见的可信程度；证据基础来源较为广泛且坚实，纳入包括临床试验、观察性研究和系统评价等多种类型证据，并基于不同部位和类型手术的刺激穴位进行可视化说明；在形成推荐意见时考虑到证据的优点与不足，并综合考虑患者的偏好和价值观、经济学评估以及对健康的益处、不良反应和危险；推荐建议和证据基础之间有明确联系，用户能够识别与每条推荐意见相关证据基础的成分；整体的推荐意见容易识别，明确列出不同的选择，明确说明干预的时间、频率、疗效评价方式等；推荐意见形成后经外部独立审查保证了推荐意见的准确性和科学性。然而，这些推荐意见仅基于现有的证据，仍缺乏大样本、多中心随机对照试验加以佐证。

综上所述，这部指南在制作过程中严格遵守指南制订标准和规范，具有一定的严谨性。然而，由于临床试验本身存在一定的偏倚风险，导致大部分推荐意见为低质量弱推荐，因此开展高质量的穴位刺激辅助治疗围术期疼痛的临床试验研究仍是非常重要。我国学者推出的指南科学性（Scientificity）、透明性（Transparency）和适用性（Applicability）的评级（Rankings）工具（简称STAR）以及RIGHT指南报告声明将助力中医药循证临床实践指南的进一步发展。

二、案例二

儿童厌食症的治疗方法包括中医治疗和西医治疗。在中医治疗中，推拿被认为是一种及时、有效、安全性高且易于接受的治疗方法，广泛应用于儿童厌食症的治疗中。然而，在过去的指南中，对推拿治疗儿童厌食症的操作细则并没有详细描述。为了填补这一空白，国内外专家组建了国际中医药快速推荐意见制订工作组［International Trustworthy traditional Chinese Medicine Recommendations（TCM Recs）Working Group］，并启动了《推拿治疗儿童厌食症循证临床实践指南》的编制工作，旨在为中医推拿临床工作者、护理人员和相关从业人员提供指导，促进推拿治疗厌食症的操作规范化，提高医疗服务质量。

在指南制订方法方面，本指南的设计和制订符合《标准制定和发布工作规范》、2014版《WHO指南制定手册》和GRADE规范。同时，遵循RIGHT、AGREE Ⅱ和IOM的要求，完成了相关报告和评价。指南制订工作组严格按照指南制订规范进行工作，包括指南制订委员会的组建、利益冲突声明、临床问题论证和结局指标重要性调研、证据检索、偏倚风险评估、证据合成、患者偏好与价值观的考虑，以及推荐意见的形成，确保了指南的科学性和可信度。指南制订委员会的组建旨在确保各领域的专家参与，以提供全面的专业知识和视角。利益冲突声明有助于揭示指南制订委员会成员可能存在的潜在利益冲突，以保证指南的独立性和客观性。在临床问题论证和结局指标重要性调研阶段，工作组评估了厌食症治疗中的关键临床问题，并确定了需要关注的结局指标，以确保指南的相关性和实用性。证据检索阶段涉及系统地搜索和收集与厌食症治疗相关的研究证据，以作为指南制定的基础。评价与合成阶段是对收集到的证据进行评估、分析和综合的过程，以确定证据的质量和可行性。在考虑患者偏好与价值观时，工作组重视患者的意见、偏好和期望，以确保指南的人性化和实际可行性。最后，通过对评价和合成的证据进行综合分析和专家讨论，工作组形成了具体的推荐意见。这些推荐意见基于最佳可用证据，并综合了专家的专业意见和临床经验，旨在为医疗专业人员提供指导，以支持他们在儿童厌食症治疗中做出最佳决策。

推荐意见的形成考虑了多种因素。首先，工作组参考了教材、相关专著、中医诊疗指南等权威资料，以获取相关领域的知识和观点。此外，他们采用了GRADE证据概要表作为评估证据质量和推荐强度的依据。推荐意见的形成还考虑了专家共识结果、证据质量、可及性和政策支持等因素。工作组与专家进行讨论和共识达成，以整合不同专家的意见和经验，并结合评价的证据质量，综合考虑推荐意见的可行性和有效性。此外，政策支持也是推荐意见形成的重要考虑因素之一。基于GRADE方法，推荐意见被分为不同的强度级别，包括“强推荐”“弱推荐”“弱不推荐”和“强不推荐”，以反映推荐的程度和建议的坚定程度。对于那些没有临床证据支持但由专家共识形成的推荐意见，采用良好实践主张来表示推荐的强度。最终就推拿治疗儿童厌食症的有效性和安全性、操作准备、常用穴位及其操作要点、加减配穴和操作要点、操作要求、禁忌症、注意事项和日常调护8个方面形成15条推荐意见/良好实践声明。这些推荐意见旨在为临床实践提供指导，并帮助医疗专业人员在儿童厌食症的治疗中做出明智的决策。通过严格遵守指南制订规范和相应的准则，该指南的制订工作组确保了指南的质量和可靠性。

综上所述，该指南制订过程完整、严谨，方法符合规范和准则，多方专家参与，在综合不同专家意见和证据之后结合相关背景性因素形成最终推荐意见，并对指南质量进行自评、提供推广和传播的促进因素与局限性以及其他考虑，为指南的有效实施奠定了基础。

参考文献

[1] SACKETT D L, ROSENBERG W M, GRAY J A, et al. Evidence based medicine: what it is and what it isn't [J]. BMJ, 1996, 312（7023）: 71–72.

[2] SACKETT D L, STRAUS S E, RICHARDSON W S, et al. Evidence-Based Medicine: How to Practice and Teach EBM [M]. New York: Churchill Livingstone, 2000.

[3] 张俊华, 李幼平, 张伯礼. 循证中医药学：理论与实践[J]. 中国中药杂志, 2018, 43（1）: 1–7.

[4] SIDDAWAY A P, WOOD A M, HEDGES L V. How to Do a Systematic Review: A Best Practice Guide for Conducting and Reporting Narrative Reviews, Meta-Analyses, and Meta-Syntheses [J]. Annu Rev Psychol, 2019, 70: 747–770.

[5] Evidence-Based Medicine Working Group. Evidence-based medicine. A new approach to teaching the practice of medicine [J]. JAMA, 1992, 268（17）: 2420–2425.

[6] DJULBEGOVIC B, GUYATT G H. Progress in evidence-based medicine: a quarter century on [J]. Lancet, 2017, 390（10092）: 415–423.

[7] TIAN G, ZHAO C, ZHANG X, et al. Evidence-based traditional Chinese medicine research: Two decades of development, its impact, and breakthrough [J]. J Evid Based Med, 2021, 14（1）: 65–74.

[8] 赵晨, 田贵华, 张晓雨, 等. 循证医学向循证科学发展的内涵和思考[J]. 中国循证医学杂志, 2019, 19（5）: 510–514.

[9] 邢冬梅, 刘新灿, 张俊华, 等. 循证中医药学进展[J]. 中华中医药杂志, 2022, 37（6）: 3319–3323.

[10] 田金徽. 证据生态系统中证据合成与转化研究方法进展与挑战[J]. 中国药物评价, 2022, 39（1）: 1–10.

[11] 高蕊. 中药临床研究设计的关键问题思考[J]. 中国中西医结合杂志,

2019, 39（11）：1305-1306.

［12］李晓松. 卫生统计学[M]. 8版. 北京：人民卫生出版社, 2017.

［13］詹思延. 流行病学[M]. 8版. 北京：人民卫生出版社, 2017.

［14］ZAHNG L, LI H, WANG T, et al. Real-World Study：A Powerful Tool for Malignant Tumor Research in General Surgery[J]. Cancers（Basel）, 2022, 14（21）：5408.

［15］FANG Y, HE W, WANG H, et al. Key considerations in the design of real-world studies [J]. Contemp Clin Trials, 2020, 96：106091.

［16］BLONDE L, KHUNTI K, HARRIS S B, et al. Interpretation and Impact of Real-World Clinical Data for the Practicing Clinician[J]. Adv Ther, 2018, 35（11）：1763-1774.

［17］于双成. 医学信息检索[M]. 3版. 北京：高等教育出版社, 2017.

［18］郭继军. 医学文献检索与论文写作[M]. 5版. 北京：人民卫生出版社, 2018.

［19］王庭槐. 医学电子资源获取与利用[M]. 北京：高等教育出版社, 2013.

［20］陈玲洪. 电子期刊数据库评价体系研究[J]. 图书馆理论与实践, 2013（4）：90-93.

［21］邓可刚. 循证医学证据的检索与利用[M]. 2版. 北京：人民卫生出版社, 2008.

［22］聂绍平. 医学信息搜集的途径和方法[M]. 北京：人民卫生出版社, 2008.

［23］张雪芹, 邓宏勇. 循证医学数据库：现状与趋势[J]. 中国循证医学杂志, 2021, 21（06）：621-627.

［24］HIGGINS J P, ALTMAN D G, GΦTZSCHE P C, et al. The Cochrane Collaboration's tool for assessing risk of bias in randomised trials[J]. BMJ, 2011, 343：d5928.

［25］STERNE J A C, SAVOVIć J, PAGE M J, et al. RoB 2：a revised tool for assessing risk of bias in randomised trials[J]. BMJ, 2019, 366：l4898.

［26］CASHIN A G, MCAULEY J H. Clinimetrics：Physiotherapy Evidence Database（PEDro）Scale[J]. J Physiother, 2020, 66（1）：59.

［27］CASP：11 questions to help you make sense of a randomized controlled trial[EB/OL]. http：//casp-uk.net/casp-tools-checklists/.html

［28］ JADAD A R, MOORE R A, CARROLL D, et al. Assessing the quality of reports of randomized clinical trials： is blinding necessary? [J]. Control Clin Trials, 1996, 17（1）：1-12.

［29］ JBI: Critical Appraisal Checklist for Randomized Controlled Trials[EB/OL]. http：//www.joannbriggs.org/research/critical-appraisal-tools.html

［30］ VERHAGEN A P, de VET H C, de BIE R A, et al. The Delphi list： a criteria list for quality assessment of randomized clinical trials for conducting systematic reviews developed by Delphi consensus[J]. J Clin Epidemiol, 1998, 51（12）：1235-1241.

［31］ A Cochrane Risk of Bias Assessment Tool：for Non-Randomized Studies of Interventions（ACROBAT-NRSI）[EB/OL]. http：//sites. google. com/site/riskofbiastool/. html

［32］ STERNE J A, HERNÁN M A, REEVES B C, et al. ROBINS-I： a tool for assessing risk of bias in non-randomised studies of interventions[J]. BMJ, 2016, 355：i4919.

［33］ SLIM K, NINI E, FORESTIER D, et al. Methodological index for non-randomized studies （minors）： development and validation of a new instrument[J]. ANZ J Surg, 2003, 73（9）：712-716.

［34］ JBI: Critical Appraisal Checklist for Quasi-experimental Studies[EB/OL]. http：//www.joannbriggs.org/research/critical-appraisal-tools.html

［35］ REISCH J S, TYSON J E, MIZE S G. Aid to the evaluation of therapeutic studies[J]. Pediatrics, 1989, 84（5）：815-827.

36］曾宪涛, 庄丽萍, 杨宗国, 等. Meta分析系列之七：非随机实验性研究、诊［断性试验及动物实验的质量评价工具[J]. 中国循证心血管医学杂志, 2012, 4（6）：496-499.

［37］曾宪涛, 刘慧, 陈曦, 等. Meta分析系列之四：观察性研究的质量评价工具[J]. 中国循证心血管医学杂志, 2012, 4（4）：297-299.

［38］ CASP Checklist: A primer for evaluating the quality of studies on environmental health critical appraisal of cross-sectional studies[EB/OL]. https：//www. ncceh. ca/sites/default/files/Critical_Appraisal_Cohort_Intervention_Aug_2011. pdf

［39］ STANG A. Critical evaluation of the Newcastle-Ottawa scale for the assessment of the quality of nonrandomized studies in meta - analyses[J]. Eur J Epidemiol, 2010, 25（9）：603-605.

［40］CASP Checklist： 10 questions to help you make sense of a qualitative research[EB/OL]. http：//www.joannbriggs.org/research/critical-appraisal-tools.html

［41］SHEA B J, REEVES B C, WELLS G, et al. AMSTAR 2： a critical appraisal tool for systematic reviews that include randomised or non - randomised studies of healthcare interventions, or both[J]. BMJ, 2017, 358：j4008.

［42］JUNHUA Z, HONGCAI S, XIUMEI G, et al. Methodology and reporting quality of systematic review/meta-analysis of traditional Chinese medicine[J]. J Altern Complement Med, 2007, 13（8）：797-805.

［43］SACKS H S, BERRIER J, REITMAN D, et al. Meta - analyses of randomized controlled trials[J]. N Engl J Med, 1987, 316（8）：450-455.

［44］CASP Checklist： 10 questions to help you make sense of a Systematic Review[EB/OL]. https：//casp-uk.net/casp-tools-checklists/.html

［45］BROUWERS M C, KHO M E, BROWMAN G P, et al. AGREE II： advancing guideline development, reporting and evaluation in health care[J]. J Clin Epidemiol, 2010, 63（12）：1308-1311.

［46］杨楠, 赵巍, 潘旸, 等. 针对临床实践指南科学性、透明性和适用性的评级工具研发[J]. 中华医学杂志, 2022, 102（30）：2329-2337.

［47］中华中医药学会《中医药真实世界研究技术规范》制订组. 中医药真实世界研究技术规范——证据质量评价与报告[J]. 中医杂志, 2022, 63（3）：293-300.

［48］张薇, 马琳, 邓宏勇. 基于GRADE的中医临床随机对照试验证据评价工具研究[J]. 上海中医药杂志, 2022, 56（4）：6-13.

［49］BETTANY-SALTIKOV J. Learning how to undertake a systematic review：part 1[J]. Nurs Stand, 2010, 24（50）：47-56.

［50］BETTANY-SALTIKOV J. Learning how to undertake a systematic review：Part 2[J]. Nurs Stand, 2010, 24（51）：47-60.

［51］张天嵩, 董圣杰, 周支瑞. 高级Meta分析：基于Stata实现[M]. 上海：复旦大学出版社, 2015.

［52］李幼平. 实用循证医学[M]. 北京： 人民卫生出版社, 2018.

［53］王丹, 翟俊霞, 牟振云, 等. Meta分析中的异质性及其处理方法[J]. 中国

循证医学杂志, 2009, 9（10）：1115-1118.

［54］魏丽娟, 董惠娟 . Meta分析中异质性的识别与处理[J]. 第二军医大学学报, 2006, 2006（4）：449-450.

［55］EGGER M, DAVEY S G, SCHNEIDER M, et al. Bias in meta - analysis detected by a simple, graphical test[J]. BMJ, 1997, 315（7109）：629-634.

［56］WILLIAMSON P R, GAMBLE C. Identification and impact of outcome selection bias in meta-analysis[J]. Stat Med, 2005, 24（10）：1547-1561.

［57］AHMED I, SUTTON A J, RILEY R D. Assessment of publication bias, selection bias, and unavailable data in meta - analyses using individual participant data： a database survey[J]. BMJ, 2012, 344：d7762.

［58］HIGGINS J P T, THOMAS J, CHANDLER J, et al. Cochrane Handbook for Systematic Reviews of Interventions version 6.3[EB/OL]. Cochrane, 2022. www.training.cochrane.org/handbook.

［59］MEADE M O, RICHARDSON W S. Selecting and appraising studies for a systematic review[J]. Ann Intern Med, 1997, 127（7）：531-537.

［60］沈宁 . Meta分析的综合评价——Meta分析及其原始研究的统计学解析和报告规范分析[D]. 北京：中国人民解放军军事医学科学院, 2017.

［61］张质钢, 张秋宁, 田金徽, 等 . Meta分析中二分类变量的效应指标选择[J]. 循证医学, 2013, 13（4）：242-246.

［62］文进, 李幼平 . Meta分析中效应尺度指标的选择[J]. 中国循证医学杂志, 2007（8）：606-613.

［63］BALDUZZI S, RÜCKER G, SCHWARZER G. How to perform a meta - analysis with R： a practical tutorial[J]. Evid Based Ment Health, 2019, 22（4）：153-160.

［64］张敏,石磊 .Meta回归模型的异常值识别及其修正[J/OL].数理统计与管理：1-14[2023-05-18].

［65］陆瑶, 杨秋玉, 刘雅菲, 等 . 如何制作诊断试验准确性比较的系统评价与Meta分析[J]. 中国循证医学杂志, 2022, 22（11）：1339-1347.

［66］ROUSE B, CHAIMANI A, Li T. Network meta - analysis： an introduction for clinicians[J]. Intern Emerg Med, 2017, 12（1）：103-111.

［67］DEBRAY T P, MOONS K G, van VALKENHOEF G, et al. Get real in individual participant data（IPD） meta - analysis： a review of the methodology[J].

Res Synth Methods, 2015, 6（4）：293-309.

[68] FREEMAN S C. Individual Patient Data Meta-Analysis and Network Meta-Analysis[J]. Methods Mol Biol, 2022, 2345：279-298.

[69] SHIM S R, LEE J. Dose-response meta-analysis： application and practice using the R software[J]. Epidemiol Health, 2019, 41：e2019006.

[70] 韩梅, 刘建平, 彭蓉晏, 等. 系统评价再评价的数据分析方法及中医药领域的研究现状[J]. 中医杂志, 2020, 61（17）：1525-1529.

[71] 卢存存, 杨丰文, 柯立鑫, 等. 系统评价再评价优先报告条目解读[J]. 中国循证儿科杂志, 2018, 13（3）：236-240.

[72] 高洪阳, 赵阳, 高蕊, 等. Cochrane Overview的研究现状及制作方法调查[J]. 中国循证医学杂志, 2014, 14（12）：1514-1519.

[73] 刘雅莉, 袁金秋, 杨克虎, 等. 系统评价再评价的制作方法简介及相关资料分析[J]. 中国循证儿科杂志, 2011, 6（1）：58-64.

[74] 陈耀龙, 李幼平, 杜亮, 等. 医学研究中证据分级和推荐强度的演进[J]. 中国循证医学杂志, 2008（2）：127-133.

[75] GUYATT G, OXMAN A D, AKL E A, et al. GRADE guidelines： 1. Introduction - GRADE evidence profiles and summary of findings tables[J]. J Clin Epidemiol, 2011, 64（4）：383-394.

[76] GUYATT G H, OXMAN A D, VIST G E, et al. GRADE： an emerging consensus on rating quality of evidence and strength of recommendations[J]. BMJ, 2008, 336（7650）：924-926.

[77] 刘少南. 基于GRADE构建中医干预类临床证据分级系统及应用研究[D]. 广州：广州中医药大学, 2021.

[78] 夏鸿杰, 赵峥嵘, 郭静, 等. 中医相关证据质量及推荐意见分级体系的系统评价[J]. 中国循证医学杂志, 2022, 22（2）：187-195.

[79] 张薇, 李小娟, 邓宏勇. 中医临床证据分级和推荐体系发展现状[J]. 中国中医药信息杂志, 2020, 27（5）：133-136.

[80] 张薇, 许吉, 邓宏勇. 国际医学证据分级与推荐体系发展及现状[J]. 中国循证医学杂志, 2019, 19（11）：1373-1378.

[81] 陈薇, 方赛男, 刘建平. 基于证据体的中医药临床证据分级标准建议[J]. 中国中西医结合杂志, 2019, 39（3）：358-364.

[82] 陈昊, 王艳, 胡轩铭, 等. GRADEpro GDT在干预性系统评价证据质量分

级中的应用[J]. 中国循证医学杂志, 2015, 15（5）：600-606.

［83］陈耀龙, 姚亮, Susan N, 等. GRADE在系统评价中应用的必要性及注意事项[J]. 中国循证医学杂志, 2013, 13（12）：1401-1404.

［84］陈耀龙, 杨克虎, 姚亮, 等. GRADE系统方法学进展[J]. 中国循证儿科杂志, 2013, 8（1）：64-65.

［85］陈耀龙, 杨克虎, 王小钦, 等. 中国制订/修订临床诊疗指南的指导原则（2022版）[J]. 中华医学杂志, 2022, 102（10）：697-703.

［86］王吉耀, 王强, 王小钦, 等. 中国临床实践指南评价体系的制定与初步验证[J]. 中华医学杂志, 2018, 98（20）：1544-1548.

［87］孙鑫, 李玲, 李舍了, 等. 促进高质量临床实践指南快速制订与有效使用：MAGIC体系与中国行动[J]. 中国循证医学杂志, 2020, 20（1）：2-6.

［88］陈耀龙, 罗旭飞, 史乾灵, 等. 人工智能如何改变指南的未来[J]. 协和医学杂志, 2021, 12（1）：114-121.

［89］陈耀龙, 刘萧, 王燕平, 等. 西医指南与中医药指南：在相互学习中共同提高[J]. 协和医学杂志, 2020, 11（5）：615-620.

［90］陈耀龙, 张先卓, 周奇, 等. 临床实践指南的改编[J]. 协和医学杂志, 2020, 11（1）：102-108.

［91］陈耀龙, 王健健, 詹思延, 等. 如何应对指南制订中的利益冲突[J]. 协和医学杂志, 2019, 10（6）：685-691.

［92］陈耀龙, 马艳芳, 周奇, 等. 谁应该参与临床实践指南的制订?[J]. 协和医学杂志, 2019, 10（5）：524-530.

［93］GUYATT G H, OXMAN A D, VIST G E, et al. GRADE： an emerging consensus on rating quality of evidence and strength of recommendations[J]. BMJ, 2008, 336（7650）：924-926.

［94］ROSENBAUM S E, MOBERG J, GLENTON C, et al. Developing Evidence to Decision Frameworks and an Interactive Evidence to Decision Tool for Making and Using Decisions and Recommendations in Health Care[J]. Glob Chall, 2018, 2（9）：1700081.

［95］BROUWERS M C, KERKVLIET K, SPITHOFF K. AGREE Next Steps Consortium. The AGREE Reporting Checklist： a tool to improve reporting of clinical practice guidelines[J]. BMJ, 2016, 352：i1152.

［96］SHIFFMAN R N, DIXON J, BRANDT C, et al. The GuideLine

Implementability Appraisal（GLIA）： development of an instrument to identify obstacles to guideline implementation[J]. BMC Med Inform Decis Mak, 2005, 5：23.

［97］葛龙. 中医药/中西医结合临床实践指南制订方法学研究进展与展望[J]. 中国药物评价, 2022, 39（4）：279-284.

［98］张迁, 王琪, 后亮瑛, 等. 动态指南制订方法及案例介绍[J]. 中国循证医学杂志, 2021, 21（4）：491-496.

［99］SONG T J, LENG H F, ZHONG L L, et al. CONSORT in China： past development and future direction[J]. Trials, 2015, 16：243.

［100］胡嘉元, 李江, 翟静波, 等. 中医药单病例随机对照试验报告规范（中医药CENT）：CENT声明的扩展、说明与详述[J]. 中国循证医学杂志, 2021, 21（3）：338-346.

［101］田然, 林伟青, 段玉婷, 等. 草药干预措施随机对照试验报告：CONSORT扩展声明[J]. 中国循证医学杂志, 2021, 21（1）：97-99.

［102］MA B, CHEN Z M, XU J K, et al. Do the CONSORT and STRICTA Checklists Improve the Reporting Quality of Acupuncture and Moxibustion Randomized Controlled Trials Published in Chinese Journals? A Systematic Review and Analysis of Trends[J]. PLoS One, 2016, 11（1）：e0147244.

［103］MACPHERSON H, WHITE A, CUMMINGS M, et al. Standards for Reporting Interventions in Controlled Trials of Acupuncture： the STRICTA recommendations[J]. J Altern Complement Med, 2002, 8（1）：85-89.

［104］PAGEM J, MCKENZIE J E, BOSSUYT P M, et al. The PRISMA 2020 statement： an updated guideline for reporting systematic reviews[J]. BMJ, 2021, 372：n71.

［105］CHEN Y, YANG K, MARUŠIC A, et al. A Reporting Tool for Practice Guidelines in Health Care： The RIGHT Statement[J]. Ann Intern Med, 2017, 166（2）：128-132.

［106］XIAOKE LI, DAQIAO ZHOU, XIAOLING CHI, et al. Entecavir combining Chinese herbal medicine for HBeAg-positive chronic hepatitis B patients： a randomized, controlled trial[J]. Hepatology International, 2020, 14（6）： 985-996.

［107］YING LU, JIE LI, WEI NI, et al. Effectiveness of mind-body exercise via Baduanjin on physical and psychological outcomes in patients with pulmonary ground-glass nodules： A non-randomized controlled pilot study[J]. Complementary Therapies in Clinical Practice, 2023, 50（2023）： 101679.

［108］刘枚芳, 张青, 黄恺琪, 等. 糖肾祛湿方治疗糖尿病肾病的单臂探索性临床研究[J]. 中国中西医结合肾病杂志, 2022, 23（12）：1056-1060.

［109］ YINGYING YAN, YIHENG YANG, WEIWEI WANG, et al. Post - Marketing Safety Surveillance of the Salvia Miltiorrhiza Depside Salt for Infusion： A Real World Study[J]. PloS One, 2017, 12（1）： e0170182.

［110］ YING LIU, JIONG TANG, LIN-YUAN YU, et al. Successful treatment of immune-related lichenoid dermatitis by Weiling decoction in a patient with non-small cell lung cancer： A case report and review of literature[J]. Explore, 2023, S1550-8307（23）：60-65.

［111］ ZHANG H W, LIN Z X, CHEUNG F, et al. Moxibustion for alleviating side effects of chemotherapy or radiotherapy in people with cancer[J]. Cochrane Database of Systematic Reviews, 2018, 11（11）：CD010559.

［112］ RUNING DAI, YONGCHUN CAO, HAILING ZHANG, et al. Comparison between Acupuncture and Nicotine Replacement Therapies for Smoking Cessation Based on Randomized Controlled Trials： A Systematic Review and Bayesian Network Meta-Analysis[J]. Evidence-Based Complementary and Alternative Medicine, 2021, 16（2021）： 9997516.

［113］ VICHERS A J, VERTOSICK E A, LEWITH G, et al. Acupuncture Trialists' Collaboration. Acupuncture for Chronic Pain： Update of an Individual Patient Data Meta-Analysis[J]. J Pain, 2018, 19（5）：455-474.

［114］ MEIXUAN LI, JUNQIANG NIU, PEIJING YAN, et al. The effectiveness and safety of acupuncture for depression： An overview of meta - analyses [J]. Complementary Therapies in Medicine, 2019, 50（2020）： 102202.

［115］中国中西医结合学会麻醉专业委员会, 甘肃省中西医结合学会麻醉专业委员会. 穴位刺激辅助治疗术后疼痛临床实践指南（2021）[J]. 中华麻醉学杂志, 2021, 41（10）： 1159-1165.

［116］葛龙, 曹晓, 吴大嵘. 推拿治疗儿童厌食症循证临床实践指南（2021版）[J]. 中医杂志, 2022, 63（13）：1295-1300.

附　录

一、随机对照试验报告规范CONSORT 2010解读

由于大多数报告规范都是基于CONSORT声明制定的，尤其是CONSORT扩展声明，因此首先对CONSORT 2010进行详细解读和解释（附表1和附表2）。

附表1　随机临床试验应报告的信息CONSORT 2010对照检查清单

论文章节/主题	条目号	对照检查的条目报告
文题和摘要	1a	文题能识别是随机临床试验
	1b	结构式摘要包括试验设计、方法、结果、结论几个部分(具体的指导建议参见“CONSORT for abstracts”)
引言		
背景和目的	2a	科学背景和对试验理由的解释
	2b	具体目的或假设
方法		
试验设计	3a	描述试验设计(诸如平行设计、析因设计)包括受试者分配入各组的比例
	3b	试验开始后对试验方法所做的重要改变(如合格受试者的挑选标准)并说明原因
受试者	4a	受试者合格标准
	4b	资料收集的场所和地点
干预措施	5	详细描述各组干预措施的细节以使他人能够重复,包括它们实际上是在何时、如何实施的

续附表1

论文章节/主题	条目号	对照检查的条目报告
结局指标	6a	完整而确切地说明预先设定的主要结局指标和次要结局指标，包括它们是在何时、如何测评的
	6b	试验开始后对结局指标是否有任何更改并说明原因
样本量	7a	如何确定样本量
	7b	必要时解释中期分析和试验中止原则
随机方法		
序列的产生	8a	产生随机分配序列的方法
	8b	随机方法的类型任何限定的细节(如怎样分区组和各区组样本多少)
分配隐藏机制	9	用于执行随机分配序列的机制(例如按序编码的封藏法)描述干预措施分配之前为隐藏序列号所采取的步骤
实施	10	谁产生随机分配序列，谁招募受试者，谁给受试者分配干预措施
盲法	11a	如果实施了盲法分配干预措施之后对谁设盲(例如受试者、医护提供者、结局评估者)以及盲法是如何实施的
	11b	如有必要描述干预措施的相似之处
统计学方法	12a	用于比较各组主要结局指标和次要结局指标的统计学方法
	12b	附加分析的方法，诸如亚组分析和校正分析
结果		
受试者流程(极力推荐使用流程图)	13a	随机分配到各组的受试者例数，接受已分配治疗的例数，以及纳入主要结局分析的例数
	13b	随机分组后，各组脱落和被剔除的例数，并说明原因
招募受试者	14a	招募期和随访时间的长短并说明具体日期
	14b	为什么试验中断或停止
基线资料	15	用一张表格列出每一组受试者的基线数据(包括人口学资料和临床特征)
纳入分析的例数	16	各组纳入每一种分析的受试者数目(分母)以及是否按最初的分组分析

续附表1

论文章节/主题	条目号	对照检查的条目报告
结局和估计值	17a	各组每一项主要结局指标和次要结局指标的结果效应估计值及其精确性(如95%可信区间)
	17b	对于二分类结局建议同时提供相对效应值和绝对效应值
辅助分析	18	所做的其他分析的结果,包括亚组分析和校正分析指出哪些是预先设定的分析哪些是新尝试的分析
危害	19	各组出现的所有严重危害或意外效应(具体的指导建议参见"CONSORT for harms")
讨论		
局限性	20	试验的局限性、报告潜在偏倚和不精确的原因以及出现多种分析结果的原因(如果有这种情况的话)
可推广性	21	试验结果被推广的可能性(外部可靠性、实用性)
解释	22	与结果相对应的解释,权衡试验结果的利弊,并且考虑其他相关证据
其他信息		
试验注册	23	临床试验注册号和注册机构名称
试验方案	24	如果有的话在哪里可以获取完整的试验方案
资助	25	资助和其他支持(如提供药品)的来源提供资助者所起的作用

附表2　期刊报告随机临床试验时摘要应备的项目

项目	描述
作者	通信作者的详细联系信息
试验设计	试验设计的描述(例如平行试验、群组试验、非劣效试验等)
方法:	
受试者	受试者的合格标准和数据采集的场所
干预措施	各组拟实施的干预措施
目的	具体目的或假设
结局指标	清楚地说明该项研究的主要结局指标

续附表2

项目	描述
随机方法	如何分配受试者进入各干预组
盲法(遮蔽)	是否将分组情况对受试者、医护提供者以及结局测评者设盲
结果:	
随机分组的例数	随机分入各组的受试者人数
招募受试者	临床试验状态
纳入分析的例数	每组纳入数据分析的受试者数目
结局	各组主要结局指标的结果及其效应估计值和精确性
危害	重要的不良事件或副作用
结论	对结果的概括性解释
试验注册	临床试验注册号和注册机构名称
资助	资助来源

二、草药干预措施随机对照试验报告规范

附表3 草药干预措施随机对照临床试验报告的CONSORT清单条目4的阐述

正文及主题	条目	描述
方法		
干预措施	4	草药干预措施的描述应包括(如适用):
	4A:草药产品名称	1. 每种草药的拉丁学名连同命名者和每个草药的科名，常用名也应包括在内
		2. 专利产品名（如品牌名）或提取物名（如Egb-761）和该产品的制造商名称
		3. 所用的产品是否在研究进行的国家或地区得到授权（有牌照或已注册）

续附表3

正文及主题	条目	描述
干预措施	4B:草药产品的特征	1. 用于生产产品或提取物的植物部分
		2. 所用产品的类型［如原料（鲜或干）提取物］
		3. 所用提取溶剂的类型和浓度（如80%的乙醇，100%的水，90%的甘油等）及草药与溶剂的比例（如2：1）
		4. 生药材鉴定的方法（即如何鉴定及由谁进行鉴定）和生药材的批号。说明是否保留了凭证样本（即保留样本），如果保留了，说明其保留或贮存地点及参考编号
	4C:剂量方案和定量说明	1. 草药产品的剂量、用药时间及确定的依据
		2. 草药产品中所有定量成分的含量（如质量、浓度；如适用，可提供范围），包括原来的和添加的。产品中添加的材料，如黏合剂、填充剂和其他赋形剂（如每粒胶囊含17%的麦芽糊精、3%的二氧化硅）也应列出
		3. 对于标准化产品，每单位剂量中活性成分或标志性成分的含量
	4D:定性测试	1. 产品的化学指纹图谱和检测方法（设备和化学参考标准）及进行化学分析的人员（如所用实验室的名称）；是否保留了产品样品(即保留样品)，如果保留了样品，则说明将其贮存在何处
		2. 报告进行过的任何特殊测试、纯度测试（如重金属或其他污染物测试），排除了哪些不需要的成分及其去除的过程（即方法）
		3. 标准化：需要标准化的内容（如产品的哪些化学成分）及标准化的方法（如化学反应过程或生物学、功能性活性测试）
	4E:安慰剂/对照组	所用对照/安慰剂类型的基本理由
	4F:临床研究人员	作为干预措施的一部分,对临床研究人员的描述(如培训和临床经验)

三、中药复方临床随机对照试验报告规范

附表4　CONSORT-中药复方条目清单

论文章节/主题	条目号	CONSORT声明的检查条目	中药复方扩展版
文题、摘要和关键词	1a	文题能识别是临床随机试验	说明中药临床试验是针对某个中医证型、某个西医定义的疾病或某个具有特定中医证型的西医定义的疾病(如适用)
	1b	结构性摘要,包括试验设计、方法、结果、结论几个部分(具体的指导建议参考“CONSORT for abstracts”)	说明复方的名称、剂型及所针对的中医证型(如适用)
	1c		确定适当的关键词,包括“中药复方”和“随机对照试验”
引言			
背景和目的	2a	科学背景和对试验理由的解释	基于生物医学理论和/或传统中医学理论的解释
	2b	具体目的或假设	说明中药临床试验是针对某个中医证型、某个西医定义的疾病或某个具有特定中医证型的西医定义的疾病(如适用)
方法			
试验设计	3a	描述试验设计(诸如平行设计、析因设计),包括受试者分配入各组的比例	
	3b	试验开始后对试验方法所做的重要改变(如合格受试者的挑选标准),并说明原因	

续附表4

论文章节/主题	条目号	CONSORT声明的检查条目	中药复方扩展版
受试者	4a	受试者合格标准	如招募特定中医证型的受试者，应详细说明其诊断标准以及纳入标准和排除标准。必须使用公认的诊断标准,或提供参考出处,使读者能查阅其详细解释
	4b	资料收集的场所和地点	
干预措施	5a	固定组成的中药复方	详细描述各组干预措施的细节以使其他研究者能重复试验,包括各干预措施实际上是如何及何时实施的不同类型的中药复方,应包括以下的内容： 1. 复方的名称、出处和剂型（如汤剂、颗粒剂、散剂） 2. 复方中所有组成药物的名称、产地、炮制方法和剂量。中药名称最少以2种文字表示：中文(拼音)、拉丁文或英文，同时建议注明入药部位 3. 说明每种药物的认证方法，以及何时、何地、由何人或何机构、如何进行，说明有无保留样本。如有，说明在何处保存及可否获得 4. 组方原则、依据及方解 5. 支持复方疗效的参考数据（如有） 6. 复方药理研究（如有） 7. 复方制作方法（如有）

续附表4

论文章节/主题	条目号	CONSORT声明的检查条目	中药复方扩展版
干预措施	5a	固定组成的中药复方	8. 每种药物及复方的质量控制方法(如有)。包括任何定量和/或定性测试方法,以及何时、何地、如何和由何人或何机构进行,原始数据和样品在何处保存,可否获得 9. 复方安全监测,包括重金属和有毒元素试验、农药残留试验、微生物限量试验、急性/慢性毒性试验(如适用)。如有监测,在何时、何地、如何和由何人或何机构进行,原始数据和样本在何地保存,可否获得 10. 复方剂量及其制定依据 11. 给药途径(如口服、外用)
	5b	个体化中药复方	1. 参见5a第1～11项的报告内容 2. 附加资料:复方如何、何时和由何人进行加减
	5c	中成药	1. 组成、剂量、疗效、安全性及质量控制方法等具体内容可参照已公开的文献资料(如《药典》) 2. 说明复方的详细资料,包括:(1)产品名称(即商品名);(2)生产厂家;(3)生产批号;(4)生产日期及有效期;(5)辅料在成品中的比例;(6)是否有附加的质量控制方法 3. 说明中成药在本试验中所针对适应症是否与已公开的资料相同

续附表4

论文章节/主题	条目号	CONSORT声明的检查条目	中药复方扩展版
干预措施	5d	对照组	安慰剂对照 (1)每种成分的名称和剂量 (2)描述安慰剂和试验中药从颜色、气味、味道、外观和包装等的相似程度 (3)质量控制和安全监测的标准和方法(如有) (4)给药途径、疗程和剂量 (5)生产数据,包括:何地、何时、由何人或何机构制作 阳性对照 (1)中药复方可参见5a至5c的内容 (2)化学药品可参考CONSORT声明(24)中条目5的内容
结局指标	6a	完整而确切地说明预先设定的主要结局指标和次要结局指标,包括它们是在何时、如何测评	详细报告与中医证候相关的结局指标
	6b	试验开始后对结局指标是否有任何更改,如有更改说明原因	
样本量	7a	如何确定样本量	
	7b	必要时,解释中期分析和试验中止原则	
随机方法			
序列的产生	8a	产生随机分配序列的方法	
	8b	随机方法的类型,任何限定的细节(如怎样分区组和各区组样本多少)	

续附表4

论文章节/主题	条目号	CONSORT声明的检查条目	中药复方扩展版
分配隐藏机制	9	用于执行随机分配序列的机制(例如按序编码的封藏法),描述干预措施分配之前为隐藏序列号所采取的步骤	
实施	10	谁产生随机分配序列,谁招募受试者,谁给受试者分配干预措施	
盲法	11a	如果实施了盲法,分配干预措施之后对谁设盲(例如受试者、医护提供者、结局评估者),以及盲法是如何实施的	
	11b	如有必要,描述干预措施的相似之处	
统计学方法	12a	用于比较各组主要和次要结局指标的统计学方法	
	12b	附加分析的方法,诸如亚组分析和校正分析	
结果			
受试者流程(极力推荐使用流程图)	13a	随机分配到各组的受试者例数,接受已分配治疗的例数,以及纳入主要结局分析的例数	
	13b	随机分组后,各组脱落和被剔除的例数,并说明原因	
招募受试者	14a	招募期和随访时间的长短,并说明具体日期	
	14b	为什么试验中断或停止	
基线资料	15	用一张表格列出每一组的基线数据,包括人口学资料和临床特征	

续附表4

论文章节/主题	条目号	CONSORT声明的检查条目	中药复方扩展版
纳入分析的例数	16	各组纳入每一种分析的受试者数目(分母),以及是否按最初的分组分析	
结局和估计值	17a	各组每一项主要结局指标和次要结局指标的结果,效应估计值及其精确性(如95%可信区间)	
	17a	各组每一项主要结局指标和次要结局指标的结果	
	17b	对于二分类结局,建议同时提供相对效应值和绝对效应值	
辅助分析	18	所做的其他分析的结果,包括亚组分析和校正分析,指出哪些是预先设定的分析,哪些是新尝试的分析	
危害	19	各组出现的所有严重危害或意外效应(具体的指导建议参考"CONSORT for harms")(此条目无扩展)	
讨论			
局限性	20	试验的局限性,报告潜在偏倚和不精确的原因,以及出现多种分析结果的原因(如果有这种情况的话)	
可推广性	21	试验结果被推广的可能性(外部可靠性、实用性)	讨论中药复方于不同中医证候和疾病的作用
解释	22	与结果相对应的解释,权衡试验结果的利、弊,并且考虑其他相关证据	以传统中医学理论做解释

四、针刺随机对照试验报告规范

附表5　针刺临床试验报告规范(STRICTA 2010)

条目	细节
1.针刺治疗的合理性	1a.针刺治疗的类型(如中医针刺、日本汉方医学针刺、韩国韩医针刺、西医针刺、五行针刺、耳针等)
	1b.提供针刺治疗的理由、依据的历史背景、文献来源和/或共识,均需有适当的参考文献
	1c.说明何种治疗发生了改变
2.针刺细节	2a.每一受试对象每一治疗单元用针的数目(需要时用均数和范围表示)
	2b.使用的穴位名称(单侧/双侧)(如无标准名称则说明位置)
	2c.进针的深度,采用指定的计量单位,或特定的组织层面
	2d.引发的机体反应(如得气或肌肉抽搐反应)
	2e.针刺方式(如手工行针刺激和电刺激)
	2f.留针时间
	2g.针具类型(直径、长度和生产厂家或材质)
3.治疗方案	3a.治疗单元数
	3b.治疗单元的频数和持续时间
4.辅助干预措施	4a.对针刺组施加的其他附加干预的细节(如灸、拔罐、服用中药、锻炼、生活方式建议)
	4b.治疗场所和相关信息,包括对治疗师的操作指南以及给患者的信息和解释
5.治疗师的背景	5.对参与研究针灸师的描述(资质或从业部门、从事针刺实践时间、其他相关经历)
6.对照或对照干预	6a.援引资料证明研究相关信息中选择对照或对照措施的合理性
	6b.精确地描述对照或对照措施。如果采用假针刺或其他任何一种类似针刺对照,按照上述条目1到3详细描述

五、系统评价/Meta分析报告规范

PRISMA 2020报告规范分为标题、摘要、前言、方法、结果、讨论和其他信息7个部分，共包含27个条目（42个次级条目）。PRIMSA 2020摘要清单共12个条目，见附表6和附表7。PRISMA-A报告规范见附表8。

附表6　PRISMA 2020清单

项目	条目	清单
标题	1	明确本研究为系统评价
摘要	2	见附表7
背景		
理论基础	3	基于现有研究描述该系统评价的理论基础
目的	4	明确陈述该系统评价的研究目的或待解决的问题
方法		
纳入标准、排除标准	5	详细说明纳入标准和排除标准,以及在结果综合时纳入研究的分组情况
信息来源	6	详细说明获取文献的所有来源,包括所有数据库、注册平台、网站、机构、参考列表以及其他检索或咨询途径。明确说明每一项来源的检索或查询日期
检索策略	7	呈现所有数据库、注册平台和网站的完整检索策略,包括用到的过滤器和限制条件
研究选择	8	详细说明确定一项研究是否符合纳入标准的方法,包括每项检索记录由几人进行筛选,是否独立筛选。如使用自动化工具,应做详细说明
资料提取	9	详细说明数据提取的方法,包括几人提取数据,是否独立提取,以及从纳入研究的作者获取或确认数据的过程。如使用自动化工具,应做详细说明

续附表6

项目	条目	清单
资料条目	10a	列出并定义需要收集数据的所有结局指标。详细说明是否收集了每一项纳入研究中与各结局相关的所有信息(例如:所有效应量、随访时间点和分析结果);若没有,需说明如何决定收集结果的具体方法
	10b	列出并定义提取的其他所有变量(例如,参与者和干预措施的特征,资金来源)。必须对任何缺失或不明信息所做假设进行描述
偏倚风险评价	11	详细说明评价纳入研究偏倚风险的方法,包括使用评价工具的细节,评价人数以及是否独立进行。如使用自动化工具,应做详细说明
效应指标	12	详细说明每个结局在结果综合或呈现中使用的效应指标,如风险比、平均差
结果综合	13a	描述确定结果合并时纳入研究的过程。例如,列出每个研究的干预特征,并与原计划在各项数据合并时进行研究分组的情况(条目5)进行比较
	13b	描述准备数据呈现或合并的方法,例如,缺失合并效应量的处理或数据转换
	13c	描述对单个研究和综合结果使用的任何列表或可视化方法
	13d	描述结果综合使用的所有方法并说明其合理性。若进行Meta分析,则需描述检验统计异质性及程度的模型或方法,以及所使用的程序包
	13e	描述用于探索可能造成研究结果间异质性原因的方法(如亚组分析、meta回归)
	13f	描述用于评价综合结果稳定性的任何敏感性分析
研究间偏倚	14	描述评价因结果综合中缺失结果造成偏倚风险的方法(由报告偏倚引起)
其他分析	15	描述评价某结局证据体的可信度(置信度)的方法

续附表6

项目	条目	清单
结果		
研究选择	16a	描述检索和研究筛选过程的结果,从检索记录数到纳入研究数,最好使用流程图呈现
	16b	引用可能符合纳入标准但被排除的研究,并说明排除原因
研究特征	17	引用每个纳入研究并报告其研究特征
研究偏倚风险	18	呈现每个纳入研究的偏倚风险评价结果
单个研究的结果	19	呈现单个研究的所有结果:每组的合并统计值(在适当的情况下),以及效果量及其精确性(例如,置信度/可信区间),最好使用结构化表格或森林图
结果综合	20a	简要总结每项综合结果的特征及其纳入研究的偏倚风险
	20b	呈现所有统计综合的结果。若进行了 Meta 分析,呈现每个合并估计值及其精确性(例如置信度/可信区间)和统计学异质性结果。若存在组间比较,描述效应量的方向
	20c	呈现研究结果中所有可能导致异质性原因的调查结果
	20d	呈现所有用于评价综合结果稳定性的敏感性分析结果
报告偏倚	21	呈现每项综合因缺失结果(由报告偏倚引起)造成的偏倚风险
证据可信度	22	针对每个结局,呈现证据体的可信度(置信度)评价的结果
讨论		
讨论	23a	在其他证据背景下对结果进行简要解释
	23b	讨论纳入证据的任何局限性
	23c	讨论系统评价过程中的任何局限性
	23d	讨论结果对实践、政策和未来研究的影响
其他信息		
注册与计划书	24a	提供注册信息,包括注册名称和注册号,或声明未注册
	24b	提供计划书获取地址,或声明未准备计划书
	24c	描述或解释对注册或计划书中所提供信息的任何修改

续附表6

项目	条目	清单
支持	25	描述经济或非经济支持的来源,以及资助者或赞助商在评价中的作用
利益冲突	26	声明作者的任何利益冲突
数据、代码和其他材料的可用性	27	报告以下哪些内容可公开获取及相应途径:资料提取表模板;从纳入研究中提取的资料;用于所有分析的数据、分析编码和其他材料

附表7 PRISMA 2020摘要条目清单和例文解读

领域/主题	条目	清单
标题		
标题	1	明确报告该研究为系统评价
背景		
目的	2	清晰描述该系统评价研究的主要目的或问题
方法		
合适的标准	3	报告纳入标准与排除标准
信息来源	4	报告文献的信息来源(如数据库,注册平台)及每个资源最后检索的日期
偏倚风险	5	描述用于评价纳入研究偏倚风险的方法-
结果合成	6	明确结果合成及呈现的方法-
结果		
纳入研究	7	呈现纳入研究和研究对象的数量、每个研究的相关特征
结果合成	8	报告主要结果,最好呈现每个结果中的研究数量和受试者数量。如果进行了Meta分析,报告合并效应量及置信/可信区间。如果进行了不同组的比较,需描述效应方向(支持哪个组)
讨论		
证据局限性	9	简要总结纳入证据的局限性(如研究的偏倚风险、不一致性和不精确性)

续附表7

领域/主题	条目	清单
解释	10	简要解释结果及结果的重要意义
其他		
资金	11	明确该系统评价的主要资金来源-
注册	12	提供注册题目及注册号-

-：未报告。

附表8　PRISMA针刺扩展版清单

领域/主题	条目	清单
标题		
标题	1	明确研究报告是系统评价、Meta分析还是两者皆有；如果研究具体的针刺类型，则应在题目中说明
摘要		
摘要	2	见附表7
背景		
理论基础	3	在背景中描述已知的针刺干预对目标疾病或症状的作用原理；若适用，需具体到拟研究的特定类型的针刺干预，并描述不同针刺类型之间的效果是否存在差异
目的	4	基于PICOS5个方面提出所需要解决的清晰、明确的研究问题
方法		
方案和注册	5	如果已有研究方案，则说明方案内容并给出可获得该方案的途径，并且提供现有的注册信息，包括注册号
纳入标准、排除标准	6	详细说明纳入标准、排除标准的研究特征和报告特征，并给出理由
	6a.1	描述目标疾病的西医诊断标准
	6a.2	如果使用，描述目标疾病在传统医学中的诊断标准
	6b	描述拟纳入的具体针刺类型
	6c	如果适用，描述拟关注结局指标在传统医学中或现代医学中的评估或分类标准或工具

续附表8

领域/主题	条目	清单
检索信息来源	7	描述检索的所有信息来源并报告最后检索的日期。如果使用,报告检索的针刺或传统医学相关的数据库或补充检索方法
文献检索	8	提供至少一个常用数据库完整检索策略,包括所有限定条件,以保证检索方法的可重复性。当系统评价同时检索了常用综合数据库和传统医学数据库时,则至少提供一个常用综合数据库和一个传统医学数据库完整检索策略
研究筛选过程	9	说明纳入研究的筛选过程
数据提取过程	10	描述资料提取方法以及任何向纳入研究作者获取或确认资料和数据的过程
数据提取条目	11	列出并定义要搜集的所有类型;如适用,描述参考用于指定数据提取的工具;对于干预措施信息的提取,针刺干预组和对照的详细程度应该一致
单个研究偏倚	12	描述用于评价单个研究偏倚风险方法以及在资料合并中该信息如何被利用
概括效应指标	13	说明主要的综合结局指标
结果综合	14	描述结果综合的方法,如果进行了Meta分析,则说明异质性检测方法
研究偏倚	15	详细评估可能影响数据合并结果的偏倚
其他分析	16	研究描述中的其他分析方法,如敏感性分析等,并说明哪些分析是预先计划的
结果		
研究筛选结果	17	报告文献筛选的相应数量,包括每个步骤排除的文献数量和原因,最终纳入文献的数量,最好提供清晰的流程图
研究特征	18	对于每项研究,报告提取的研究特征并提供所纳入的引文,参考TIDieR模板和STRICTA总结针刺干预特征,将每项研究的针刺干预细节总结在表格中
	18a	报告所纳入研究对针刺后出现的典型针刺感应的描述情况
单个研究偏倚	19	报告每个研究中可能存在的偏倚风险评价结果和相关信息,如果条件允许,还需要说明结局层面的评价结果

续附表8

领域/主题	条目	清单
单个研究结果	20	针对所有结局,说明每个研究中各个干预组结果的简单合并、综合效应值及其可信区间,最好以森林图形式报告
结果综合	21	报告每个Meta分析的结果,包括可信区间和异质性检验结果
研究间的偏倚	22	报告对研究间可能存在的偏倚评价结果
其他分析	23	如果做了其他分析,则报告其他分析的结果,如敏感性分析、亚组分析等
讨论		
证据总结	24	总结研究的主要发现,包括每个主要结局的证据强度;分析结果与主要利益集团的关系
局限性	25	探讨研究层面和结果层面的局限性,以及系统评价的局限性
结论	26	给出对结果的概要性解析,并提出对未来研究的启示意义
资金支持		
资金支持	27	描述系统评价和Meta分析制作过程中的资金和其他支持来源以及资助者在完成系统评价中的作用

六、RIGHT解读

RIGHT清单包含了22个条目，分别是：基本信息（条目1—4）；背景（5—9）；证据（10—12）；推荐意见（条目13—15）；评审和质量保证（条目16—17）；资助和利益冲突声明及管理（条目18—19）；其他（条目20—22）(附表9)。

附表9　RIGHT报告规范

领域/主题	编号	条目
基本信息		
标题/副标题	1a	能够通过题目判断为指南,即题目中应该明确报告类似“指南”或“推荐意见”的术语
	1b	报告指南的发表年份
	1c	报告指南的分类,即筛查、诊断、治疗、管理、预防或其他等

续附表9

领域/主题	编号	条目
执行总结	2	对指南推荐意见进行汇总呈现
术语和缩略语	3	为避免混淆，应对指南中出现的新术语或重要术语进行定义；如果涉及缩略语，应该将其列出并给出对应的全称
通信作者	4	确定至少一位通信作者或指南制订者的联系方式，以便于联系和反馈
背景		
简要描述指南卫生问题	5	应描述问题的基本流行病学，比如患病率、发病率、病死率和疾病负担(包括经济负担)
指南的总目标和具体目的	6	应描述指南的总目标和具体要达到的目的，比如改善健康结局和相关指标(疾病的患病率和病死率)，提高生活质量和节约费用等
目标人群	7a	应描述指南拟实施的主要目标人群
	7b	应描述指南拟实施时需特别考虑的亚组人群
指南的使用者和应用环境	8a	应描述指南的主要使用者(如初级保健提供者、临床专家、公共卫生专家、卫生管理者或政策制定者)以及指南其他潜在的使用人员
	8b	应描述指南针对的具体环境，比如初级卫生保健机构、中低收入国家或住院部门(机构)
指南制订小组	9a	应描述参与指南制订的所有贡献者及其作用(如指导小组、指南专家组、外审人员、系统评价小组和方法学家)
	9b	应描述参与指南制订的所有个人，报告其头衔、职务、工作单位等信息
证据		
卫生保健问题	10a	应描述指南推荐意见所基于的关键问题，建议以PICO(人群、干预、对照和结局指标)格式呈现
	10b	应描述结局遴选和分类的方法
系统评价	11a	应描述该指南给予的系统评价是新制作的，还是使用现有已发表的

续附表9

领域/主题	编号	条目
	11b	如果指南制订者使用现有已发表的系统评价,应给出参考文献并描述是如何检索和评价的(提供检索策略、筛选标准以及对系统评价的偏倚分析评估),同时报告是否对其进行了更新
评价证据质量	12	应描述对证据质量评价和分级的方法
推荐意见		
推荐意见	13a	应提供清晰、准确且可实施的推荐意见
	13b	如果证据显示在重要的亚组人群中,某些影响推荐意见的因素存在重大差异,应单独提供针对这些人群的推荐意见
	13c	应描述推荐意见的强度以及支持该推荐的证据质量
形成推荐意见的原理和解释说明	14a	应描述在形成推荐意见时,是否考虑了目标人群的偏好和价值观。如果考虑,应描述确定和收集这些偏好和价值观的方法;如果未考虑,应给出原因
	14b	应描述在形成推荐意见时,是否考虑了成本和资源利用。如果考虑,应描述具体的方法(如成本-效果分析)并总结结果;如果未考虑,应给出原因
	14c	应描述在形成推荐意见时,是否考虑了公平性、可行性和可接受性等其他因素
从证据到推荐	15	应描述指南制订工作组的决策过程和方法,特别是形成推荐意见的方法(例如,如何确定和达成共识,是否进行投票等)
外审和质量保证		
外部评审	16	应描述指南制订后是否对其进行独立评审,如是,应描述具体的评审过程以及对评审意见的考虑和处理过程
质量保证	17	应描述指南是否经过了质量控制程序,如是,则描述其过程
资助与利益冲突声明及管理		
资金来源以及作用	18a	应描述指南制订各个阶段的资金来源情况
	18b	应描述资助者在指南制订不同阶段中的作用,以及在推荐意见的传播和实施过程中的作用

续附表9

领域/主题	编号	条目
利益冲突的声明和管理	19a	应描述指南制订相关的利益冲突的类型(如经济利益冲突和非经济利益冲突)
	19b	应描述对利益冲突的评价和管理方法以及指南使用者如何获取这些声明
其他方面		
可及性	20	应描述在哪里可获取指南、相应附件及其他相关文件
对未来研究的建议	21	应描述当前实践与研究证据之间的差异,和(或)提供对未来研究的建议
指南的局限性	22	应描述指南制订过程中的所有局限性(比如制订小组不是多学科团队,或未考虑患者的价值观和偏好)及其对推荐意见有效性可能产生的影响

附表10 RIGHT-TCM扩展清单

编号	条目	备注
1	应能通过题目判断为中医药临床指南	对RIGHT 1a条目(基本信息)的扩展
2	可描述基于生物医学理论和/或传统中医学理论对疾病的认识	对RIGHT背景领域的扩展
3	可描述基于生物医学理论和/或传统中医学理论对诊断该疾病的认识	
4	可描述传统中医学理论对该疾病病机的认识	
5	可描述使用传统中医学治疗该疾病的具体理由	
6a	应描述在推荐意见中使用传统中医学治疗的治则、治法	对RIGHT 13a条目(推荐意见)的扩展
6b	可描述是否对疾病进行传统中医学辨证分型	
6c	应对干预措施中的中药复方内容进行清晰、准确的描述(至少包括以下一项内容)	
6c-1	可对中药复方的名称、出处进行描述	

续附表10

编号	条目	备注
6c-2	可对中药复方中具体组成药物的名称、加减和剂量进行描述	
6c-3	可对中药复方的煎煮方法进行描述	
6c-4	应描述给药途径(如口服、外用)、服用频率的具体信息	
6c-5	可对中药复方需要治疗的持续时间进行描述	
6d	可对干预措施中的中成药内容进行清晰、准确的描述(至少包含以下一项内容)	
6d-1	可描述中成药的使用剂量	
6d-2	可对中成药的给药途径(如口服、外用),服用频率进行描述	
6d-3	可对中成药治疗需要的持续时间进行描述	
6e	应对干预措施中的针刺内容进行清晰准确的描述(至少包含以下一项内容)	对RIGHT 13a条目(推荐意见)的扩展
6e-1	应对针刺操作中使用穴位、主穴、配穴以及穴位加减信息进行描述	
6e-2	可对针刺过程中使用的针具规格具体信息进行描述	
6e-3	可对针刺的行针手法、进针深度、留针时间进行描述	
6e-4	可对针刺所需要的治疗频数进行描述	
6e-5	可对针刺所需要的持续时间进行描述